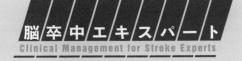

抗血栓療法を究める

[シリーズ監修]
湘南慶育病院院長・慶應義塾大学名誉教授 **鈴木則宏**

[編集]
大阪市立大学大学院医学研究科神経内科教授 **伊藤義彰**

中外医学社

● 執筆者（執筆順）

伊藤義彰　大阪市立大学大学院医学研究科神経内科教授

星野晴彦　東京都済生会中央病院副院長

山脇健盛　広島市民病院脳神経内科上席主任部長

森　興太　九州大学大学院医学研究院病態機能内科学

脇坂義信　九州大学大学院医学研究院病態機能内科学講師

北園孝成　九州大学大学院医学研究院病態機能内科学教授

平野照之　杏林大学医学部脳卒中医学教授

高嶋修太郎　JCHO 高岡ふしき病院院長

長尾毅彦　日本医科大学多摩永山病院脳神経内科部長

大槻俊輔　近畿大学医学部附属病院脳卒中センター教授

木下直人　広島大学大学院脳神経内科学

細見直永　広島大学大学院脳神経内科学准教授

野川　茂　東海大学医学部付属八王子病院神経内科教授

安部貴人　大阪市立大学大学院医学研究科神経内科准教授

北川一夫　東京女子医科大学大学院医学研究科脳神経内科学教授

大木宏一　東京都済生会中央病院神経内科医長

脳卒中エキスパートシリーズの発刊に寄せて

　このたび，近年の脳卒中治療の進歩と脳卒中診療の変貌に即して，脳卒中エキスパートシリーズを発刊する運びとなりました．脳卒中診療には，脳神経外科，脳神経内科，リハビリテーション科など様々な領域の専門医が関わっており，脳卒中に対して多角的そして統合的なアプローチが求められるようになっています．そのため，各医師が知っておくべき知識も多岐にわたるようになってきています．また2018年12月，第197回国会において「健康寿命の延伸などを図る為の脳卒中，心臓病その他循環器病に係る対策に関する基本法」（脳卒中・循環器病対策基本法）が可決・成立しました．これにより，脳卒中の予防と救急体制を含む診療に対して行政面からも種々の整備が進むことが予想され，さらに大学医学部を含む医療系教育機関における脳卒中教育の整備と体系化が進むことが予想されます．

　本シリーズでは，脳卒中診療において特に重要なテーマとトピックスを取り上げ，各領域のスペシャリストが編集と執筆を担当して解説する形式をとりました．各領域の専門家に解説をお願いし，現場での使いやすさを考慮して，各テーマでコンパクトな1冊の単行本として独立するように工夫しました．

　急性期治療では，血栓回収療法の臨床検討が年々重ねられ，脳虚血治療のtherapeutic time window が徐々に拡大しており，血栓回収の機器の改良・発達には眼をみはるものがあります．さらに，神経保護療法の今後の展開，脳卒中の降圧治療，抗血栓療法の新たな動向，脳卒中予防のための外科的治療など．そして，もやもや病などの特殊な脳血管障害の診断と治療，リハビリテーションと再生医療，無症候性脳血管障害の意義と脳ドックの意義，救急搬送から遠隔医療にいたる脳卒中診療システムの構築，脳卒中の診断技術の進展と検査の進歩，脳卒中の大規模臨床研究の現状と将来など，今後，日進月歩で変化するこれらのテーマをとりあげていく予定です．

　本シリーズが，脳卒中診療の種々な療育の専門家の知識を深めるだけでなく，相互理解をも深めることができたなら監修者としてこれに勝る喜びはありません．

　各巻の編集をご担当いただきました先生方，専門のお立場から各項目を詳しく解説いただきましたスペシャリストの方々に感謝いたします．最後に，本シリー

ズ全体の企画編集にご助言・ご協力いただきました，東京都済生会中央病院 神経内科・脳卒中センター 医長 大木宏一先生に感謝の意を表します．

2018 年 12 月吉日

湘南慶育病院院長
慶應義塾大学名誉教授

鈴 木 則 宏

序

　脳卒中の治療法は，超急性期の血栓溶解療法から慢性期のリスク管理に至るまで多くの治療法が開発され，その有用性についてのエビデンスが日々報告されています．脳卒中専門医はじめ脳卒中の臨床に携わる医師は，病態についての深い理解とともにエビデンスに基づいた最良の治療を施すという難題に取り組まなければなりません．

　こうした中でシリーズ「脳卒中エキスパート」が刊行されることとなり，本巻「抗血栓療法を究める」はその第1巻目にあたります．抗血栓療法は虚血性脳卒中の一次予防および再発予防において最も重要な治療法であり，この治療法をきわめることで様々なリスクを負っている患者さんが脳卒中に陥ってしまうことを力強く抑制することが可能となります．そこで，今後続々と発刊されるシリーズ集大成の中で先陣を切って発刊されるこの巻は，切れ味鋭く混沌とした臨床現場に切り込んでいくような力強い内容をイメージして編集にあたりました．

　構成としては，まず第Ⅰ章において脳梗塞のコモンな病型を取り上げ，病態に応じた抗血栓療法のあり方をクローズアップしました．続く第Ⅱ章では治療法の各論として抗血栓療法の二輪である抗血小板療法と抗凝固療法の詳細を掘り下げました．さらに第Ⅲ章では，特殊な病態や高い出血リスクを合併する脳梗塞における抗血栓療法を取り上げました．

　こうしてエビデンスの豊富なコモンな病態から希少で治療に迷う疾患まで，幅広くかつ深く，執筆者の先生方から「奥義を究めた」抗血栓療法を伝授いただくこととなりました．本書は難題の多い脳梗塞予防の現場において，必ずお役に立てていただけるものと確信いたしております．

　最後に，本書の企画を監修いただいた慶應義塾大学医学部神経内科名誉教授でいらっしゃる鈴木則宏先生に心より感謝申し上げます．

2018年10月吉日

大阪市立大学大学院医学研究科神経内科

伊 藤 義 彰

目 次

Ⅰ. 脳梗塞の病態に応じて抗血栓療法を究める

1 アテローム血栓症の病態と抗血栓療法　〈伊藤義彰〉 **1**
　1．抗血栓療法からみたアテローム血栓症の病態　**1**
　2．アテローム血栓症の障害血管と抗血栓療法の選択　**6**
　3．アテローム血栓症急性期の抗血栓療法　**10**
　4．アテローム血栓症慢性期の抗血栓療法　**12**

2 心原性脳塞栓症の病態と抗血栓療法　〈伊藤義彰〉 **17**
　1．心原性脳塞栓症の原因疾患　**17**
　2．心房細動の病態と抗血栓薬の選択　**18**
　3．心房細動を伴わない弁膜症と人工弁　**27**
　4．その他の心疾患　**28**

3 小血管病: 古典的ラクナ梗塞と
分枝粥腫病（branch atheromatous disease）　〈星野晴彦〉 **32**
　1．ラクナ梗塞とは　**32**
　2．ラクナ梗塞の臨床症状　**33**
　3．ラクナ梗塞の定義と臨床診断　**34**
　4．ラクナ梗塞の危険因子　**35**
　5．ラクナ梗塞の発症機序　**35**
　6．分枝粥腫病（BAD）とは　**36**
　7．分枝粥腫病の定義と診断　**36**
　8．分枝粥腫病の疫学　**39**
　9．分枝粥腫病の臨床症状の特徴　**39**

目次　i

10. 分枝粥腫病の危険因子		40
11. 分枝粥腫病の病態と画像診断		41
12. ラクナ梗塞および分枝粥腫病の急性期治療		42
13. ラクナ梗塞および分枝粥腫病の慢性期再発治療と転帰		43

4 脳動脈解離と抗血栓療法　　　〈山脇健盛〉48

1. 脳動脈解離とは	48
2. 脳動脈解離の症状	49
3. 脳動脈解離の診断	50
4. 脳動脈解離の治療	51
5. 脳動脈解離に対する抗血栓療法	54

5 無症候性脳梗塞，無症候性頸部・頭蓋内脳動脈狭窄・閉塞
〈森 興太　脇坂義信　北園孝成〉63

1. 無症候性脳梗塞の診断および臨床的意義	63
2. 無症候性脳梗塞に対する治療方針	65
3. 無症候性頸動脈狭窄・閉塞の臨床的意義とその診断	68
4. 無症候性頸動脈狭窄・閉塞に対する治療方針	70
5. 無症候性頭蓋内動脈狭窄・閉塞の臨床的意義とその診断	73
6. 無症候性頭蓋内動脈狭窄・閉塞に対する治療方針	74

II. 抗血小板療法・抗凝固療法を究める

1 抗血小板薬の特徴と使い分け　　　〈星野晴彦〉79

1. 抗血小板薬の作用機序	79
2. 脳梗塞治療における抗血小板療法	85

2 DAPT の有効性と安全性　　　〈平野照之〉97

1. アスピリンの効果と限界	98
2. 急性期の強化抗血栓療法	98

3．抗血小板薬併用療法　100
4．抗血小板薬併用療法と単剤療法の比較: メタ解析　103
5．急性期 DAPT の積極的適応　105

3 ワルファリンおよび DOAC の特徴と使い分け
〈高嶋修太郎〉 109
1．経口抗凝固薬の適応　109
2．各種経口抗凝固薬の特徴　110
3．ワルファリンと DOAC の使い分け　116
4．抗凝固療法の基本　119

4 抗凝固療法と抗血小板療法の併用　〈長尾毅彦〉 124
1．血栓止血学的にみた，抗凝固療法と抗血小板療法の併用　124
2．併用する場合の両治療法の投与設定は？　127

III．特殊な状況・疾患における抗血栓療法を究める

1 抗血栓療法中の出血性事象への対処法　〈大槻俊輔〉 133
1．抗血栓療法中脳内出血の治療と抗血栓薬再開のめど　134
2．観血的処置のための抗血栓薬の一時中断や中和，またその再開について　139
3．脳梗塞超急性期アルテプラーゼ・機械的血栓除去術のための抗凝固薬の中和について　143

2 脳微小出血，アミロイド血管症を合併した症例での抗血栓療法　〈木下直人　細見直永〉 149
1．脳微小出血とは？　149
2．脳微小出血と脳血管障害発症リスク　151
3．血栓溶解療法との関連　154

4．脳微小出血と抗血栓療法　　　　　　　　　　　　　　　　155

3　透析患者における抗血栓療法　　　　〈長尾毅彦〉162
1．透析症例の一般予後　　　　　　　　　　　　　　　162
2．透析患者における抗血栓療法　　　　　　　　　　165

4　Trousseau 症候群に対する抗血栓療法　　〈野川 茂〉173
1．概念の変遷　　　　　　　　　　　　　　　　　　174
2．Trousseau 症候群の定義　　　　　　　　　　　　175
3．検査所見　　　　　　　　　　　　　　　　　　　175
4．担がん患者における脳梗塞発症機序　　　　　　　176
5．脳梗塞を発症しやすい悪性腫瘍　　　　　　　　　177
6．担がん患者における凝固能亢進機序　　　　　　　178
7．凝固能亢進（DIC）に対する治療　　　　　　　　179
8．脳梗塞再発予防のための治療　　　　　　　　　　181
9．VTE 再発予防のための治療　　　　　　　　　　　181

5　抗リン脂質抗体症候群，高ホモシステイン血症，先天性血栓性素因への抗血栓療法　　〈安部貴人〉190
1．抗リン脂質抗体症候群　　　　　　　　　　　　　190
2．高ホモシステイン血症　　　　　　　　　　　　　193
3．先天性血栓性素因　　　　　　　　　　　　　　　195

6　脳静脈・静脈洞閉塞症への抗血栓療法　〈北川一夫〉200
1．脳静脈洞血栓症の病態　　　　　　　　　　　　　200
2．脳静脈洞血栓症の症候　　　　　　　　　　　　　201
3．脳静脈洞血栓症の臨床検査　　　　　　　　　　　204
4．脳静脈洞血栓症の画像診断　　　　　　　　　　　205
5．脳静脈洞血栓症の抗血栓療法　　　　　　　　　　207
6．脳静脈洞血栓症の血管内治療，開頭血腫除去術　　209

7 | CADASIL，CARASIL，もやもや病への抗血栓療法

〈大木宏一〉 **214**

1．CADASIL，CARASIL への抗血栓療法　**214**

2．もやもや病への抗血栓療法　**219**

8 | ESUS，奇異性脳塞栓症への抗血栓療法

〈大木宏一〉 **227**

1．ESUS　**228**

2．奇異性脳塞栓症　**232**

索引　**239**

I. 脳梗塞の病態に応じて抗血栓療法を究める

1

アテローム血栓症の病態と
抗血栓療法

Summary

〉〉アテローム血栓症は，破綻したプラークに血小板血栓が形成され，その場で血管を閉塞したり遊離して末梢の脳血管を閉塞したりする．いったん発症してからも急性期には，血栓の増大や血小板血栓の遊離が繰り返されるため，脳梗塞の増悪・再発のリスクが高い．

〉〉したがってアテローム血栓症急性期には抗血小板薬の 2 剤併用療法 (dual antiplatelet therapy: DAPT) が推奨される．DAPT は長期化すると出血のリスクが高くなるため，急性期の 3 週間程度の処方が好ましく，その後は単剤で治療する．

〉〉アテローム血栓症は頭蓋内・外の主幹動脈に好発するが，穿通枝が主幹動脈から分岐する部位で血管を閉塞すると穿通枝に沿った分枝アテローム病 (branch atheromatous disease: BAD) となる．高血圧による古典的ラクナ梗塞と異なり進行性であるため，発症直後から積極的な抗血栓療法が必要であるが，初期にはこの 2 つの鑑別は困難な場合が多い．

1 抗血栓療法からみたアテローム血栓症の病態

1）プラークの形成と破綻

アテローム血栓症では，プラークの破綻によって血栓が形成される 図1 ．破綻しやすいプラークは，脂質成分に富む，壊死成分が多い，新

1. アテローム血栓症の病態と抗血栓療法 ● 1

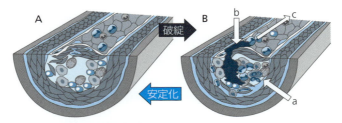

図1 アテローム血栓症の発症機序
A. 脆弱なプラーク（vulnerable plaque）が破綻する．
B. プラーク内出血により内皮下結合織が露出する（a）と，血小板血栓が形成される（b）．形成された血栓は，遊離して末梢の血管に動脈原性塞栓症を形成する（c）．

生血管に富むなどの特徴がある．プラーク内に出血するとプラークの破綻が起こり，血管内腔側の内膜に亀裂が生じることで内膜下の結合織が露出し，そこに血小板血栓が形成される．血小板血栓は一塊となって遊離して末梢の血管に動脈原性塞栓症（artery-to-artery embolism）を引き起こす．

内皮の破綻したプラーク表面は，当初血小板によって覆われているが，次第に周囲から再内皮化が起き再び内皮細胞に覆われるようになり血栓形成はいったん収束する．ここで治療介入によってプラークが安定しないと，再びプラークが破綻することとなる．

したがってアテローム血栓症急性期には，強力な抗血小板薬を併用することで血栓の再発・増悪を予防することが必要である．同時にスタチンによる脂質の改善やアテローム血栓症のリスク因子を早期からコントロールすることが重要である．

2）局所脳血流低下と神経細胞障害

脳血流量が 30 mL/100 g/min 以下に低下すると，ニューロンにおけるミトコンドリアでの酸化的リン酸化がまず傷害され，嫌気的解糖が亢進する 図2 [1]．その結果，細胞外への乳酸の排出が増加し，脳組織の pH が低下する．さらに血流低下が進行すると細胞内 ATP が減少する．このように，ニューロンは脳血流低下，低酸素血症に対して脆弱であり，かつミトコンドリアからの多量の活性酸素種（reactive oxygen spe-

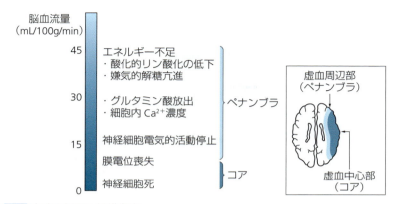

図2 血流の低下と組織傷害
虚血中心部は急速に不可逆的な損傷に陥るが,ペナンブラでは,しばらく可逆的な傷害が続く.(Astrup J, et al. Stroke. 1981; 12: 723-5[1]より改変)

cies: ROS)の産生に曝露されやすい.

さらに血流量が 20 mL/100 g/min 以下に低下すると,ニューロンは細胞膜電位を保つ Na^+-K^+-ATPase を正常に維持できなくなり,徐々に脱分極,異常なグルタミン酸放出をきたす.この血流量が臨床的に虚血症状をきたすレベルである.グルタミン酸は過剰に放出されると周囲のニューロンを傷害し〔興奮性毒性(excitotoxicity)〕さらに脳機能障害が進行する.また傷害されたニューロンでは細胞内 Ca^{2+} 濃度が上昇し,細胞内の傷害も進行する.

やがて脳血流量が 15 mL/100 g/min を下回るとニューロンは電気的活動を停止し,さらに虚血性脱分極から膜電位が消失し,細胞死へと至る.

脳虚血による脳組織への傷害性は,虚血の程度と同時に虚血時間の長さによっても影響が決まってくる.つまり軽度な虚血であっても長時間に及ぶことで不可逆的な傷害となる一方で,高度な虚血ではより短時間で梗塞となる.いずれにしろ時間とともに傷害は進むため,脳虚血超急性期では血流再開を急ぐ必要がある.血栓溶解療法では発症後 4.5 時間までに効果が認められており,血管内血栓回収療法でも発症からカテーテル穿刺までの時間が 6 時間を超えると効果が消失する 図3 [2,3].こうした発症から有効な治療までの時間は治療可能時間(therapeutic time

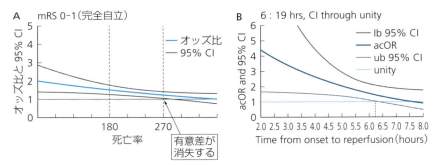

図3 血栓溶解療法（A）では4.5時間を超えると，血管内血栓回収療法（B）では6.2時間を超えると，効果の有意差が消失する．（文献2,3より改変）

window）と呼ばれる．

3）虚血中心部（コア）と虚血周辺部（ペナンブラ）

　虚血巣の重症化を考慮するうえで重要なものは，上記の虚血の程度，時間に加え，空間的な血流低下の広がりを考慮する必要がある．すなわち，虚血巣は空間的に均質ではなく，一部分，特に虚血中心部（コア）では血流低下が高度で急激に不可逆的な組織障害に陥るが，他の部分では血流低下がそれほど高度ではなく，血流の早期再開により救い得るsalvageableな領域であり，虚血周辺部（ペナンブラ）と呼ばれる 図2 ．

　一般に虚血中心部に比較して虚血周辺部が十分大きい場合には，血栓溶解療法や血管内血栓回収療法の効果が高いため，この2つを簡便に評価する方法が検討されている．その一つが，虚血中心部をMRI拡散強調画像にて描出し，虚血周辺部を血流低下部位として還流画像にて描出する方法である 図4 [4]．この2つの領域の差（diffusion/perfusion mismatch）が大きいほど血流再開の治療効果が高いと考えられる．

4）微小循環障害と再灌流傷害

　主幹動脈にできた血小板血栓が動脈原性塞栓症により末梢を閉塞すると，やがてうっ滞した血液はフィブリンによる二次血栓を生じ線溶系による再開通は困難となる 図5A ．また主幹動脈が閉塞すると，虚血周辺部のペナンブラ領域では側副血行路により低下した血流を維持しようとす

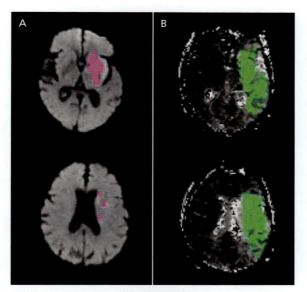

図4 Diffusion/perfusion mismatch の症例

拡散強調画像（A）にて描出される虚血中心部（コア）に比較して広範な血流低下領域（虚血周辺部: ペナンブラ）（B）を認め，血流再開による治療効果が期待される．（Straka M, et al. JMRI. 2010; 32: 1024-37[4]）より改変）

るが，血流のうっ滞により二次血栓ができやすくなる 図5B．このように微小循環やペナンブラの循環に対して二次血栓は循環障害の増悪を助長する．

　中枢側の血管が再開通しても末梢側の循環不全のため血流が回復しない現症を no-reflow 現象といい，冠循環について報告され，脳循環でも脳梗塞の病態として重要であることがわかっている．その機序としては，再開通した血栓が末梢で再度閉塞する機序のほか，微小循環障害が原因と考えられる．

　微小循環障害の機序としては，①二次血栓による微小血管閉塞，②血小板の活性化，TXA2 などのメディエータの放出，③白血球の微小血管閉塞 plugging や虚血後の炎症，④細動脈，毛細血管前動脈の収縮（周皮細胞の関与の可能性も），⑤微小血管内皮の膨化，など微小血管の血管内，血管壁，脳実質にわたる病態が複雑に関与する．

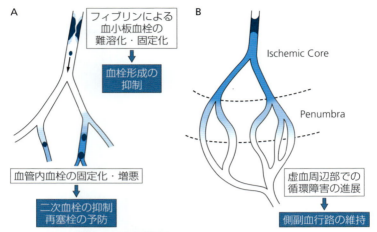

図5 フィブリン血栓による循環障害の進展
A. 破綻したプラークでは血小板血栓に続きフィブリン血栓が形成され，末梢の動脈原性塞栓症部位では塞栓部位にフィブリン血栓を生じる．
B. ペナンブラ部位ではうっ滞した血流がフィブリン血栓を形成し，その範囲は徐々に広がっていく．抗凝固薬はこうしたフィブリン血栓による循環障害を抑制する．

2 アテローム血栓症の障害血管と抗血栓療法の選択

1）プラークの好発部位とアテローム血栓症のパターン

　アテローム血栓症の原因となるプラークの好発部位を 図6 に示す．内頸動脈の起始部，頭蓋内外の脳主幹動脈，穿通枝の分岐部などのほか大動脈のプラークからも大動脈原性塞栓症をきたすことが知られている．
　内頸動脈に生じたプラークの破綻により直ちに狭窄部が完全に閉塞してしまうことは少ない．多くはプラークからの動脈原性塞栓症（A-to-A embolism）をきたし，末梢で血管を閉塞する．こうした場合は皮質枝を閉塞するため，内頸動脈系であれば中大脳動脈や前大脳動脈，椎骨・脳底動脈系であれば小脳や後大脳動脈の支配領域に梗塞をきたす 図7A ．
　一方で狭窄が進行し高度狭窄となると，その末梢の灌流圧が低下する．これにより微小循環がうっ滞し脳梗塞を形成する機序を血行力学不

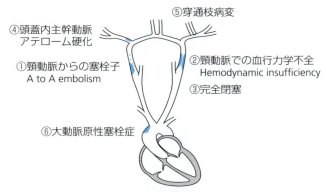

図6 アテローム血栓性脳梗塞をきたす代表的な血管病変
①〜③内頸動脈起始部，④頭蓋内外の主幹動脈，⑤穿通枝起始部，⑥大動脈などである．

全（hemodynamic insufficiency）という．こうした血行不全は皮質動脈の境界でもっとも起きやすいため以前は境界領域梗塞 図7B の主因と考えられていたが，現在では境界領域梗塞もしばしば動脈原性塞栓症として起きることがわかっている（後述）．

　プラークの破綻によって虚血を生じてくる場合には，血小板血栓が主たる血栓形成の原因であり，強力な抗血小板薬やスタチンによるプラークの安定化が急性期から慢性期にかけての治療上有用である．

2) 頭蓋内外の脳主幹動脈

　分岐部以遠の内頸動脈や前大脳動脈，中大脳動脈などにもプラークは好発する．また椎骨動脈や脳底動脈にもプラークが形成される．これらのプラークはいずれもアテロームからなり，背景にある危険因子も共通する．

　脳表軟膜動脈では末梢側に至るとアテローム形成はみられなくなり，虚血はもっぱら動脈原性塞栓症による他部位からの血栓流入が原因となる．特に血栓塞栓症は軟膜動脈の分岐部に起きやすい．

3) 境界領域梗塞

　前大脳動脈，中大脳動脈，後大脳動脈といった主幹動脈の支配領域の

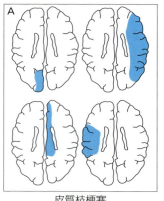 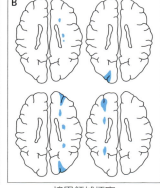

皮質枝梗塞　　　　　　　境界領域梗塞

図7　アテローム血栓症の病態と脳梗塞の分布
A．動脈原性塞栓症や皮質枝アテローム血栓症では皮質枝が閉塞し支配領域に梗塞をきたす．
B．内頸動脈の高度狭窄では，支配する血管の境界領域に散在性に梗塞をきたす．

境界には，脳梗塞が起きやすいことが知られており境界領域梗塞（borderzone infarction），あるいは分水嶺梗塞（watershed infarction）と呼ばれる 図7B．小脳においても上小脳動脈，前下小脳動脈，後下小脳動脈などの境界に境界領域梗塞が生じることが知られているが頻度は低い．

　境界領域梗塞は，ショックによる全身性の血圧低下によって両側性に形成されることが知られている．また広範な脳血管の可逆性の攣縮によって広範囲な脳虚血を呈する reversible cerebral vasoconstriction syndrome でも両側性の境界領域梗塞をきたす．このように高度な灌流圧の低下だけで塞栓症の要素がなくても境界領域に梗塞を生じる．
　一方，経頭蓋ドップラー法にて境界領域梗塞を有する症例の微小塞栓子シグナル（microembolic signal: MES）を評価すると，主幹動脈狭窄症による境界領域梗塞の急性期では高率に MES が検出される．こうしたことから，「主幹動脈狭窄症では破綻したアテローム上で形成され遊離した血小板血栓が末梢の境界領域で血管を閉塞するが，この領域の灌流圧が低いため血栓が溶解せずにその部分にとどまる」という「洗い出し不全（impaired washout）」が主因と考えられるようになっている．また血管内を進む血栓も，ある程度の大きさがあると急な角度で分

岐する細い穿通枝には入らないため、脳表を軟膜動脈の末梢まで流れていきやすいという流体力学的な成因も境界領域の寄与因子として指摘されている.

このように境界領域梗塞の病態は症例によりさまざまである.

主幹動脈の高度狭窄病変では、血圧低下に伴い同じ虚血症状がTIAとして繰り返し出現することがある. こうした症例ではアセタゾラミド負荷後の脳血流検査にて狭窄部位の血管拡張予備能が低下していることが示されることが多い. このような常同的な虚血症状は塞栓症モデルでは説明できず、血行力学不全の要素が主であると考えられる.

治療には、多くの境界領域梗塞では塞栓性の要素が強いため、動脈原性塞栓症と同様に脳梗塞急性期は強力な抗血小板薬を併用し血小板血栓の拡大・剝離を予防する. また血行力学不全の要素も強く影響しているため、急性期は血圧高値であっても降圧してはならない. 1週間以上経過してプラークが安定してから狭窄の程度に応じて緩徐な降圧を検討するが、場合によっては狭窄病変へのインターベンションが行われるまで血圧高値を維持することも考慮する必要があるが、腎臓への負担、虚血巣以外の脳からの出血などを配慮する.

4) 分枝アテローム病

主幹動脈からの分岐する穿通枝が、分岐部付近のアテローム病巣にて閉塞する場合を分枝アテローム病（branch atheromatous disease: BAD）という. 穿通枝を閉塞する血管病巣は微小アテロームからなり、これは主幹動脈のアテローム病巣と同一の組成をしている. 一方、古典的なラクナ梗塞は高血圧を背景とした細動脈硬化症によって発症してくる（詳細は本書別項目を参照）.

リスク、経過、MR所見、血管病変などからBADを疑えばアテローム血栓症に準じた、強力な抗血小板薬（併用）、エダラボン、スタチン投与などにて集中的に治療する. 一方、古典的ラクナ梗塞では抗血栓薬の開始、長期投与は慎重に行い、出血傾向の少ない薬剤を選択する.

5) 大動脈原性塞栓症

大動脈に形成されたアテロームに血小板血栓が形成され、遊離して脳

血管を閉塞する場合を大動脈原性塞栓症という．実臨床では，大動脈のプラークが原因となっていることを厳密に証明することは困難で，2系統以上（前方後方，右左など）の血管領域に梗塞が多発している，経食道エコー検査にて遊離しやすいぶらぶらした血栓をアテローム上に認める，他に塞栓源が見当たらない，などから推測する．

3 アテローム血栓症急性期の抗血栓療法

1）アテローム血栓症急性期の抗血小板療法

動脈原性塞栓症の治療上で重要な点は，再梗塞を最もきたしやすい脳梗塞発症直後の急性期から抗血小板薬を使用することにある．かねてから急性期ではアスピリンの経口投与の有効性が中国の CAST 試験[5]，国際的な IST 試験[6]によって示されていたが，出血が増加することも知られていた．また日本の脳卒中治療ガイドライン 2015 においては，アスピリンと並んでオザグレルナトリウムの点滴が急性期非心原性脳梗塞の抗血小板療法として推奨されている．

最近は CHANCE 試験においてクロピドグレルとアスピリンの急性期21 日間の併用療法は，アスピリン単剤に比較して脳梗塞の再発予防効果が高いことが示され 図8[7]，日本のガイドライン 2015 でも推奨されるようになった．これを裏付ける 2 つの臨床試験でも頸動脈病変による脳梗塞急性期には，抗血小板薬を併用することで MES の検出率が有意に抑制され，しかも脳梗塞の再発率が低下することが報告されている（CARESS 試験[8]，CLAIR 試験[9]）．しかも，この短期間の抗血小板薬併用は脳出血の合併症のリスクを高めなかった．これとは対照的に，急性期から 90 日間にかけての長期間のアスピリン，クロピドグレルの併用は，脳梗塞の抑制に対して相加作用はなく逆に脳出血のリスクを高めてしまった（FASTER 試験）[10]．

こうした大規模試験から，アテローム血栓症急性期では強力な抗血小板療法を可及的速やかに施行することが推奨され，特に出血のリスクが高くない症例においては抗血小板薬の併用療法（DAPT: dual antiplatelet therapy）を積極的に考慮すべきである．また数週間を目安に血小板薬は 2 剤から単剤に減量する．

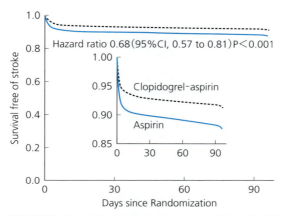

図8 抗血小板薬併用群（clopidogrel と aspirin を 21 日まで併用後に clopidogrel 単剤に変更）では単剤群（aspirin）に比較して脳卒中の発症が有意に抑制された．（Wang Y, et al. N Engl J Med. 2013; 369: 11-9[7]）より）

　ただし日本においては，クロピドグレルのローディングは保険適応がないため，初期の数日をカバーするには抗血栓薬アルガトロバン点滴などを 3 剤目として併用する治療法が有用と考えられ，臨床においても頻用されている．
　またシロスタゾールもアテローム血栓症急性期において，アスピリンと同等の予後改善効果が報告されているが[11]，併用効果についてのエビデンスはない．

2) アテローム血栓症急性期の抗凝固療法

　アテローム血栓症急性期には，血小板血栓に加えフィブリン血栓が循環障害を増悪させることは上述したが 図5，急性期血栓溶解療法では，rt-PA によってフィブリンを溶解することでこうした部位での血流障害を劇的に改善させることができる．特にプラーク上に形成された血小板血栓や A-to-A に末梢の動脈を閉塞した血小板血栓といった血小板が主成分となって形成された血栓を溶解することができることが，臨床的に明らかにされている．また抗凝固薬にはフィブリン血栓を溶解させる働きはないが，凝固・線溶系のバランスの中で線溶系の作用を促進することが知られており，血管内皮細胞から分泌される t-PA のような内在性

線溶系を活性化し循環障害を改善することが動物実験では証明されている.

一方で抗凝固薬は出血のリスクが高まるため,臨床の無作為化比較試験において抗凝固薬が効果を認めたとするエビデンスはない.ヘパリンについては,古典的な IST 試験で効果が否定され,逆に出血のリスクが指摘されている[6].しかし実際の臨床においては,高度な主幹動脈の狭窄による進行性の虚血巣の拡大に対してヘパリンが使用されることがあり,一定の効果が得られることが多い.血圧のコントロール,脳出血の既往,MRI の T2*強調画像における微小出血の存在などの易出血性に気をつけながら投与する.脳卒中治療ガイドライン 2015 では「発症 48 時間以内の脳梗塞ではヘパリンを考慮してもよい」となっている.

また抗トロンビン薬であるアルガトロバンは,トロンビンによる血小板活性化を抑制する作用もあり,血小板血栓が主因であるアテローム血栓症の急性期で進行抑制効果が示されている.これに基づいて脳卒中治療ガイドライン 2015 では「発症 48 時間以内で病変最大径が 1.5 cm を超すような脳梗塞」にアルガトロバンを推奨している.

4 アテローム血栓症慢性期の抗血栓療法

1）抗血小板薬

脳卒中治療ガイドライン 2015 では非心原性脳梗塞（アテローム血栓性脳梗塞,ラクナ梗塞など）の再発予防のための抗血小板療法として,シロスタゾール 200 mg/日,クロピドグレル 75 mg/日,アスピリン 75〜150 mg/日が第一選択薬として推奨されている.

Antithrombotic Trialists' Collaboration による 65 件の RCT のメタ解析の中では,アスピリンの用量としては 75〜150 mg/日が最も血管イベント発症の抑制効果が高いこと（odds reduction −32%),それ以上では用量依存的に,それ以下でもアスピリンの抑制効果は低下することが示された[12].

アスピリンは抗血小板作用のほかに,血管内皮細胞に作用し「善玉プロスタグランジン」であるプロスタサイクリンの産生を抑制してしまう作用があり,高用量でのアスピリンがかえって血管イベントのオッズ比

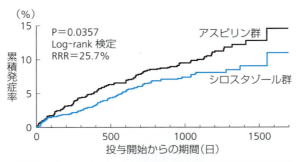

図9 CSPS Ⅱ研究．シロスタゾールは有意に主要評価項目である脳卒中（脳梗塞再発，脳出血，くも膜下出血）の発症を抑制した．（Shinohara Y, et al. Lancet Neurol. 2010; 9: 959-68[14]より）

が高い原因の一つとなっている（アスピリンジレンマ）．また，アスピリンは抗血小板作用の結果，脳出血を始めとする重篤な出血をきたしやすい．特に胃粘膜における保護的プロスタグランジンを抑制するため胃粘膜障害から上部消化管出血を起こしやすい（アスピリン潰瘍）．

このように抗血小板薬を使用中は頭蓋内出血が多いため，予防には収縮期血圧を 130 mmHg 未満に管理することが勧められている（脳卒中治療ガイドライン 2015）．

一方，クロピドグレルについては CAPRIE 試験にて，末梢動脈疾患，心筋梗塞，脳梗塞といった 3 つのアテローム血栓症の領域に対してクロピドグレルの心血管イベント抑制効果がアスピリンと比較され，全患者における心血管イベントの発症率（相対リスク低減率−8.7％，P＝0.043）および 3 つの基礎疾患のうち末梢動脈疾患患者における心血管イベント発症率（相対リスク低減率−23.8％，P＝0.0028）は有意に抑制されることが示された[13]．

またシロスタゾールは CSPS-Ⅱ試験[14]および CASISP 試験[15]によって，アスピリンと比較して脳出血を含めた全脳卒中の発生率を有意に低下させることが証明されている 図9．再発した脳卒中の病型の中では脳出血の発症が少ないことが認められ，特にラクナ梗塞既往者からの脳出血の発症がアスピリンに比較して有意に抑制された．こうしたことから，シロスタゾールは出血のリスクが高いと考えられる症例，すなわち脳出血既往歴のある症例，脳微小出血が多発する症例，ラクナ梗塞症例

などでの使用が特に推奨される．またシロスタゾールには抗血小板作用以外の薬理作用があり，急性期内皮保護，慢性期のプラーク退縮などが期待できるが，臨床的な大規模試験の裏付けはとれていない．

2) 抗凝固薬

アテローム血栓性脳梗塞の慢性期再発予防には上述のように抗血小板薬を第一に用いる．ところが合併する疾患に対して抗凝固薬を用いなければならない場合，抗血小板薬と抗凝固薬を併用すると出血のリスクが著しく高くなる．

これに対してワルファリンの場合は抗血小板薬と同等のアテローム血栓症予防効果があることが WASID 試験にて報告されている[16]．したがってワルファリンの場合は，単独で抗凝固療法とアテローム血栓症の予防を行うことができる．

一方，DOAC（direct oral anticoagulants）のアテローム血栓症再発に対する有効性は認められないため，抗凝固薬として DOAC を用いる場合は抗血小板薬を併用する必要がある．その場合，併用期間の短縮の検討や，血圧の厳密なコントロールなど出血のリスク対策を十分行うようにする．

● エビデンス一覧 ●

1. CHANCE 試験[7]
   目的: 急性期非心原性脳梗塞おけるクロピドグレルとアスピリンの併用療法の効果
   対象: 小梗塞または TIA をきたした 5,170 人
   治療: 24 時間以内に，2 剤併用療法（クロピドグレル 75 mg とアスピリン 75 mg）またはアスピリン 75 mg 単剤療法を二重盲検法で割り当てた．
   結果: 併用療法では脳卒中の再発率が単剤療法よりも有意に低下し，かつ脳出血の発症率は 2 群で同一であった．
   結論: 非心原性脳梗塞による小梗塞または TIA では，クロピドグレルとアスピリンの併用療法が 90 日までの脳卒中再発率を低下させた．
2. WASID 試験[16]
   目的: 血管撮影にて狭窄が確認された有症候性椎骨・脳底動脈の予後

対象: 狭窄度 50%から 90%の患者 68 症例

治療: ワルファリンまたはアスピリンで加療し，その用量は医師の判断

結果: アスピリン治療群での脳卒中発症率は 11.7/100 人年，ワルファリン治療群では 6.3/100 人年と差はなかった．

結論: ワルファリンはアスピリンと同等のアテローム血栓症再発予防効果を有するが，脳出血の発症率はワルファリンが高かった．

3．CAST 試験[5]，4．IST 試験[6]，5．CARESS 試験[8]，6．CLAIR 試験[9]，
7．FASTER 試験[10]，8．CAIST 試験[11]，9．ATC 試験[12]，
10．CAPRIE 試験[13]，11．CSPS-II 試験[14]，12．CASISP 試験[15]

📚 文献

1）Astrup J, Siesjo BK, Symon L. Thresholds in cerebral ischemia-the ischemic penumbra. Stroke. 1981; 12: 723-5.

2）Saver JL, Goyal M, van der Lugt A, et al. Time to treatment with endovascular thrombectomy and outcomes from ischemic stroke: a meta-analysis. JAMA. 2016; 316: 1279-88.

3）Emberson J, Lees KR, Lyden P, et al. Effect of treatment delay, age, and stroke severity on the effects of intravenous thrombolysis with alteplase for acute ischaemic stroke: a meta-analysis of individual patient data from randomised trials. Lancet. 2014; 384: 1929-35.

4）Straka M, Albers GW, Bammer R. Real-time diffusion-perfusion mismatch analysis in acute stroke. JMRI. 2010; 32: 1024-37.

5）Group CCASTC. Cast: Randomised placebo-controlled trial of early aspirin use in 20,000 patients with acute ischaemic stroke. CAST (chinese acute stroke trial) collaborative group. Lancet. 1997; 349: 1641-9.

6）Group ISTC. The international stroke trial (ist): a randomised trial of aspirin, subcutaneous heparin, both, or neither among 19435 patients with acute ischaemic stroke. International stroke trial collaborative group. Lancet. 1997; 349: 1569-81.

7）Wang Y, Zhao X, Liu L, et al. Clopidogrel with aspirin in acute minor stroke or transient ischemic attack. N Engl J Med. 2013; 369: 11-9.

8）Markus HS, Droste DW, Kaps M, et al. Dual antiplatelet therapy with clopidogrel and aspirin in symptomatic carotid stenosis evaluated using Doppler embolic signal detection: the clopidogrel and aspirin for reduction of emboli in symptomatic carotid stenosis (CARESS) trial. Circulation. 2005; 111: 2233-40.

9) Wong KS, Chen C, Fu J, et al. Clopidogrel plus aspirin versus aspirin alone for reducing embolisation in patients with acute symptomatic cerebral or carotid artery stenosis (CLAIR study): a randomised, open-label, blinded-endpoint trial. Lancet Neurol. 2010; 9: 489-97.

10) Kennedy J, Hill MD, Ryckborst KJ, et al. Fast assessment of stroke and transient ischaemic attack to prevent early recurrence (FASTER): a randomised controlled pilot trial. Lancet Neurol. 2007; 6: 961-9.

11) Lee YS, Bae HJ, Kang DW, et al. Cilostazol in acute ischemic stroke treatment (CAIST trial): a randomized double-blind non-inferiority trial. Cerebrovasc Dis. 2011; 32: 65-71.

12) Collaborative meta-analysis of randomised trials of antiplatelet therapy for prevention of death, myocardial infarction, and stroke in high risk patients. BMJ. 2002; 324: 71-86.

13) A randomised, blinded, trial of clopidogrel versus aspirin in patients at risk of ischaemic events (CAPRIE). Caprie steering committee. Lancet. 1996; 348: 1329-39.

14) Shinohara Y, Katayama Y, Uchiyama S, et al. Cilostazol for prevention of secondary stroke (CSPS 2): An aspirin-controlled, double-blind, randomised non-inferiority trial. Lancet Neurol. 2010; 9: 959-68.

15) Huang Y, Cheng Y, Wu J, et al. Cilostazol as an alternative to aspirin after ischaemic stroke: a randomised, double-blind, pilot study. Lancet Neurol. 2008; 7: 494-9.

16) Prognosis of patients with symptomatic vertebral or basilar artery stenosis. The warfarin-aspirin symptomatic intracranial disease (WASID) study group. Stroke. 1998; 29: 1389-92.

〈伊藤義彰〉

I. 脳梗塞の病態に応じて抗血栓療法を究める

2

心原性脳塞栓症の病態と抗血栓療法

Summary

>> 心原性脳塞栓症の原因のうち，非弁膜症性心房細動は左房内に血栓が形成される．

>> 機械弁は血栓が形成されやすく確実な抗凝固療法が必要であるが，人工弁では必ずしも抗血栓療法は必要ない．

>> 感染性心内膜炎では脳血管に細菌性動脈瘤を形成するため，抗血栓療法は禁忌となる．

1 心原性脳塞栓症の原因疾患

1） 原因疾患

　心疾患に伴い心腔内に血栓が形成され，そこから遊離した血栓が脳血管を閉塞して脳梗塞をきたすものが心原性脳塞栓症である．心原性脳塞栓症の原因となる心疾患を 表1 に示す．

　疾患それだけで高リスクとなるため積極的な予防が必要な疾患と，疾患そのものだけでは必ずしも塞栓症をきたさないが，疾患の重症度や合併する病態によっては塞栓症をきたすこともある中等度リスク群とに分かれる．

　また血栓ができる部位，傷害される心臓の部位によって，弁疾患，不整脈，心筋疾患，その他に分類することができる．

2. 心原性脳塞栓症の病態と抗血栓療法 ● 17

表1 心原性脳塞栓症の原因疾患

高リスク群	中等度リスク群
1）弁疾患 ・機械弁	1）弁疾患 ・人工弁 ・僧帽弁逸脱 ・僧帽弁輪石灰化 ・心房細動を伴わない僧帽弁狭窄症
2）不整脈 ・心房細動 ・洞不全症候群	2）不整脈 ・心房粗動
3）心筋疾患 ・最近の心筋梗塞（4週間以内） ・左心室部分的無動	3）心筋疾患 ・心筋梗塞亜急性期（4週から6か月） ・心不全 ・左心室部分的運動低下
4）その他の疾患 ・心房粘液腫 ・感染性心内膜炎	4）その他の疾患 ・卵円孔開存 ・心房中隔瘤 ・非細菌性血栓性心内膜炎

　これらの中で最も頻度が高いのが心房細動で，特に僧帽弁狭窄症などの弁膜症を伴わない心房細動は非弁膜症性心房細動（non-valvular atrial fibrillation: NVAF）と呼ばれ，最も頻度が高い．

2 心房細動の病態と抗血栓薬の選択

1）心内血栓形成の機序

　心房細動が生じると非同期的な心房の収縮が心房内で起こり血流がうっ滞しやすくなる．また心房細動が持続するほど心房の収縮力自体も徐々に低下し，左房が拡大し血流のうっ滞を増悪させる．また規則的な収縮を失った心房の表面ではずり応力が低下し，心筋内腔面の内皮細胞が有する抗血栓性が低下する．このように心房細動ではウィルヒョウの3原則（Virchow's triad）（血栓症を引き起こす3つの因子）のうち，血流の停滞と血管（心臓）内皮細胞の変化（もう一つの因子は血液成分の変化）により血栓形成が促進される．また経食道心エコーを用いた検討では，発作性心房細動の発生から72時間以内に14％に左房内血栓が観察されたという[1]．これは心房細動が単独で強力な血栓形成の誘因となることを示しており，確実で継続的な抗血栓療法が必要であることが

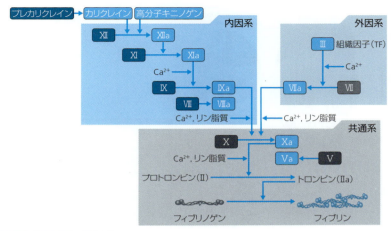

図1 凝固因子の活性化
血流のうっ滞と血管内皮の抗血栓性の低下により，内因系，外因系の凝固因子が活性化され，凝固系カスケードでの増幅を経てフィブリン血栓が形成される．

示唆される．

　血流のうっ滞と心壁内膜の抗血栓性低下により血液凝固系が活性化されると，フィブリンを主体とした血栓が形成される 図1．この血栓には赤血球が多く含まれるため赤色血栓と呼ばれる．うっ滞の結果，形成されたフィブリン血栓は必ずしも血管壁に強固に付着せず，うっ滞が解消され血流が再開すると容易に流出してしまう特徴がある．これに対して，アテローム血栓症でみられる血栓は，動脈の内膜障害の結果，露出した内皮下結合織に血小板が結合し重合していくことで形成される血小板血栓である．赤血球はあまり含まれないために白色血栓と呼ばれる．血管壁とは強固に結合するが，内腔側に過剰に発育した血栓はやがて遊離して動脈原性塞栓症をきたす（アテローム血栓症の項を参照）．

2) 左心耳に形成される血栓

　左心耳（left atrial appendage）は左心房から袋状にとび出た部分で，心房細動が起きると血流がうっ滞しやすい 図2．また内膜面が襞（ひだ）状になっていることも血栓ができやすい要因となっている．心房細動による塞栓症の90％が左心耳の血栓が原因と報告されている[2]．心

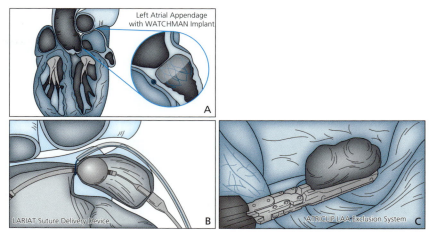

図2 心腔側から左心耳を閉塞するディバイスには WATCHMAN（A）などがある．また左心耳の外膜側からワイヤーによって左心耳を縫縮する LARIAT 縫合ディバイス（B）や，左心耳にクリップをかける AtriCure（C）などが開発されている．
(Topcuoglu MA, eqt al. J Stroke. 2018; 20: 180-96[3])より改変)

腔側から左心耳を閉塞するディバイスとして WATCHMAN 図2A などが開発されている[3]．また左心耳の外膜側からワイヤーによって左心耳を縫縮する LARIAT 縫合ディバイス 図2B や，左心耳にクリップをかける AtriCure 図2C などのディバイスの有用性が報告されている[3]．いずれの方法でも，左心耳以外の心房に生じる血栓を完全に予防できるわけではなく，少なくとも術後しばらくは抗血栓療法が必須である．またこうした処置による長期的な他の不整脈の出現や心機能への影響についてはまだ長期の使用経験がとぼしいため不明である．

3) 発作性心房細動 vs 持続性心房細動

心房細動には発作性と持続性のものがある．以前は発作性心房細動では心房細動の発作中に血栓が形成され洞調律に復帰した時に血栓が流出して塞栓症をきたすことが懸念され，発作性心房細動の方が持続性よりも塞栓症をきたすリスクが高いと考えられたこともあった．最近の大規模試験では塞栓症のリスクは持続性の方が有意に高いことが示されている（ROCKET-AF 試験のサブ解析） 図3 [4]．この試験はもともと非弁

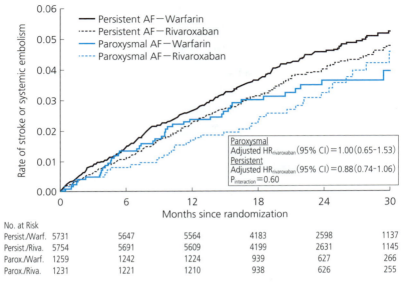

図3 全身性塞栓症の発症

ワルファリン投与群，リバーロキサバン投与群，いずれにおいても持続性心房細動の方が発作性心房細動よりも塞栓症の発症率が高い．
(Steinberg BA, et al. Eur Heart J. 2015; 36: 288-96)[4]

膜症性心房細動による心原性塞栓症に対するリバーロキサバンとワルファリンの効果を比較したものであり，持続性心房細動群，発作性心房細動群のいずれにおいてもリバーロキサバンの方が抑制効果の高いことが示されたが，一方でリバーロキサバン投与群，ワルファリン投与群のいずれにおいても発作性心房細動よりも持続性心房細動の方が塞栓症の頻度が高いことが示された．

4) 非弁膜症性心房細動と弁膜症性心房細動

　同じ心房細動を呈していても，弁膜症に続発する心房細動は弁膜自体への血栓形成，心不全の合併，血行動態の異常などの因子を伴っており，病態は複雑で血栓形成性も高い．弁疾患が進行すれば手術を含めた治療法が必要になることもある．したがって抗凝固薬の効果を評価する大規模試験では弁膜症性心房細動（valvular Af）は対象から除外されること

が多い．これに対して非弁膜症性心房細動（non-valvular Af）は，主に加齢や高血圧症を背景として生じてくる弁膜症であり，比較的均一な疾患で薬剤の効果を評価しやすい．

僧帽弁狭窄症に塞栓症をきたした症例の 80%に心房細動が見られたという報告がある．また心房細動単独による塞栓症のリスク増加は，心房細動を有しない人の 6 倍だが，僧帽弁狭窄症に心房細動を伴う場合の塞栓症のリスクは 15 倍になるとの報告がある．これは僧帽弁狭窄症では心房の血流うっ滞がさらに顕著になるためと推測される．僧帽弁狭窄症と心房細動を併発した患者における抗凝固薬を評価した無作為化試験はなく，レトロスペクティブな解析に基づいて抗凝固療法が推奨されている[5]．

僧帽弁閉鎖不全症の原因は多数あるため，塞栓症へのリスクについてもさまざまな報告がある．リウマチ性の僧帽弁狭窄症に伴う僧帽弁閉鎖不全症では心房細動による塞栓症のリスクが高い．一方で，多くの臨床試験が僧帽弁閉鎖不全症を伴う心房細動では血栓塞栓症のリスクが軽減されると報告している．その機序としては，僧帽弁閉鎖不全症により心房内のうっ血が軽減されるからとの説があるが，結論は出ていない．

僧帽弁逸脱が心房細動に与える影響はよくわかっていない．

大動脈弁狭窄症は最も多い弁膜症であるが，心房細動による塞栓症のリスクへの影響についてはあまり報告がない．あるレジストリーではリスクが高まることが報告されているが，この報告では大動脈弁狭窄症を有する症例群は，高齢で CHA_2DS_2-VASc 値が高い症例が多くその影響かもしれない[5]．

5）$CHADS_2$スコア

心房細動を有する患者の脳卒中リスクは均一ではなく，高血圧，心不全，糖尿病などの合併症が増加すると血栓塞栓症のリスクが増加する．現在，最も臨床で用いられるリスク層別化法は，$CHADS_2$（Cardiac Failure, Hypertension, Age, Diabetes, Stroke [Doubled]）スコアであり，「脳卒中/一過性脳虚血発作の既往」に 2 点が与えられ，「75 歳以上，高血圧の既往，糖尿病，最近起きた臨床的心不全または左室収縮機能異常（一般に駆出率<35%とされる）」には 1 点が与えられる．この

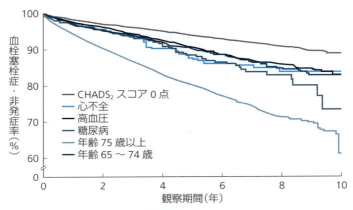

図4 心房細動患者における各脳梗塞リスクのインパクト

年齢75歳以上は他のリスク因子の2倍程度リスクが高く，65〜74歳は他のリスク因子と同程度のリスクであることがわかる．また CHADS$_2$ スコアが0点であっても発症のリスクがある．（Olesen JB, et al. BMJ. 2011; 342: d124 より）

　CHADS$_2$ スコアを用いて，0および1点は低リスク群に，2および3点を中等度リスク群に，4点以上を高リスク群として，レトロスペクティブに塞栓症の発症予測スコアとしての有効性が確認されている．しかし，一般のコホートに当てはめると CHADS$_2$ スコアは「中等度リスク患者」が多く，「低リスク群」とされた群でも年間イベント率が1.4%もあることなどの問題点が明らかとなった 図4．

　そこで CHA$_2$DS$_2$-VASc（Cardiac failure or dysfunction, Hypertension, Age over 75 years [Doubled], Diabetes, Stroke [Doubled] -Vascular disease, Age 65 to 74, and Sex category [Female]）が考案された．このモデルでは，脳卒中/一過性脳虚血発作の既往および75歳以上の年齢を2点とし，年齢65歳から74歳，高血圧の既往，糖尿病の既往，最近の心不全，血管疾患（心筋梗塞，混合大動脈プラークおよび末梢動脈疾患のこと．末梢動脈疾患には「早期の血行再建術，末梢動脈疾患による四肢切断および血管撮影での末梢動脈疾患所見のいずれか」が含まれる），女性を1点として計算する．その結果，CHA$_2$DS$_2$-VASc で0点は「低リスク」，1点は「中等度リスク」，2点以上を「高リスク」と定義される．

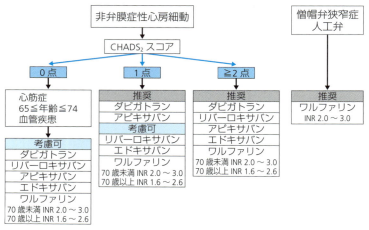

図5 ガイドラインに基づいた心房細動の治療方針

6) ガイドライン

　日本循環器学会の心房細動治療（薬物）ガイドライン 2013 および脳卒中治療ガイドライン 2015［追補 2017］による心房細動に対する抗血栓療法の大まかな指標を 図5 に示す．

　非弁膜症性心房細動では，CHADS$_2$ スコアが 1 点以上，もしくは心筋症，年齢が 65 歳以上，血管疾患の既往のいずれかを有する場合，DOAC（direct oral anticoagulant）またはワルファリンが推奨される．この場合，ワルファリンは 70 歳未満では INR 2.0〜3.0 が 70 歳以上では INR 1.6〜2.6 が推奨される．

　また僧帽弁狭窄症および人工弁を伴う心房細動ではワルファリンを INR 2.0〜3.0 でコントロールすることが推奨される．

7) 抗凝固薬

　心房細動によって形成される血栓はフィブリン血栓であることから，抗凝固薬ワルファリンの効果が 5 つの大規模試験にて評価され，メタ解析にて対照群と比較してワルファリン投与群では脳梗塞発症率は 32％に低下することが示された 図6 [6]．また脳出血を含めた脳卒中発症率は

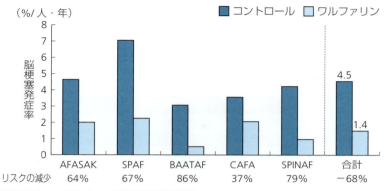

図6 ワルファリンによる脳梗塞予防効果

一過性脳虚血発作，全身性塞栓症，脳出血は含まれない．(Albers GW, et al. Arch Intern Med. 1994; 154: 1443-8[6]より)

対照群の34%に低下することがわかった．これによりしばらくはワルファリンが心房細動による血栓症予防薬の標準であったが，4種類のDOACが次々に登場し，NVAFを有する症例においていずれもワルファリンと同等かそれ以上の塞栓症予防効果を示し，かつ頭蓋内出血の頻度がワルファリンよりも低いことが示された．

　まずトロンビン阻害薬のダビガトラン150 mg×2回/日と110 mg×2/日の2用量とワルファリンを比較したRE-LY試験では，脳卒中および全身性塞栓症の発症はワルファリン群に比較してダビガトラン150 mg群で有意に低く，110 mg群では同等であった．

　リバーロキサバン20 mg×1回/日とワルファリンを比較したROCKET-AF試験ではCHADS$_2$スコア2点以上のNVAF症例を対象に，脳卒中および全身性塞栓症の発症はper-protocol解析ではリバーロキサバンで有意に低い結果となった．ITT解析では有意差がつかなかったこと，日本人では低用量の設定となっていることに注意する必要がある．

　アピキサバン5 mg×2/日とワルファリンを比較したARISTOTLE試験では，脳卒中および全身性塞栓症の発症，出血性合併症，出血性脳卒中いずれも有意に低下した．

　エドキサバンを比較したENGAGE AF-TIMI 48試験では，エドキサ

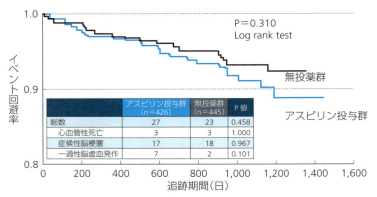

図7 アスピリンの脳血管イベント抑制効果を調べた JAST 試験

図は心血管死，症候性脳梗塞，TIA の複合エンドポイント．（Sato H, et al. Stroke. 2006; 37: 447-51[7]）より）

バン高用量群（標準用量 60 mg，減量基準を満たす群 30 mg）×1/日で脳卒中および全身性塞栓症の発症，大出血，頭蓋内出血いずれも有意に低下した．

8）抗血小板薬

　心房細動による血栓はフィブリンを主体としているため，塞栓症の予防には抗凝固療法が効果的であることはいうまでもない．しかしフィブリンがポリマーを形成しさらに強固な血栓を形成する過程で，ポリマーに捕捉された血小板が血小板同士の重合やさらなる凝固因子の活性化を介して重要な役割を果たしていることが知られており，抗血小板薬の塞栓症予防効果が検討された．

　本邦において低リスクの NVAF 患者におけるアスピリンの脳卒中予防効果をプラセボと検討したランダム化比較試験（Japan Af and Stroke Trial: JAST）では，アスピリン 150〜200 mg/日の投与による脳卒中予防効果は認められず，逆に重大な出血合併症が有意ではないが増加した 図7[7]．

　一方，抗血小板薬をワルファリンと比較した 11 試験のメタ解析では，有意差をもってワルファリンは抗血小板薬よりも全脳卒中発症率を低下させた[8]．

またワルファリン投与が適切ではないと判断された症例で抗血小板薬をアピキサバンと比較した AVERROES 研究では，脳卒中および全身性塞栓症の発症はアスピリンと比較してアピキサバンで 55%の有意な減少を認め，かつ主要出血，頭蓋内出血は両群間に差を認めなかった[9]．したがって，ワルファリン療法を行うことのできない NVAF 患者にアスピリンを投与することは推奨されない．

9) 心原性脳塞栓症の急性期から亜急性期にかけての抗凝固療法

心原性脳塞栓症は出血性梗塞（hemorrhagic transformation）になりやすく，早期からの抗凝固療法はリスクが大きい．再開通して TIA となった場合や，限局した小さな皮質梗塞では翌日から抗凝固療法が開始できるが，中大脳動脈全領域にわたるような梗塞では 2 週間程度待ってから抗凝固療法を導入する．大きな出血性梗塞となった場合は 1 か月程度待って血腫の吸収と浮腫が大部分消失したところで抗凝固療法を行う．

抗凝固療法の導入は直接 DOAC を開始することが多く，安全に行えることがわかってきた．ワルファリンを用いる場合は，ヘパリンをまず導入し頻回に APTT を計測して治療域に入ったところで，ワルファリンを開始する．ワルファリン単独での開始は導入期にプロテイン C，プロテイン S の抑制が先に来るため過凝固になり血栓症を誘発するため禁忌であり，やむを得ず外来などで導入する場合は少量から日にちをかけて緩徐に導入する．

3 心房細動を伴わない弁膜症と人工弁

1) 心房細動を伴わない弁膜症

弁膜症のうち僧帽弁狭窄症は，心房細動を伴う場合は塞栓症の高リスクとなることは前述した．心房細動を伴わない場合は特に高リスクとは言えず，抗凝固療法も高グレードでは推奨されていない．さらに僧帽弁閉鎖不全症はレジストリー研究において血栓塞栓症のリスクにならないことが示されており，それのみでは抗凝固療法の対象にはならない[5]．また僧帽弁逸脱は，かつて脳卒中のリスク因子と報告されていたが，最近の評価ではこうした結果は得られていない．

大動脈弁狭窄症は弁膜症の中でもっとも頻度が高いものであるが，単独では特に脳卒中の発症は高くない．一般に僧帽弁疾患に比較して大動脈弁の異常による脳卒中の発症は低い．

2）人工弁

機械弁が挿入された患者は血栓塞栓症のリスクが高く，洞調律であってもワルファリンが必須である．心房細動があればさらに塞栓症のリスクは高くなる．僧帽弁が機械弁に置換された場合は，大動脈弁が置換された場合よりも約2倍塞栓症のリスクが高い．適切なワルファリン治療によって塞栓症のリスクは4.0%／年から0.7～1.0%／年に低下する[10]．機械弁の表面には血小板とフィブリンのネットワークによる初期層が形成され，機械弁による血流の障害から左心房にもフィブリンネットワークが形成される．機械弁を有する心房細動患者におけるダビガトランとワルファリンの有用性を比較した第2相試験では，中間解析の段階においてダビガトラン群では血栓塞栓症，大出血のいずれも高いことがわかり，中止となっている．その後，他のDOACでの追試はなされておらず，機械弁で心房細動を有する場合はワルファリンでの治療のみが推奨される．

生体弁は機械弁よりも塞栓形成性が高くないが，ウシ由来生体弁は抗凝固療法中の機械弁程度の塞栓症のリスクがあるといわれる．特に弁置換術後の3か月間は生体弁の内皮化に必要で塞栓症のリスクが高いためワルファリン治療が推奨される．3か月という期間は僧帽弁に対するもので，大動脈弁ではもう少し短期間でいいかもしれない．また心機能が低下した症例や弁の表面が石灰化で劣化した場合は塞栓症のリスクが高まる．その他にも心房細動を有する場合，凝固異常を伴う場合，心房拡張を伴う場合，全身性の塞栓症の既往のある場合はリスクが高まる．

4 その他の心疾患

1）心不全，心筋症，心筋梗塞

心壁の運動が低下し血液がうっ滞すると，心房細動と同様に心内血栓が形成される．心不全，心筋症，心筋梗塞ではこうした心壁の運動低下

をきたしうる．特に左心室の心尖部が無動に陥ると血栓形成のリスクが高くなる．また心筋梗塞では心壁の内膜異常もきたし抗血栓性が低下するため発症後4週間以内は高リスクと考えられる．

こうした病態では必要に応じて抗凝固療法を行う必要がある．心不全，心筋症ではワルファリンによる抗凝固療法の適応がある．また心房細動を伴った心不全，心筋症では，DOACとワルファリンを比較した大規模試験のサブ解析によりDOACの有効性が示されている．

心筋梗塞では冠動脈不全に対して抗血小板薬が投与されるため，抗凝固薬との併用では出血のリスクが高くなることを理解する必要がある．冠動脈病変の程度や数，分布，ステントの有無，心筋梗塞の範囲，心筋障害の程度などを考慮したうえで，塞栓症のリスクが高い場合は抗凝固薬を併用するが，必要最小限の期間にとどめるように配慮する．

2) 左房粘液腫

粘液腫は遊離して脳血管を閉塞した後，閉塞部位で増殖し，血管を侵食，脳動脈瘤を形成する．その結果脳出血をきたすことがある．脳動脈瘤の合併は40％，脳出血の合併は20％程度と考えられ，高頻度である．

治療には手術治療が大原則である．抗凝固薬は塞栓症の予防として効果がないばかりか，出血のリスクを高めるため禁忌である．ただし，動脈瘤を認めない症例で粘液腫による塞栓症をきたした場合，超急性期でt-PAは効果があったという報告があり，粘液腫の表面にフィブリン血栓ができて遊離する可能性が示唆されている．

3) 感染性心内膜炎

感染性心内膜炎によって生じた菌体は脳血管に運ばれて細菌性動脈瘤を形成する．動脈瘤を合併する率は1.5〜5％とされる．

抗生剤による治療が大前提である．抗凝固療法は致死的な脳出血をきたすため投与すべきではないが，人工弁や，弁膜疾患に感染性心内膜炎が合併することも多く，その場合は血栓症予防を重視すべきか，出血合併症の予防を優先するか，症例ごとの病態に会わせて決断する必要がある．

4) 非細菌性血栓性心内膜炎（NBTE）

悪性腫瘍，特に腺癌によって分泌された様々な分子によって凝固系が活性化されると，血管内で凝固異常が生じ，心弁膜上にフィブリンネットワークが付着しさらに血栓が形成されていく．形成された弁膜上の血栓は疣贅（ゆうぜい）となり遊離して塞栓症をきたす．

治療は，一般的にヘパリンによる抗凝固が有効である．原因となる癌の種類によっては癌内への出血や消化管出血をきたすため注意する．ワルファリンによる塞栓症予防効果はエビデンスがないが，ヘパリン静注持続投与や皮下注投与ができない場合，臨床的にはワルファリンを考慮する場合がある．

悪性腫瘍による凝固異常は NBTE（nonbacterial thrombotic endocarditis）とともに深部静脈血栓症を誘発する．深部静脈血栓症に適応のある DOAC が，NBTE による塞栓症も抑制するという症例報告があり，今後の検討が必要である．

● エビデンス一覧 ●

1. JAST 試験（Japan Af and Stroke Trial）[7]

目的: アスピリンの脳卒中予防効果をプラセボと検討したランダム化比較試験
対象: 低リスクの NVAF 患者
治療: アスピリン 150〜200 mg/日 vs プラセボ群
結果: 脳卒中予防効果は認められず，逆に重大な出血合併症が有意ではないが増加した．
結論: 非弁膜症性心房細動による脳卒中の予防にはアスピリンの効果はない．

2. AVERROES 研究[9]

目的: NVAF 症例においてワルファリンが使えない場合のアスピリン投与の意義
対象: ワルファリン投与が適切ではないと判断された症例
治療: アスピリンをアピキサバンと比較
結果: 脳卒中および全身性塞栓症の発症はアスピリンと比較してアピキサバンで 55% の有意な減少を認め，かつ主要出血，頭蓋内出血は両群間に差を認めなかった．

結論: ワルファリン療法を行うことのできない NVAF 患者では DOAC を検討すべきでアスピリンを投与することは推奨されない.

📚 文献

1) Stoddard MF, Dawkins PR, Prince CR, et al. Left atrial appendage thrombus is not uncommon in patients with acute atrial fibrillation and a recent embolic event: a transesophageal echocardiographic study. J Am Coll Cardiol. 1995; 25: 452-9.

2) Blackshear JL, Odell JA. Appendage obliteration to reduce stroke in cardiac surgical patients with atrial fibrillation. Ann Thorac Surgery. 1996; 61: 755-9.

3) Topcuoglu MA, Liu L, Kim D-E, et al. Updates on prevention of cardioembolic strokes. J Stroke. 2018; 20: 180-96.

4) Steinberg BA, Hellkamp AS, Lokhnygina Y, et al. Higher risk of death and stroke in patients with persistent vs. paroxysmal atrial fibrillation: Results from the ROCKET-AF trial. Eur Heart J. 2015; 36: 288-96.

5) Fauchier L, Philippart R, Clementy N, et al. How to define valvular atrial fibrillation? Arch Cardiovasc Dis. 2015; 108: 530-9.

6) Albers GW. Atrial fibrillation and stroke. Three new studies, three remaining questions. Arch Intern Med. 1994; 154: 1443-8.

7) Sato H, Ishikawa K, Kitabatake A, et al. Low-dose aspirin for prevention of stroke in low-risk patients with atrial fibrillation: Japan atrial fibrillation stroke trial. Stroke. 2006; 37: 447-51.

8) Hart RG, Pearce LA, Aguilar MI. Meta-analysis: antithrombotic therapy to prevent stroke in patients who have nonvalvular atrial fibrillation. Ann Intern Med. 2007; 146: 857-67.

9) Connolly SJ, Eikelboom J, Joyner C, et al. Apixaban in patients with atrial fibrillation. N Engl J Med. 2011; 364: 806-17.

10) Cannegieter SC, Rosendaal FR, Briet E. Thromboembolic and bleeding complications in patients with mechanical heart valve prostheses. Circulation. 1994; 89: 635-41.

〈伊藤義彰〉

I. 脳梗塞の病態に応じて抗血栓療法を究める

3

小血管病: 古典的ラクナ梗塞と分枝粥腫病 (branch atheromatous disease)

Summary

>>> ラクナ梗塞は単一の穿通枝領域に起こる小梗塞であり，臨床的にラクナ症候群を呈することと画像所見から診断する.

>>> 分枝粥腫病 (branch atheromatous disease) は穿通枝の起始部の閉塞によって起こる脳梗塞であり，特徴的な画像所見から診断する.

>>> 分枝粥腫病では発症早期に高率に神経症状増悪が認められる特徴があり，多剤抗血栓薬併用による治療が有効な可能性がある.

　　脳小血管病 (cerebral small vessel disease) は，古典的には穿通枝病変によるラクナ梗塞と同義で用いられてきたが，最近では，脳内の小動脈・細動脈・細静脈・毛細血管を障害する様々な病的状態を総括した概念として捉えられ，特に高齢者の認知機能障害や機能低下に関わる疾患として，その予防と治療のターゲットとして注目されている. 脳小血管病のうち，最も頻度の高い病変は加齢と高血圧による穿通枝病変と脳アミロイド血管症であり，その結果として，皮質下小梗塞（ラクナ梗塞），白質病変，皮質下出血，微小出血 (microbleeds) をきたしてくる[1]. 今回は，脳小血管病の中の穿通枝病変として，ラクナ梗塞と分子粥腫病 (branch atheromatous disease: BAD) について概説する.

1 ラクナ梗塞とは

　　ラクナ (lacuna) は脳に生じる小さい窩という意味であり，1838年

Dechambre が最初に用いたとされている．その後，ラクナという用語は，剖検脳の割面に見られる脳深部の小空洞を意味する病理学的な用語として，陳旧性小梗塞巣，陳旧性小出血巣，拡大した血管周囲腔，さらには剖検時のアーチファクトによるものまでを含めて幅広く用いられた．現在のラクナ梗塞の概念を確立したのは Fisher であり，114 例 376 個の脳深部に限局する小梗塞について病理学的な検討を行い，最大 17 mm までの小さい梗塞巣をラクナ梗塞と定義した[2]．そして，ラクナ梗塞の原因として，直径 200 μm 以下の穿通枝末梢に見られる脂肪硝子変性（lipohyalinosis）と直径 400〜900 μm の穿通枝近位部または穿通枝が主幹動脈から分岐する部位に近接してみられる微小粥腫（micro-atheroma）を指摘した[3]．その後，1990 年に National Institute of Neurological Disorders and Stroke（NINDS）から発表された脳梗塞の分類で，脳梗塞は，アテローム血栓性脳梗塞，心原性脳塞栓症，ラクナ梗塞，その他，原因不明に分類され，ラクナ梗塞は脳梗塞の 1 病型として確立された[4]．

2 ラクナ梗塞の臨床症状

　ラクナ梗塞 169 剖検例の Tuszynski らの検討によると，81％の症例は無症候であったと報告されている．Fisher が指摘したように，比較的細い穿通枝の病変である脂肪硝子変性によるラクナ梗塞では無症候例が多いのに対して，比較的太い穿通枝の病変である微小粥腫によるラクナ梗塞で有症候例が多いものと考えられる．

　ラクナ梗塞は穿通枝領域の梗塞で，その大部分は，中大脳動脈のレンズ核線条体動脈，後大脳動脈の視床穿通動脈・視床膝状体動脈，脳底動脈の傍正中枝の領域に起こる．Fisher は，ラクナ梗塞の臨床症状の検討から，今日，古典的なラクナ症候群と呼ばれる 4 つの臨床像を明らかにした．

(1) **Pure motor hemiplegia（PMH）**（純粋運動性片麻痺）：通常顔面を含む半身の運動麻痺のみを呈する．病巣は，対側の内包，放線冠，橋底部に認められる．

(2) **Pure sensory stroke（PSS）**（純粋感覚性脳卒中）：顔面を含む半身の感覚障害のみを呈するもので，病巣は対側の視床に認められる．

（3）Ataxic hemiparesis（AH）（運動失調不全片麻痺）: 半側の軽い不全片麻痺に加えて運動失調を呈する．対側の放線冠，橋底部に病巣が認められる．通常，下肢に症状が強い．

（4）Dysarthria clumsy-hand syndrome（DCS）（構音障害・不器用な手症候群）: 構音障害と上肢の巧緻運動障害を呈する．橋底部の正中よりやや外側に病巣を認めることが多い．

　その後，Mohr はこれに加えて，（1）と（2）の組合わさった（5）Sensori-motor stroke（SMS）（感覚運動卒中）を追加した．さらに後年，Fisher はこれら古典的なラクナ症候群に加え，21 あまりの臨床症候群を報告している[5]．

　古典的なラクナ症候群の頻度は，316 例の Chamorro らの解析によると，PMH 57%，SMS 20%，AH 10%，PSS 7%，DCS 6% であった．逆に，これらのラクナ症候群を呈した場合にラクナ梗塞である率は，Northern Manhattan Stroke Study 225 例の解析によると，PSS 100%，AH 95%，SMS 87%，PMH 79% であった．

　ラクナ梗塞が多発した場合はラクナ状態（lacunar state）と呼ばれる．ラクナ状態では，構音障害や嚥下障害などの偽性球麻痺（pseudo-bulbar palsy），小刻み歩行を呈するパーキンソン症候群，認知障害などを呈する．

3　ラクナ梗塞の定義と臨床診断

　1990 年に発表された NINDS の臨床病型分類では，ラクナ梗塞は病理学的な用語であり，主幹動脈から垂直に分岐する深部への細い穿通枝の障害によって起こる小さい脳梗塞で，画像診断からは最大径でも 1.5 cm 未満である，と明記されている[4]．

　臨床的なラクナ梗塞の診断として，汎用されているのは，1993 年に発表された Trial of Org 10172 in Acute Stroke Treatment（TOAST）での臨床病型の分類に用いられた診断基準である[6]．これによれば，ラクナ梗塞とは，「典型的なラクナ症候群の 1 つを呈すること，大脳皮質障害を示唆する所見がないこと，糖尿病・高血圧はラクナ梗塞を支持する所見であること，CT/MRI では正常所見か脳幹あるいは皮質下白質に 1.5 cm よりも小さい梗塞巣を認めること，塞栓源となる心臓の異

常や同側の主幹動脈に50％以上の狭窄病変を認めないこと」とされている.

　臨床的にラクナ梗塞かどうかを早期に診断するには，臨床症状とともに主幹動脈病変の有無を把握する必要がある．その場合に最も有用なのは血管情報を無侵襲に得ることのできる頸部超音波検査とMRアンギオ，早期に病巣を描出できる拡散強調画像である．臨床症状がラクナ症候群でも拡散強調画像による病巣の検討からは1/4は主幹動脈および心由来の塞栓症と思われる病巣分布であったことがWesselsらによって報告されており，ラクナ梗塞の病型診断に画像検査は必須である.

4　ラクナ梗塞の危険因子

　Fisherの報告では，ラクナ梗塞には高血圧が高率に合併することが指摘され[2]，アテローム硬化の危険因子とは異なると考えられていた．しかし，最近，ラクナ梗塞とアテローム血栓性脳梗塞の間で危険因子にほとんど差が認められず，高血圧・糖尿病・脂質異常の罹患率に差がないという報告が多い[7]．これは，症候性ラクナ梗塞の原因では脂肪硝子変性よりも微小粥腫によるものが多いためと考えられる.

5　ラクナ梗塞の発症機序

　Fisherはその詳細な病理所見の検討から穿通枝病変を指摘したが，急性期の剖検症例の報告が少ないこと，穿通枝の病変を連続的に細かく検討する詳細な病理の追試検討がなされないことなどから，穿通枝の病変，特に脂肪硝子変性が症候性のラクナ梗塞の原因となるかは様々な議論の焦点となっている．動物実験では，小さい栓子が穿通枝にトラップされることが報告され，ヒトのラクナ梗塞においても塞栓性機序が重要である[8]ということも報告され，穿通枝領域の小梗塞が必ずしも穿通枝自体の病変によるものばかりではないと主張されている．さらに，詳細な画像検査から，穿通枝の閉塞部位の周囲に梗塞巣が認められることから，穿通枝血管内皮の障害による脳血液関門の破綻に伴う不全軟化がラクナ梗塞の病態であるとの提唱[9]もあり，白質病変との関連が示唆される.

6 分枝粥腫病（BAD）とは

　発症後から数日間にわたって症状が進行する進行性脳梗塞（progressing cerebral infarction）の多くは比較的太い穿通枝の起始部が閉塞する穿通枝領域梗塞であることが指摘されている．穿通枝は終動脈であることから，分岐直後の近位部で閉塞するほど，梗塞巣は大きくなる．穿通枝の灌流領域の関係から，ラクナ梗塞巣の大きさは慢性期には一般には 15 mm 以下となり，多くの診断基準でその値が用いられている．しかし，穿通枝の灌流領域には variation があり，中大脳動脈のレンズ核線条体動脈などでは，分岐時に共通幹を形成し，そのために 15 mm をはるかに超え，時に 41 mm に達する梗塞を呈する場合がある[10]．近位部の閉塞の多くは微小粥腫によるアテローム血栓性梗塞の閉塞機序と同じ病態により起こること，また，この場合にレンズ核線条体動脈領域では，前後径が 15 mm 以上になるのみならず冠状方向には脳底まで続く長い梗塞巣（通常の 7 mm 厚さの軸位断層像で 3-4 スライスにわたる）を呈することになり，いわゆる分枝粥腫病（branch atheromatous disease: BAD）と呼ばれている．

　この分枝粥腫病は Caplan が 1989 年の Neurology の総説「Intracranial branch atheromatous disease」でその概念を示し，脳梗塞の臨床病型の一つのカテゴリーとして提唱したことに始まる[11]．Caplan は穿通枝領域の脳梗塞の中で，穿通枝の起始部から閉塞することによって，穿通枝に沿って比較的大きな脳梗塞を呈する場合があることを詳細な病理学的研究から明らかにした．穿通枝梗塞として，ラクナ梗塞が穿通枝末梢の脂肪硝子変性を背景にした小梗塞を呈するのに対して，分枝粥腫病ではアテローム硬化を基盤として 1 本の穿通枝起始部から穿通枝領域に比較的大きい特徴的な梗塞巣を呈する 図1 ．閉塞機転となるアテローム性の病巣としては，分岐する主幹動脈の壁在プラーク，分岐部分の junctional plaque，分岐直後の穿通枝部分の微小粥腫が挙げられている．

7 分枝粥腫病の定義と診断

　分枝粥腫病は NINDS の病型分類や TOAST の診断基準では含まれて

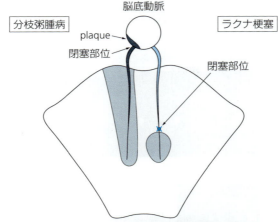

図1 橋の傍正中動脈における典型的な分枝粥腫病（左側）とラクナ梗塞（右側）の模式図
脳底動脈の壁在プラークが穿通枝起始部を閉塞している（左側）．

おらず，その疾患概念としての独立性についても国際的にはまだ確立されているものではないが，画像診断の進歩によって急性期の病巣の特徴から診断が可能となった疾患カテゴリーであり，最近は国際学会誌でも認知されるようになってきている．

我が国では比較的多く遭遇する病型であり，後述するように治療抵抗性に神経症状が増悪することも多く，独立した疾患カテゴリーとして早くから注目されてきた．

分枝粥腫病を呈する穿通枝領域として，Caplan は以下の血管系を挙げた[11]．
①レンズ核線条体動脈（LSA: lenticulostriate artery）
②視床膝状体動脈
③前脈絡叢動脈
④Heubner 動脈
⑤視床穿通動脈
⑥脳底動脈穿通枝および短回旋動脈

これらの中で，頻度が高く症候が明瞭な①の LSA 領域と⑥の脳底動脈の傍正中橋穿通枝（PPA: paramedian pontine artery）領域が臨床的

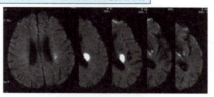

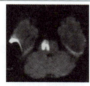

図2 分枝粥腫病の診断基準

に問題になり検討されている．

　LSA 領域および PPA 領域の分枝粥腫病の診断としては，TOAST の診断基準によって他の臨床病型から独立させるために，次のような基準を用いている[12] 図2．

①主幹動脈に 50％以上の狭窄を有さないこと，

②心房細動を含めた明らかな心塞栓源が認められないこと，

③穿通枝領域に限局した梗塞で，穿通枝に沿った特有な形態の梗塞巣を呈すること，

　　LSA 領域: 梗塞巣が水平断で 3 スライス（7 mm 厚の場合）以上（頭尾方向に 20 mm 以上）にわたる梗塞巣

　　PPA 領域: 橋底部腹側に接して橋背側に延びる梗塞巣

　分枝粥腫病と鑑別を要する病型としては，中大脳動脈の穿通枝領域に比較的大きい梗塞巣を呈する striatocapsular infarction 図3 がある．Striatocapsular infarction は複数の穿通枝の領域に梗塞巣を呈する場合であり，中大脳動脈本幹の高度狭窄や閉塞に伴って生じる梗塞であ

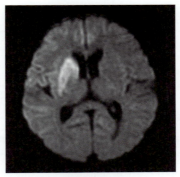

図3 Striatocapsular infarction の症例
MR 拡散強調像．複数の穿通枝領域の梗塞であり，分枝粥腫病とは区別される．中大脳動脈の高度狭窄や閉塞あるいは塞栓によるものが多い．

る[13]．塞栓性の場合には栓子によって中大脳動脈が一過性に閉塞されたのちに再開通し，検査時には明らかな狭窄や閉塞が認められない場合もある．特徴的な梗塞巣の形から，単一の穿通枝領域では説明できないことで分枝粥腫病とは鑑別し，梗塞機序を検討し直す必要がある．

8 分枝粥腫病の疫学

2008年に1年間にわたって症例登録されたJ-BAD Registry 研究によれば，分枝粥腫病の症例は，脳梗塞総数2142例中の，LSA領域の分枝粥腫病133例（6.2%），PPA領域の分枝粥腫病55例（2.6%）であり，両者を合わせた分枝粥腫病は188例（8.8%）であった[12]．前述のように国際的には独立した病型として認知されていないため，国際的にその頻度は不明であるが，本邦では以前より注目されており施設間でばらつきはあるものの，10～15%程度[12]の頻度と報告されていることが多い．

9 分枝粥腫病の臨床症状の特徴

LSAとPPAについては，いずれも錐体路を灌流する動脈であることから片麻痺を呈することが特徴である．穿通枝領域であり，ラクナ症候群の純粋運動性片麻痺を呈する場合が多いが，それ以外に，運動失調不

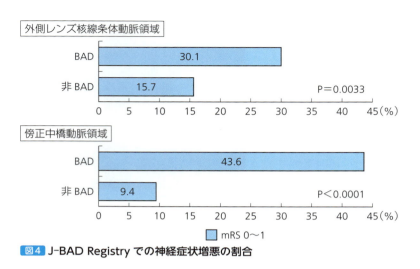

図4 J-BAD Registry での神経症状増悪の割合

全片麻痺や PPA 領域では構音障害・不器用な手症候群を呈する．
　分枝粥腫病の最も臨床的な特徴は，神経症状が長時間にわたって進行する場合が多いことである．自験例では 72 時間以上にわたって進行する症例が分枝粥腫病の 22% で認められた．発症当日は軽い不全片麻痺で歩行して来院して入院した症例が，翌朝には完全片麻痺になることもしばしば経験される．神経症状の増悪については，NIHSS 1 点以上の神経症状増悪で見た場合，LSA 領域の分枝粥腫病の 30.1%，PPA 領域の分枝粥腫病の 43.6% と高率であり[12] 図4，その結果として分枝粥腫病では退院時の臨床転帰が相対的に不良である[12] 図5．また，繰り返す TIA の後に梗塞にいたる capsular warning syndrome を呈する場合もある．

10 分枝粥腫病の危険因子

　J-BAD Registry の結果によれば，ラクナ梗塞と分枝粥腫病の危険因子には明らかな差は認められず[12]，臨床症状と危険因子から両者を鑑別することは難しいと考えられる．ただし，LSA 領域の分枝粥腫病と PPA 領域の分枝粥腫病に分けて検討すると，PPA 領域の分枝粥腫病では糖尿病や脂質異常といった動脈硬化の危険因子の有病率が高いことが示され

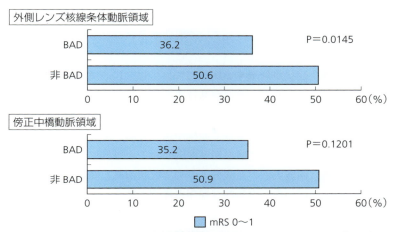

図5 J-BAD Registryでの急性期退院時のmodified Rankin Scale（mRS）0-1の割合

ており，PPA領域の分枝粥腫病の方が主幹動脈のアテローム硬化性変化が強いことと関連があると考えられる．

11 分枝粥腫病の病態と画像診断

　発症当初の臨床症状はラクナ症候群を呈する場合が多く，背景となる危険因子も特徴がないことから，ラクナ梗塞と鑑別することは困難な場合が多い．このため，診断は特徴的な画像診断によってなされることになる．

　分枝粥腫病の病態は，Caplanが病理学的に示したように，穿通枝が分岐する主幹動脈の壁在プラークあるいは分岐直後の穿通枝起始部のプラークが起始部を狭窄閉塞させることが原因と考えられているが，穿通枝を確実に描出できるような画像検査が確立していないために，病態の把握がいまだ不十分である．最近になり，血管壁イメージングの進歩に伴い，分枝粥腫病症例で主幹動脈壁の穿通枝起始部のプラーク描出による病態の検討が行われてきている．PPA領域の分枝粥腫病では比較的主幹動脈のアテローム硬化性変化が強い場合が多く，臨床背景でも動脈硬化の危険因子の有病率が高いことから，主幹動脈の壁在プラークがその病理学的背景と考えられるのに対して，LSA領域の分枝粥腫病では分岐

直後の微小粥腫が原因となっていることが示唆される．LSAでは穿通枝が共通幹として分枝している場合が多いことも関連している可能性がある．

　神経症状が増悪する病態については，LSAもPPAも錐体路を灌流していることから，虚血が進行することが症状増悪に繋がっていると考えられるが，その病態については不明な点も多い．穿通枝起始部で起こった狭窄閉塞機転によって血栓が遠位方向，あるいは起始部（近位）方向に進展することで虚血領域が広がること以外に，灌流画像による検討で穿通枝領域周囲の血流低下が神経症状増悪と関連するとの報告からは穿通枝領域の血行力学的な機序も推測される．分枝粥腫病を前向きに登録した検討結果から，神経症状の増悪に関連して経時的に梗塞巣が拡大する場合が多い[14]ことが示されている．LSA領域の分枝粥腫病の梗塞巣の位置の検討からは，LSAの灌流領域では，放線冠の後方に梗塞巣がある場合，梗塞巣の拡大として水平方向に拡大する場合[14]が神経症状増悪と関連があることが示されている．

12 ラクナ梗塞および分枝粥腫病の急性期治療

　分枝粥腫病の中でも神経症状が増悪する症例では画像上経時的に梗塞巣が拡大する場合が多く[14]，当初はラクナ梗塞と考えられた症例が典型的な分枝粥腫病の梗塞巣となることもある．このため，臨床現場ではラクナ梗塞と分枝粥腫病は区別せずに，分枝粥腫病を想定して神経症状増悪を避けるべく治療開始する．しかし，神経症状増悪を特徴とする分枝粥腫病の急性期治療については確立されたものがない．

　t-PAによる血栓溶解療法はラクナ梗塞でも有効であり，典型的なラクナ梗塞でも治療適応がある．分枝粥腫病については，一時的には神経症状が改善してもその後に増悪する場合が多いようである．また，分枝粥腫病では単独の抗血小板薬や抗凝固薬では急性増悪を経験することが多い．当初ラクナ梗塞と診断してオザグレルナトリウムを開始して，症状が進行してから抗凝固薬のアルガトロバンに変更したり，経口抗血小板薬を追加しても，神経症状増悪が止まらないことが多い．分枝粥腫病を疑ったら，早期より脳保護薬と作用機序の異なる抗血栓療法の多剤併用療法を開始することが有効と考えられている．時期の異なった症例の

比較検討で，アルガトロバン＋シロスタゾール＋エダラボンによりPPA領域の分枝粥腫病で，さらにこの組み合わせにクロピドグレルのローディング投与を追加することでLSA領域の分枝粥腫病で，それぞれの1か月後の臨床的転帰が改善されたことが報告されている[15]．発症48時間の急性期穿通枝梗塞に対してアルガトロバン＋アスピリン群とアルガトロバン＋アスピリン＋クロピドグレル群で比較するとNIHSS 2点以上の増悪がクロピドグレル追加群で有意に少なかったことも報告されている[16]．

13 ラクナ梗塞および分枝粥腫病の慢性期再発治療と転帰

　典型的な多発性ラクナ梗塞では微小出血や白質病変の合併例も多く，穿通枝病変の脆弱性が危惧され，慢性期再発予防としての抗血栓療法に関しては慎重な意見もある．

　抗血小板薬の有用性については，我が国で行われたCilostazol Stroke Prevention Study（CSPS）で発症から半年以内の脳梗塞1095例に対してシロスタゾール200 mg/日とプラセボが比較検討された．対象の約75％はラクナ梗塞であった．脳梗塞の再発はシロスタゾール群で41.7％少なく，頭蓋内出血もシロスタゾール群で少なかった．ラクナ梗塞のみでの脳梗塞再発は相対危険率低下43.4％と統計学的に有意に少なかった[17]．その後のCSPS 2ではシロスタゾール200 mg/日とアスピリン81 mg/日が2757例で比較検討された．主要評価項目の脳卒中はハザード比0.743（0.564-0.981）と有意にシロスタゾール群で少なく，出血イベントも0.458（0.296-0.711）と有意に少なかった．ラクナ梗塞だけでの脳卒中発症は0.752（0.542-1.042）であった[18]．

　抗血小板薬併用療法については，Management of ATherothrombosis with Clopidogrel in High-risk patients（MATCH）でラクナ梗塞52〜53％を含む7599例でクロピドグレル75 mg/日＋アスピリン75 mg/日の併用群とクロピドグレル単独群が比較検討された．併用群による血管イベント抑制効果は有意差がなく，生命に関わるような大出血が併用群で有意に多かった[19]．Secondary Prevention of Small Subcortical Strokes（SPS3）では症候性ラクナ梗塞3020例に対してアスピリン325 mg/日＋クロピドグレル75 mg/日の併用群とアスピリン単独群

が比較検討された．脳梗塞再発は両群間で有意差はなく，出血と死亡が併用群で有意に多かった[20]．SPS3 の中で橋梗塞の形態から副解析した結果では形態による抗血小板薬および降圧に対するイベント率に差は認められなかった[21]．

　以上のように，ラクナ梗塞に対してはシロスタゾールのみが有意に有効であることが示されており，抗血小板薬の併用療法については出血のリスクが高く，推奨されない．分枝粥腫病についてはラクナ梗塞よりもアテローム血栓性脳梗塞に準じた治療が推奨される．

　ワルファリンや直接抗凝固薬がラクナ梗塞だけを対象として，発症予防に有効であるという大規模な臨床試験は報告されていない．PT-INR 1.4-2.8 を目標としたワルファリンとアスピリン 325 mg/日を比較した Warfarin-Aspirin Recurrent Stroke Study Group（WARSS）では小血管あるいはラクナ梗塞がそれぞれの群で 55.5%と 56.7%含まれていたが，2 年間の虚血性脳卒中＋死亡の主要評価項目でハザード比 1.15（0.88-1.52）と差が認められなかった[22]．非心原性脳梗塞に対しては原則としては抗凝固薬ではなく抗血小板療法が適応となるが，心房細動を合併している場合には，その塞栓予防に抗凝固療法は必須である．ラクナ梗塞に心房細動を合併した場合には，頭蓋内出血の少ない直接抗凝固薬が望ましいと考えられ，特に厳格な血圧管理が必要である．

　分枝粥腫病については臨床背景の検討から，脳梗塞の既往例が少なく，無症候性脳梗塞合併も少なく，その後の再発も他の病型よりも少ないことが報告されている[23]．

● エビデンス一覧 ●

1. 脳卒中治療ガイドライン 2015[24]から抜粋
   Ⅱ章の 1，93 ページ参照
2. CSPS[17]
   目的: シロスタゾールの脳梗塞再発予防効果の検証
   対象: 発症から 1〜6 か月の非心原性脳梗塞 1099 例
   治療: シロスタゾール 200 mg/日とプラセボで比較
   結果: シロスタゾール群で脳梗塞再発がプラセボ群よりも 41.7%減少

結論: シロスタゾールは非心原性脳梗塞再発予防に有用

3. SPS3[20]

目的: ラクナ梗塞における抗血小板併用療法の有効性の検証

対象: 発症から 180 日以内の症候性ラクナ梗塞 3020 例を血圧と抗血小板薬の 2-by-2 factorial design で行われた.

治療: 抗血小板療法については, アスピリン 325 mg/日単独群とこれにクロピドグレル 75 mg/日を追加した併用療法群で比較検討された.

結果: 平均 3.4 年の経過観察で, 併用療法群の単独群に対する脳卒中再発のハザード比は 0.92 (0.72-1.16) と差がなく, 重篤な出血は 1.97 (1.41-2.71), 全死亡は 1.52 (1.14-2.04) と明らかに多かった.

結論: 症候性ラクナ梗塞に対してアスピリン＋クロピドグレルの併用療法はアスピリン単独よりも有意に出血と死亡が多く, 脳卒中再発に関しては有意差を認めなかった.

📚 文献

1) Pantoni L. Cerebral small vessel disease: from pathogenesis and clinical characteristics to therapeutic challenges. Lancet Neurol. 2010; 9: 689-701.

2) Fisher CM. Lacunes: small, deep cerebral infarcts. Neurology. 1965; 15: 774-84.

3) Fisher CM. Ataxic hemiparesis. A pathologic study. Arch Neurol. 1978; 35: 126-8.

4) Special report from the national institute of neurological disorders and stroke. Classification of cerebrovascular diseases ⅲ. Stroke. 1990; 21: 637-76.

5) Fisher CM. Lacunar strokes and infarcts: a review. Neurology. 1982; 32: 871-6.

6) Adams HP Jr, Bendixen BH, Kappelle LJ, et al. Classification of sub-type of acute ischemic stroke. Definitions for use in a multicenter clinical trial. Toast. Trial of org 10172 in acute stroke treatment. Stroke. 1993; 24: 35-41.

7) Jackson C, Sudlow C. Are lacunar strokes really different? A system-atic review of differences in risk factor profiles between lacunar and nonlacunar infarcts. Stroke. 2005; 36: 891-901.

8) Futrell N. Lacunar infarction: embolism is the key. Stroke. 2004; 35: 1778-9.

9) Wardlaw JM, Sandercock PA, Dennis MS, et al. Is breakdown of the

blood-brain barrier responsible for lacunar stroke, leukoaraiosis, and dementia? Stroke. 2003; 34: 806-12.

10) Marinkovic SV, Milisavljevic MM, Kovacevic MS, et al. Perforating branches of the middle cerebral artery. Microanatomy and clinical significance of their intracerebral segments. Stroke. 1985; 16: 1022-9.

11) Caplan LR. Intracranial branch atheromatous disease: a neglected, understudied, and underused concept. Neurology. 1989; 39: 1246-50.

12) 星野晴彦, 高木　誠, 山本康正, 他. Branch atheromatous disease における進行性脳梗塞の頻度と急性期転帰. 脳卒中. 2011; 2011: 37-44.

13) Bladin PF, Berkovic SF. Striatocapsular infarction: Large infarcts in the lenticulostriate arterial territory. Neurology. 1984; 34: 1423-30.

14) Nakase T, Yamamoto Y, Takagi M, Japan Branch Atheromatous Disease Registry C. The impact of diagnosing branch atheromatous disease for predicting prognosis. J Stroke Cerebrovasc Dis. 2015; 24: 2423-8.

15) Yamamoto Y, Nagakane Y, Makino M, et al. Aggressive antiplatelet treatment for acute branch atheromatous disease type infarcts: a 12-year prospective study. Int J Stroke. 2014; 9: E8.

16) Nishi R, Mano T, Kobayashi Y, et al. Argatroban, aspirin, and clopidogrel combination therapy for acute penetrating artery infarction: a pilot study. Brain Nerve. 2016; 68: 181-9.

17) Gotoh F, Tohgi H, Hirai S, et al. Cilostazol stroke prevention study: a placebo-controlled double-blind trial for secondary prevention of cerebral infarction. J Stroke Cerebrovasc Dis. 2000; 9: 147-57.

18) Shinohara Y, Katayama Y, Uchiyama S, et al. Cilostazol for prevention of secondary stroke (csps 2): an aspirin-controlled, double-blind, randomised non-inferiority trial. Lancet Neurol. 2010; 9: 959-68.

19) Diener H-C, Bogousslavsky J, Brass LM, et al. Aspirin and clopidogrel compared with clopidogrel alone after recent ischaemic stroke or transient ischaemic attack in high-risk patients (match): randomised, double-blind, placebo-controlled trial. Lancet. 2004; 364: 331-7.

20) Benavente OR, Hart RG, McClure LA, et al. Effects of clopidogrel added to aspirin in patients with recent lacunar stroke. N Engl J Med. 2012; 367: 817-25.

21) Wilson LK, Pearce LA, Arauz A, et al. Morphological classification of penetrating artery pontine infarcts and association with risk factors and prognosis: the SPS3 trial. Int J Stroke. 2016; 11: 412-9.

22) Mohr JP, Thompson JL, Lazar RM, et al. A comparison of warfarin

and aspirin for the prevention of recurrent ischemic stroke. N Engl J Med. 2001; 345: 1444-51.
23) Suto Y, Nakayasu H, Maeda M, et al. Long-term prognosis of patients with large subcortical infarctions. Eur Neurol. 2009; 62: 304-10.
24) 日本脳卒中学会 脳卒中ガイドライン委員会, 編. 脳卒中治療ガイドライン 2015［追補 2017 対応］. 東京: 協和企画; 2017. p.65, 103.

〈星野晴彦〉

I. 脳梗塞の病態に応じて抗血栓療法を究める

4

脳動脈解離と抗血栓療法

Summary

》》 脳動脈解離は，頭蓋外動脈解離と頭蓋内動脈解離に大きく分けられ，抗血栓療法を行う上では，両者を分けて考える必要がある．

》》 欧米では頭蓋外内頸動脈解離が多く，わが国では頭蓋内椎骨動脈解離が多い．したがって，欧米からの報告を参考にする場合は，その背景疾患をよく確認する必要がある．

》》 頭蓋外にしろ，頭蓋内にしろ，動脈解離において抗血栓療法が有効であるという RCT はないが，頭蓋外動脈解離における虚血性脳血管障害の発症機序はほとんどが塞栓性機序であり，抗血栓療法が行われる．

》》 抗凝固療法と抗血小板療法での差はないとされているが，急性期には抗凝固療法が行われることが多い．

》》 血栓溶解療法は，頭蓋外動脈解離であれば考慮してもよい．

1 脳動脈解離とは[1]

　　脳動脈解離とは，頭蓋内または頭蓋外の動脈に内膜損傷が生じ，動脈壁内に出血し壁が剝がれた状態である．その結果，動脈壁が外方に向かって膨隆すると動脈瘤となり，内腔に向かって膨隆すると血管を狭窄または閉塞させる 図1 ．前者では，くも膜下出血の原因となり，後者では脳梗塞，一過性脳虚血発作といった虚血性脳血管障害の原因となる．

　　成因からは，外傷性，特発性，医原性に分けられる．外傷性は，交通

48

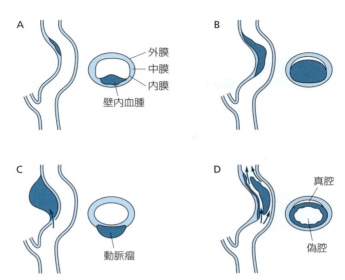

図1 脳動脈解離の解剖

A: 壁内に出血した状態．B: 内膜下解離をきたし，血管を狭窄させている．C: 外膜下解離をきたして，動脈瘤を形成している．D: 壁内出血が血管腔（真腔）と交通し，偽腔を形成している．（山脇健盛．脳動脈解離．In: 髙嶋修太郎，他編．必携脳卒中ハンドブック．第3版．診断と治療社; 2017．p.367-75[1]より）

事故，スポーツなど明らかな外傷により生じるものであるが，詳しく病歴を聴取してみると，運動や頸部の回旋・圧迫などの軽微な外傷を契機とする場合がしばしばある．医原性では，脳血管造影やカテーテル操作により動脈の内膜を傷つけることにより生じる．

罹患動脈により，頭蓋外と頭蓋内に分けられ，さらにそれぞれが内頸動脈系と椎骨脳底動脈系に分類される．欧米では頭蓋外内頸動脈解離の頻度が最も高いが，わが国では頭蓋内椎骨動脈解離の頻度が圧倒的に高い．この頭蓋外と頭蓋内に分けて考えることが，本項のテーマである抗血栓療法を考える上で重要となる．

2 脳動脈解離の症状

発症様式からは，出血性発症，虚血性発症，頭痛発症，解離腔による圧迫症状，無症候，に分けられる．

出血性発症は，くも膜下出血によるものであるが，動脈瘤破裂による一般のくも膜下出血と同様に頭痛，意識障害などを呈する．解離による頭痛とくも膜下出血による頭痛を鑑別することは困難なことが多い．

　虚血性発症では，多くは脳梗塞となるが，一過性脳虚血発作にとどまることもある．症状は解離動脈の支配領域に一致した虚血症状を呈する．内頸動脈系では，片麻痺，感覚障害，構音障害，失語症などの高次機能障害などを，椎骨脳底動脈系では，片麻痺，感覚障害，構音障害の他にめまい，失調，複視，半盲などを呈する．虚血の発症機序としては，解離部で形成された血栓による遠位部への塞栓性機序，狭窄や閉塞による血行力学な機序，解離腔による直接の分枝閉塞などがある．塞栓性機序は頭蓋外動脈解離に多く，分枝閉塞は頭蓋内動脈解離に多い．血行力学的機序は，頭蓋内外とも起こり得る．

　頭痛発症（出血や虚血を認めない）の割合は，椎骨脳底動脈系の解離のうち約 1/3 を占め，決して少なくない．突然の激しい頭痛や頸部痛は動脈解離の大きな特徴の一つであり，50〜80％にみられるとされる．これらの痛みは出血や虚血とほぼ同時または数分〜数日先行して出現するが，なかに数週間先行することもあり，頭痛のみを呈する解離と思っていてもあとから神経症状が出現することがあるので注意が必要である．

　解離腔による圧迫症状は，頭蓋外（頸部）内頸動脈解離に多く，血管の拡張により下部脳神経（第IX，X，XI，XII神経）を圧迫して脳神経症候が出現することがある．

　無症候性は，画像検査（ほとんどの場合 MRI）で偶然見つかる場合である．

3　脳動脈解離の診断

　脳動脈解離の診断に画像検査は必須であり，その形態変化である偽腔，解離内膜，血管外径の拡張などを捉えることが重要である．脳動脈造影検査がかつては脳動脈解離の診断における golden standard であったが，侵襲性が高く繰り返しの検査を行いがたいという欠点があり，診断に必要な経時的変化の評価に適するとは言いがたい．現在では，もっぱら MRI・MRA により行われる．

　MRI で重要とされる所見は，偽腔内の血腫である「intramural hema-

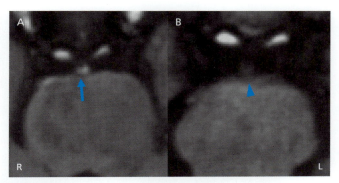

図2 脳底動脈解離

A: 第9病日．T1強調画像．脳底動脈内に半月状の高信号（intramural hematoma）（矢印）を認める．B: 第66病日．T1強調画像．動脈内の高信号は等信号（矢頭）となっている

toma」または「intimal flap」の証明である．「Intramural hematoma」はT1強調画像において，血管内腔に突出する三日月，円形または全周性の高信号として描出される 図2 ．「Intimal flap」は真腔と偽腔を境する隔壁であり，T2強調画像やMRAの元画像で隔壁様構造を評価することが可能である．

　MRAでは，直接所見とされる「double lumen」または「intimal flap」を証明できれば確診といえるが，その頻度は比較的低い．間接所見である「pearl and string sign」も重要所見とされる．BPAS（basi-parallel anatomical scanning）を用いると椎骨・脳底動脈の外観をとらえることができ 図3 ，MRAと比較することによって診断精度が向上する．

　また，画像所見が短期間のうち（とくに発症後1週間以内）にダイナミックに変化することも脳動脈解離の大きな特徴の一つである．

4 脳動脈解離の治療

　「脳卒中治療ガイドライン2015［追補2017対応］」[2]では，脳動脈解離は，大項目「Ⅵ．その他の脳血管障害」の中で，「1-1 頭蓋内・外動脈解離の内科的治療」「1-2 頭蓋内・外動脈解離の外科的治療」として述べられている 表1 表2 ．一般に虚血性発症では抗血栓療法を中心とした内科的治療が，出血性発症では外科的治療（直達手術または血管内

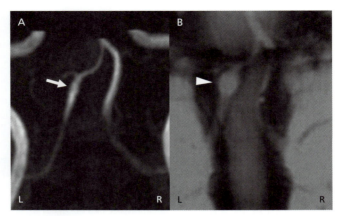

図3 左椎骨動脈解離

A: MRA. 左椎骨動脈は軽度拡張してみえる（矢印）. B: BPAS（basi-parallel anatomical scanning）画像. 椎骨動脈の外観をとらえることができ, A の MRA の画像よりも実際にはさらに拡張（矢頭）しているのがわかる

表1 頭蓋内・外動脈解離の内科的治療

推奨

1. 虚血症状を発症した頭蓋外動脈解離では，急性期に抗血栓療法（抗凝固療法または抗血小板療法）を考慮する（グレードC1）．抗凝固療法と抗血小板療法のいずれが優位かは明らかではない（グレードC1）．
2. 虚血発症の頭蓋内動脈解離でも，急性期に抗血栓療法（抗凝固療法または抗血小板療法）を考慮しても良い（グレードC1）．しかし，解離部に瘤形成が明らかな場合にはくも膜下出血発症の危険性があり，抗血栓療法は勧められない（グレードC2）．
3. 虚血発症の脳動脈解離における抗血栓療法の継続期間は 3〜6 か月間を考慮し，画像所見を参考として決定する．解離部の所見は時間経過とともに変化するので，可能であれば 3 か月毎に画像検査を行う（グレードC1）．
4. 虚血発症の脳動脈解離症例における血栓溶解療法は考慮しても良いが，十分な科学的根拠はなく，慎重に症例を選択する必要がある（グレードC1）．

（日本脳卒中学会 脳卒中合同ガイドライン委員会, 編. 脳卒中治療ガイドライン 2015 ［追補 2017 対応］. 協和企画; 2017. p.244-7[2]）より）

治療）が選択される．虚血性発症であっても狭窄の程度などで外科的治療が選択される場合がある．

　内科的治療として，出血性発症，虚血性発症いずれにおいても，まず一般の脳卒中急性期に準じて安静，補液を行う．重要なのは血圧管理である．血圧上昇は解離の進展や再出血の危険性を増大させる反面，過度

表2 頭蓋内・外動脈解離の外科的治療

推奨
1. 出血性頭蓋内動脈解離では，発症後再出血を来たすことが多く早期の診断および治療が望ましい (グレード C1)．外科的治療が選択された場合には，出血後 24 時間以内の早期施行が望ましい (グレード C1)．
2. 非出血性脳動脈解離では，自然歴が不明であり保存的治療が選択されることが多いが，その場合 MRI もしくは血管撮影などによる経時的観察を行うことが望ましい (グレード C1)．
3. 外科的治療としては直達手術と血管内治療があり，それぞれ利点および欠点があり，その適応は症例毎に検討する (グレード C1)．

(日本脳卒中学会 脳卒中合同ガイドライン委員会, 編. 脳卒中治療ガイドライン 2015 [追補 2017 対応]. 協和企画; 2017. p.244-7[2]より)

の降圧は脳血流を低下させる可能性があり，症例毎に適切な血圧管理を行うことが重要である．虚血性発症における抗血栓療法については，次項で詳しく述べる．

外科的治療に関して，「脳卒中治療ガイドライン 2015」では，「1. 出血性脳動脈解離では，発症後再出血を来たすことが多く早期の診断および治療が望ましい (グレード C1)．外科的治療が選択された場合には，出血後 24 時間以内の早期施行が望ましい (グレード C1)．2. 非出血性脳動脈解離では，自然歴が不明であり保存的治療が選択されることが多いが，その場合 MRI もしくは血管撮影などによる経時的観察を行うことが望ましい (グレード C1)」と記載されている．

また，直達手術と血管内治療については，「3. 外科的治療としては直達手術と血管内治療があり，それぞれ利点および欠点があり，その適応は症例毎に検討する (グレード C1)」と記載されている．直達手術は血行再建が必要な場合には有用であるが，血管内治療は低侵襲でより早期に治療開始が可能であり，外科的治療法として選択されることが多い．再出血予防の観点から，病変部トラッピング術が行われることが望ましいが，困難な場合には親動脈近位部閉塞術を考慮する．

トラッピングの方法には，直達手術と血管内手術がある．直達手術では遠位部のクリッピングが技術的に困難であり，周囲を傷つける可能性が高いという理由で，最近は血管内手術により拡張部を含めて親動脈を閉塞する internal trapping を行う報告も多い．

いずれにしろこれら外科的治療法については，動脈解離の部位，とく

4. 脳動脈解離と抗血栓療法 ● 53

に分枝との位置関係，瘤の性状などをもとに症例により選択されている．

5 脳動脈解離に対する抗血栓療法

　脳動脈解離に対する抗血栓療法は，内頸動脈系，椎骨脳底動脈系に拘らず頭蓋外動脈と頭蓋内動脈に分けて考える必要がある．一般に頭蓋外動脈解離における虚血発症の機序は，ほとんどが解離部で形成された血栓の遠位部への塞栓によるものである．一方頭蓋内動脈解離では，塞栓性機序の他に解離腔による分枝の直接閉塞によることも少なくない．

1）頭蓋外動脈解離における抗血栓療法

①抗凝固療法と抗血小板療法

　頭蓋外の動脈解離は，解離が頭蓋内に進展しない限り，ほとんどが虚血性発症である．頭蓋外動脈解離による虚血性脳血管障害の発症機序は，多くが解離部で形成された血栓による動脈原性塞栓症である．Morel らの 100 例の頭蓋外内頸動脈解離による脳梗塞の発症機序の報告[3]では，85％が塞栓性，12％が血流不全，3％が混合性とされている．欧米では頭蓋外内頸動脈解離が最も頻度の高い脳動脈解離であり，古くから抗血栓療法の有効性が示唆されているが，これまでに RCT（randomized controlled trial）は行われていない．今後 RCT を行うとしてもプラセボ群の設定は倫理的に問題があり行われることはないであろう．抗凝固療法と抗血小板療法の比較については多くの報告があり，RCT の結果も発表されている．

　Menon ら[4]は，34 の比較試験における 762 例において，発症 1 か月以内の死亡，脳卒中再発について，抗血小板療法と抗凝固療法の比較を行った．死亡は，1.8％対 1.8％，脳卒中再発が 1.9％対 2.0％，死亡または脳卒中再発は 3.4％対 3.8％と，いずれも両群間で差がなかった．Serikaya ら[5]は，頸部内頸動脈解離および頸部椎骨動脈解離に対して抗血小板療法，抗凝固療法を行った 37 の臨床試験 1,991 例のメタ解析を報告している．虚血性脳卒中，頭蓋内出血，死亡を含めた複合転帰では，3 か月後における抗血小板療法の抗凝固療法に対する相対危険率（RR）は 0.32（95％CI: 0.12-0.63）と，抗血小板療法の方が有意に良好であると報告されている．頸部内頸動脈解離，頸部椎骨動脈解離に分けても，

それぞれ 0.14（95%CI: 0.03-0.50），0.24（95%CI: 0.04-0.97）と抗血小板療法が良好であった．ただ，試験デザインがある程度の基準を満たしたもののみを抽出すると，抗血小板療法の優位性は明らかでなくなった（RR 0.73，95%CI: 0.17-2.30）．

②Cochrane Review と RCT

　頭蓋外内頸動脈解離における抗血栓療法については Cochrane Stroke Group で 2003 年[6]と 2010 年[7]に取り上げられている．2003 年の報告では，49 編の報告から 479 例が抽出された．抗血栓療法の有効性について検討されているが，結論として RCT がないため，頸部内頸動脈解離における抗血栓療法を支持する証拠は得られなかった．ただ，今後 RCT を行うとしてもプラセボ群の設定は倫理的に問題があると述べている．抗凝固療法と抗血小板療法の比較に関しても，全ての死亡，死亡または障害の残存，生存しているが障害の残存について検討されているが，両者に差は認めなかったが，結論としては，抗血小板療法が費用，管理の面からも第一選択となり得ることが示唆された．2010 年の報告では，全ての原因による死亡における抗凝固薬療法群に対する抗血小板薬療法群の odds ratio（OR）は，2.02（95%CI: 0.62-6.60），脳梗塞発症では，0.63（95%CI: 0.21-1.86）でいずれも有意差はなかったが，死亡または障害の残存は，OR 1.77（95%CI 0.98-3.22）と，抗凝固療法群で良好な傾向（P=0.06）が認められた．ただ，症候性頭蓋内出血（0.8%）と重篤な頭蓋外出血（1.6%）は抗凝固療法群でのみ認められ，結論として，抗凝固療法と抗血小板療法の有効性の差は認められないとしている．

　2015 年に，結果が待たれていた頭蓋外脳動脈解離における抗血小板療法と抗凝固療法の無作為化多施設共同前向き比較臨床（PROBE）試験である CADISS（Cervical Artery Dissection in Stroke Study）の結果が発表された[8]．英国およびオーストラリアの 46 施設において 250 例（頭蓋外内頸動脈解離 118 例＋椎骨動脈解離 132 例）が登録された．Intention to treat 解析では，抗血小板療法群 126 例，抗凝固療法群 124 例において，3 か月以内の同側脳梗塞または死亡が評価された．脳梗塞再発はすべて同側の発症で，抗血小板薬群 3 例（2%），抗凝固薬群 1 例（1%）に認められ，両群で同程度であった（OR 0.335，95%CI: 0.006-

4.233）．死亡は認められなかった．結局イベントがきわめて少なく，有意差は得られなかった．大出血は抗凝固薬群に1例（椎骨動脈解離患者におけるくも膜下出血）みられた．画像裁定委員会では，52例で解離の確認ができなかったとし，これらの患者を除外した解析においても，脳梗塞再発または死亡は抗血小板薬群3例（3%），抗凝固薬群1例（1%）（OR 0.346，95%CI: 0.006-4.390）と有意差は認めなかった．実に20%の症例で解離が証明できていなかったということになる．また，脳梗塞再発までの期間は平均3.4日と，再発の時期はかなり早期であった．以上からは，脳動脈解離における臨床試験の難しさが浮き彫りとなったと言える．すなわち，20%の症例で解離が証明できなかったという解離の診断の難しさ，一般に脳動脈解離の予後は比較的良好とされており脳梗塞再発や死亡といったイベントはきわめて少ないということ，さらに脳動脈解離では，発症後1週間以内に血管の変化が起きることが多く，再発もその時期にみられやすいため，前向き試験への登録となると，かなり早期に行う必要がある．

　このように脳動脈解離における抗血栓療法の効果を評価するためには，臨床症状のみでの評価ではなかなか難しく，画像検査も含めた評価が有用かもしれない．これまで，経頭蓋超音波検査における微小塞栓信号（MES）が抗凝固療法で減少すること[9]や，頸部内頸動脈解離における壁内血腫の大きさや長さを抗血小板療法と抗凝固療法で比較したところ両群間で差がなかったこと[10]などが報告されている．Gensickeら[11]は，64例の頸部内頸動脈解離を前向きに検討したところ，1/4の例でMRI拡散強調画像（DWI）での新規梗塞巣を認めている．その出現は，抗血小板療法群と抗凝固療法群では差はなかった．今後抗血栓療法の効果を検討する臨床試験が行われるとすると，画像検査は転帰を示すマーカーの一つとなり得る．DWIにおける新規梗塞巣の出現をエンドポイントに含めたTREAT-CAD試験が進行中で，2018年末の終了が予定されている[12]．

③DOAC

　抗凝固療法としては，一般には急性期にはヘパリンが，慢性期にはワルファリンが用いられることが多いが，最近ではその使用の簡便さからDOAC（direct oral anticoaglant）による報告も増えている．Mustanoja ら[13]は，DOAC で治療した 6 例の頸部動脈解離を，62 例のワルファリン治療例と比較し，転帰，再開通率に差はなかったとしている．Caprio ら[14]は，頸部動脈解離患者のうち，DOAC で治療された 39 例，ワルファリンで治療された 70 例，抗血小板薬で治療された 40 例を後方視的に比較検討を行った．脳卒中再発には各群で差がなく，重篤な出血が DOAC 群 0 例，ワルファリン群 8 例（11.4%）とワルファリン群で有意に多かったが，解離血管の狭窄の進行が，DOAC 群 3 例（8.6%），ワルファリン群 0 例と DOAC 群で有意に多かった．DOAC もおそらく有効と思われるが，今後の症例の蓄積を待たなければならない．

前述のように頭蓋外内頸動脈解離による脳梗塞の発症機序としては，塞栓性が 85% であり，抗血小板療法よりも抗凝固療法の方が有効である可能性があるが，現時点では，どちらが優れているかの結論は出ていない．

「脳卒中治療ガイドライン 2015［追補 2017 対応］」では，「虚血症状を発症した頭蓋外動脈解離では，急性期に抗血栓療法（抗凝固療法または抗血小板療法）を考慮する（グレード C1）．抗凝固療法と抗血小板療法のいずれが優位かは明らかではない（グレード C1）」と記載されている **表1**[2]．

④抗血栓療法をいつまで行うか

いつまで抗血栓療法を継続するかについてもエビデンスはない．大体 3〜6 か月を目安にすることが多い．わが国における Spontaneous Cervicocephalic Arterial Dissections Study Japan（SCAD-J）の検討結果[15]からは，急性期には抗凝固療法を開始し，3 か月後の時点で血管狭窄が解消していれば抗凝固療法を中止，狭窄や閉塞が残存していれば抗凝固療法を継続するか抗血小板療法に変更，さらに 6 か月毎に再検して抗血栓療法中止または血小板療法の継続か検討することを推奨している．

わが国のガイドラインでは，「虚血発症の脳動脈解離における抗血栓療法の継続期間は 3〜6 か月間を考慮し，画像所見を参考として決定する．解離部の所見は時間経過とともに変化するので，可能であれば 3 か月毎に画像検査を行う（グレード C1）」と記載されている **表1**[2]．米国の AHA/ASA による TIA/脳梗塞再発予防ガイドライン[16]でも，「頭蓋外内頸動脈および椎骨動脈解離による TIA および脳梗塞では，抗血小板

療法か抗凝固療法のいずれかの抗血栓療法を 3〜6 か月行うことが推奨される（Class Ⅱa)」と記載されている.

2) 頭蓋内動脈解離における抗血栓療法

頭蓋内動脈解離は，頭蓋外動脈解離と異なり，虚血の発症機序としては，塞栓性機序もあるが，解離腔による直接の分枝閉塞によることも少なくない．さらに瘤を形成した場合，抗血栓療法を行うとくも膜下出血を誘発させる懸念もある．また，欧米では頭蓋内解離が少ないため文献的にも圧倒的に報告は少ない.

Kim ら[17]は，保存的治療が行われた未破裂頭蓋内椎骨動脈解離 145 例（抗凝固薬 49 例，抗血小板薬 48 例，鎮痛剤のみ 48 例）について 4 年間観察を行い，出血した例はなく，虚血発症の 102 例中 92 例が転帰良好であった．死亡は 4 例で，3 例は解離との関連はなく，1 例が脳底動脈解離による死亡であった．転帰不良の因子は，高齢であることと，解離の脳底動脈への進展が挙げられ，治療との関連はなかった.

「脳卒中治療ガイドライン 2015［追補 2017 対応］」では，「虚血症状の頭蓋内動脈解離でも，急性期に抗血栓療法（抗凝固療法または抗血小板療法）を考慮しても良い（グレード C1)．しかし，解離部に瘤形成が明らかな場合にはくも膜下出血発症の危険性があり，抗血栓療法は勧められない（グレード C2)」と記載されている **表1** [2].

これまでの報告では虚血性発症の頭蓋内解離の多くの例で抗血栓療法が行われており，その場合も比較的予後は良いとされている．一応現時点では少なくとも動脈の拡張性変化を認めた場合は抗血栓療法は避けるべきと考えられる．抗血栓療法の継続期間は頭蓋外と同様に 3〜6 か月間とされる．まずは 3 か月後に画像評価を行い，そこで抗血栓療法を継続するか否か検討し，異常が残存していればさらに 3 カ月後に画像評価を行うことが勧められる.

3) 血栓溶解療法

発症 4.5 時間以内の脳梗塞に対しては，rt-PA (recombinant tissue-type plasminogen activator) 静注療法が行われる．虚血発症の脳動脈解離もこの治療法の候補となりうる．しかし，この時間内に解離か否か

診断することは困難である．脳動脈解離による脳梗塞に rt-PA 静注療法が有効かどうかは不明である．解離の進行や，くも膜下出血の誘発などの可能性が考えられるが，欧米での後ろ向きの検討では，一般の脳梗塞と較べて転帰は変わらないとされる．

Engelter らによるスイス IVT（intravenous thrombolysis）データバンクの解析[18]では，1,062 例の経静脈血栓溶解療法患者の中に動脈解離例が 55 例（5.2%）含まれていた．動脈解離群と非動脈解離群では，動脈解離群で年齢が若かった（50 歳対 70 歳）が，NIHSS には差がなかった（中央値: 14 対 13）．3 か月後における mRS 1 以下の転帰良好例は，36%対 44%で，動脈解離群で有意に転帰不良（OR 0.50，95% CI: 0.27-0.95，P＝0.03）と出会ったが，症候性頭蓋内出血は 14%対 14%，脳卒中再発は 1.8%対 3.7%と差がなかった．同じく Engelter らによる CADISP（Cervical Artery Dissecion and Ischaemic Stroke Patients）データベースの解析[19]では，616 例中 68 例で血栓溶解療法が行われ，血栓溶解療法施行群では，非施行群に比べ重症度，血管の閉塞率が有意に高かったが，これらを補正すると転帰良好となる傾向は両群で同様であった．出血性合併症は，施行群で 4 例（5.9%）でいずれも無症候性の脳出血で，非施行群では 3 例（0.6%）で，無症候性脳出血 2 例と頭蓋外の大出血 1 例であった．以上より，頸部動脈解離においても血栓溶解療法を控えるべきではないと結論されている．

Lin ら[20]は，頸部動脈解離による脳梗塞患者における血栓溶解療法の有効性，安全性についてメタ解析を行った．10 の後ろ向き観察研究から，846 例（血栓溶解療法施行群 174 例，非施行群 672 例）が抽出された．3 か月後の転帰良好例（mRS 0～2）は，血栓溶解療法施行群（53.7%）と非施行群（58.2%）の間に有意差は認めなかった．3 か月後の転帰優良例（mRS 0～1）は，施行群（34.4%）のほうが非施行群（52.4%）よりも少なかった（OR 0.489，95%CI: 0.312-0.767，P＝0.002）．症候性頭蓋内出血は非施行群の 1 例のみであった．頭蓋内出血発現率は施行群（12.3%）のほうが非施行群（7.4%）よりも高かった（OR 2.647，95%CI: 1.101-6.365，P＝0.042）．死亡は血栓溶解療法群 7.8%，非施行群 1.6%で，有意差を認めなかった．脳卒中再発は血栓溶解療法群 4.9%，非施行群 6.3%で，やはり有意差を認めなかった．こ

4．脳動脈解離と抗血栓療法 ● 59

れらの結果より，欧米では頸部動脈解離における血栓溶解療法は禁忌ではないと考えられている．前出の AHA/ASA ガイドライン[16]では，class Ⅱa で推奨とされている．ただ，頭蓋内動脈解離における有効性と安全性は不明であり，確立されておらず class Ⅱb となっている．

　一方，わが国の「脳卒中治療ガイドライン 2015［追補 2017 対応］」では，新たに血栓溶解療法に言及しており，「虚血発症の脳動脈解離症例における血栓溶解療法は考慮しても良いが，十分な科学的根拠はなく，慎重に症例を選択する必要がある（グレード C1）」と記載されている 表1 [2]．

● エビデンス一覧 ●

1. CADISS[8]

目的: 頭蓋外内頸動脈および椎骨動脈解離は，若年者の脳梗塞の主因の一つであり，脳梗塞の再発リスク上昇との関連を示唆する観察研究もある．抗血小板薬および抗凝固薬は脳梗塞リスク低下のために用いられるが，どちらの有効性が優れているかは不明である．本試験では，頭蓋外内頸動脈および椎骨動脈解離患者の脳梗塞再発予防について，抗血小板薬と抗凝固薬の有効性を比較する．

対象: 症状発現から 7 日以内で，画像にて頸部動脈解離が確定され，脳梗塞または一過性脳虚血発作（TIA）発症が 7 日以内の患者 250 例（頭蓋外内頸動脈解離 118 例，椎骨動脈解離 132 例）

治療: 以下の 2 群に無作為割付．抗血小板薬（AP）群: 126 例（アスピリン単独 22%，クロピドグレル単独 33%，ジピリダモール単独 1%，アスピリン＋クロピドグレル併用 28%，アスピリン＋ジピリダモール併用 16%）．抗凝固薬（AC）群: 124 例．ヘパリン投与後，ワルファリンに切替え，PT-INR が 2〜3 となるよう用量調整投与．DOAC は使用していない．

結果: Intention to treat 解析では，3 か月以内の同側脳梗塞または死亡が評価された．脳梗塞再発はすべて同側の発症で，AP 群 3 例（2%），AC 群 1 例（1%）に認められ，両群で同程度であった（OR 0.335，95%CI: 0.006-4.233）．死亡例はなかった．大出血は AC 群で 1 例（椎骨動脈解離患者におけるくも膜下出血）みられた．画像裁定委員会では，52 例

で解離の確認ができなかったとし，これらの患者を除外した解析においても，脳梗塞再発または死亡は AP 群 3 例（3%），AC 群 1 例（1%）（OR 0.346，95%CI: 0.006-4.390）と有意差は認めなかった.

結論: 症候性頭蓋外内頸動脈または椎骨動脈解離患者における脳梗塞再発および死亡の予防について，抗血小板薬と抗凝固薬の有効性には有意差を認めなかった．動脈解離の診断は約20%の症例で確認されず，動脈解離の診断が難しいことが示唆された.

文献

1) 山脇健盛. 脳動脈解離. In: 高嶋修太郎, 伊藤義彰, 編. 必携脳卒中ハンドブック. 第 3 版. 東京: 診断と治療社; 2017. p.367-75.

2) 頭蓋内・外脳動脈解離. In: 日本脳卒中学会 脳卒中合同ガイドライン委員会, 編. 脳卒中治療ガイドライン 2015 [追補 2017 対応]. 東京: 協和企画; 2017. p.244-7.

3) Morel A, Naggara O, Touzé E, et al. Mechanism of ischemic infarct in spontaneous cervical artery dissection. Stroke. 2012; 43: 1354-61.

4) Menon R, Kerry S, Norris JW, et al. Treatment of cervical artery dissection: a systematic review and meta-analysis. J Neurol Neurosurg Psychiatry. 2008; 79: 1122-7.

5) Sarikaya H, da Costa BR, Baumgartner RW, et al. Antiplatelets versus anticoagulants for the treatment of cervical artery dissection: Bayesian meta-analysis. PLoS ONE. 2013; 8: e72697.

6) Lyrer P, Engelter ST. Antithrombotic drugs for carotid artery dissection. Cochrane Database Syst Rev. 2003: CD000255.

7) Lyrer P, Engelter ST. Antithrombotic drugs for carotid artery dissection. Cochrane Database Syst Rev. 2010: CD000255.

8) CADISS trial investigators, Markus HS, Hayter E, et al. Anti- platelet treatment compared with anticoagulation treatment for cervical artery dissection (CADISS): a randomised trial. Lancet Neurol. 2015; 14: 361-7.

9) Molina CA, Alvarez-Sabín J, Schonewille W, et al. Cerebral microembolism in acute spontaneous internal carotid artery dissection. Neurology. 2000; 55: 1738-40.

10) Machet A, Fonseca AC, Oppenheim C, et al. Does anticoagulation promote mural hematoma growth or delayed occlusion in spontaneous cervical artery dissections? Cerebrovasc Dis. 2013; 35: 175-81.

11) Gensicke H, Ahlhelm F, Jung S, et al. New ischaemic brain lesions in cervical artery dissection stratified to antiplatelets or anticoagu-

4. 脳動脈解離と抗血栓療法 ● 61

lants. Eur J Neurol. 2015; 22: 859-65.

12) Engelter ST, Traenka C, Lyrer P. Dissection of cervical and cerebral arteries. Curr Neurol Neurosci Rep. 2017; 17: 59.

13) Mustanoja S, Metso TM, Putaala J, et al. Helsinki experience on non-vitamin K oral anticoagulants for treating cervical arterydissection. Brain Behav. 2015; 5: e00349.

14) Caprio FZ, Bernstein RA, Alberts MJ, et al. Efficacy and safety of novel oral anticoagulants in patients with cervical artery dissec-tions. Cerebrovasc Dis. 2014; 38: 247-53.

15) 高木　誠. 治療の現状と指針 内科的治療 文献 review と手引き. In: 国立循環器病センター内科脳血管部門, 編. 脳動脈解離診療の手引き. 大阪: 国立循環器病センター内科脳血管部門; 2009. p.32-5.

16) Kernan WN, Ovbiagele B, Black HR, et al. Guidelines for the preven-tion of stroke in patients with stroke and transient ischemic attack: a guideline for healthcare professionals from the American Heart Association/American Stroke Association. Stroke. 2014; 45: 2160-236.

17) Kim BM, Kim SH, Kim DI, et al. Outcomes and prognostic factors of intracranial unruptured vertebrobasilar artery dissection. Neurol-ogy. 2011; 76: 1735-41.

18) Engelter ST, Rutgers MP, Hatz F, et al. Intravenous thrombolysis in stroke attributable to cervical artery dissection. Stroke. 2009; 40: 3772-6.

19) Engelter ST, Dallongeville J, Kloss M, et al. Thrombolysis in cervical artery dissection-data from the Cervical Artery Dissection and Isch-aemic Stroke Patients (CADISP) database. Eur J Neurol. 2012; 19: 1199-206.

20) Lin J, Sun Y, Zhao S, et al. Safety and efficacy of thrombolysis in cer-vical artery dissection-related ischemic stroke: a meta-analysis of observational studies. Cerebrovasc Dis. 2016; 42: 272-9.

〈山脇健盛〉

I. 脳梗塞の病態に応じて抗血栓療法を究める

5

無症候性脳梗塞，無症候性頸部・頭蓋内脳動脈狭窄・閉塞

Summary

》》》無症候性脳梗塞の治療は高血圧，脂質異常症，糖尿病などの生活習慣病に対するリスク管理が基本となる．脳梗塞発症に対する一次予防として抗血栓療法が有効であるというエビデンスはないが，病態や基礎疾患によっては慎重に抗血栓薬の使用を考慮する．特に心房細動は心原性脳塞栓症の重要な基礎疾患であり，直接作用型経口抗凝固薬（direct oral anticoagulant: DOAC）やワルファリンによる抗凝固療法の適応がある．

》》》中等度以上の無症候性頸動脈狭窄に対してはスタチンを中心としたLDLコレステロール低下療法が動脈硬化進展抑制に有用であり，それに加えて抗血小板薬の投与も検討する．さらに高度狭窄例では頸動脈内膜剥離術やステント留置術による血行再建術を慎重に考慮する．

》》》高度の無症候性頭蓋内血管狭窄に対しては抗血小板薬の投与を慎重に検討する．無症候性病変に対する頭蓋外動脈−頭蓋内動脈（extracranial-intracranial: EC-IC）バイパス術やステント留置術の適応はないが，脳循環予備能の評価を行い，血行力学的側面からの脳梗塞発症リスクを把握しておく必要がある．

1 無症候性脳梗塞の診断および臨床的意義

近年脳ドック受診者の増加や磁気共鳴画像（magnetic resonance

5. 無症候性脳梗塞，無症候性頸部・頭蓋内脳動脈狭窄・閉塞 ● 63

JCOPY 498-32822

表1 ラクナ梗塞，血管周囲腔，大脳白質病変の鑑別ポイント

	ラクナ梗塞	血管周囲腔	大脳白質病変
T1 強調画像	明瞭な低信号	等〜低信号	等〜低信号
T2 強調画像	明瞭な高信号	明瞭な高信号	淡い高信号
FLAIR 画像	淡い高信号	等〜低信号	明瞭な高信号
大きさ	3〜15 mm 程度	3 mm 未満	さまざま
形状	不整形	点状または線状	斑状 進行する融合
部位	基底核（上 2/3）	基底核（下 1/3）	大脳白質

（細矢貴亮, 他. 研修医必携救急で役立つ頭部CT・MRI. 南江堂; 2006[1]より改変）

imaging: MRI) 装置の普及により，特に高齢者で無症候性脳梗塞を指摘される頻度が増加しており，いわゆる『隠れ脳梗塞』として近年テレビやインターネットなどのメディアにも多く取り上げられるようになってきている．

　無症候性脳梗塞は画像上で同定された梗塞巣に一致する局所神経症候や，一過性脳虚血発作の既往を認めない状態と定義される．なお，脳血管性によると思われる認知機能低下については症候に含むとされている．無症候性脳梗塞を示す症例の多くは症状を有さないが，頭痛やめまいなどの身体症状をきっかけに受診した際に見つかることもある．

　無症候性脳梗塞はラクナ梗塞の形をとることが多く，画像診断にあたっては血管周囲腔や大脳白質病変との鑑別を要する．脳ドック学会ではT1 強調画像，T2 強調画像，FLAIR 画像を併用して評価することを推奨しており，その鑑別基準を**表1**に示した[1]．ただし実際には無症候性脳梗塞と大脳白質病変の鑑別が困難である症例も多い．

　無症候性脳梗塞は健常成人の 13％程度に認める一方で[2]，加齢とともに無症候性脳梗塞の有病率は増加し，症候性脳梗塞や認知機能低下の危険因子となることが知られている．認知症や脳卒中既往のない住民を対象とした観察研究であるRotterdam Scan Study では，登録時に無症候性脳梗塞がある群は，無症候性脳梗塞を認めない群と比較して症候性脳卒中の発症率が平均 4.2 年の追跡で 3.9 倍と高く，無症候性脳梗塞を有する例は全脳卒中発症の高リスク群であることが示された[3]．また同研究では平均 3.6 年の追跡で認知障害発症との関係も検討され，無症候性

脳梗塞を有する群は有さない群と比較して認知症の発症率が 2.3 倍と上昇しており，無症候性脳梗塞を有する例は認知機能障害発症の高リスク群であることも示された．その他にも無症候性脳梗塞があると死亡のリスクを高めるとともに，うつ病や誤嚥性肺炎の原因ともなり，生命転帰や機能転帰を悪化させることが報告されている．そのため無症候性脳梗塞を単なる加齢変化として看過することなく，その危険因子を適切に管理することは，健康寿命延伸の観点からも極めて重要であると考えられる．

なお，若年例で脳血管障害の濃厚な家族歴を有する場合では cerebral autosomal dominant arteriopathy with subcortical infarct and leukoencephalopathy (CADASIL)，cerebral autosomal recessive arteriopathy with subcortical infarcts and leukoencephalopathy (CARASIL)，Fabry 病といった遺伝性脳小血管病との鑑別も考慮する．

2 無症候性脳梗塞に対する治療方針

1) 危険因子の管理

前述したように無症候性脳梗塞の多くはラクナ梗塞，すなわち脳小血管病（small vessel disease）に起因しており，治療においてはその最大の危険因子である高血圧の管理が最も重要となる．降圧目標は高血圧治療ガイドライン 2014 に準じ，少なくとも家庭血圧 135/85 mmHg 未満を目標とし，糖尿病や慢性腎臓病などの合併症があればより厳格な降圧を行う 表2 ．また高血圧患者の 5～10% 程度に原発性アルドステロン症を認めるとされており，本態性高血圧症と比較して脳卒中の発症頻度が有意に増加することから[4]，若年例や急性発症例，低カリウム血症や降圧薬に抵抗性を有する症例などでは積極的に二次性高血圧の検査を行うべきである．無症候性脳梗塞のその他の危険因子としてメタボリック症候群，慢性腎臓病，糖尿病，脂質異常症も挙げられる．またこれらの危険因子と密接な関係にある頸動脈狭窄，冠動脈狭窄，睡眠時無呼吸症候群も無症候性脳梗塞との関連が指摘されている．そのため当然ながら喫煙や多量飲酒，肥満といった生活習慣の是正も忘れてはならない．

表2 家庭血圧の目標値

	家庭血圧（診察室血圧は＋5 mmHg）
若年〜前期高齢者	135/85 mmHg 未満
後期高齢者	145/85 mmHg 未満 （認容性があれば 135/85 mmHg 未満）
糖尿病患者	125/75 mmHg 未満
CKD 患者（タンパク尿陽性）	125/75 mmHg 未満
脳血管障害患者 冠動脈疾患患者	135/85 mmHg 未満

CKD: chronic kidney disease
（日本高血圧学会. 高血圧治療ガイドライン 2014. 2014. p.35 より改変）

2）抗血栓療法

　無症候性脳梗塞に対する抗血栓療法が症候性脳梗塞発症予防において有用であることを示した大規模臨床試験は存在しない.

　アスピリンの一次予防効果を検証した Antithrombotic Trialists' Collaboration（ATT）では心血管疾患の発症こそ抑制したものの, 全脳卒中については出血性脳卒中の増加により有意な減少効果を認めなかった **図1**[5]. 脳卒中治療ガイドライン 2015 [追補 2017 対応] においても, 無症候性脳梗塞に対する抗血栓療法はエビデンスがないとして推奨されていない[6]. しかし, 実臨床では個々の症例で出血リスクの評価を十分に検討したうえで, 脳梗塞の臨床病型や発症機序, また基礎疾患に応じて抗血栓療法を導入すべきか判断することが多い. 例えばラクナ梗塞の場合は, 穿通枝血管の微小動脈瘤の形成と破裂による脳出血のリスクも高いことから, 無症候例に対する安易な抗血小板薬の使用は避けるべきと考えられる. 抗血小板薬を投与する際でも十分な血圧コントロールが前提となる. 一方で皮質枝領域の脳梗塞では, 塞栓性機序や血行力学的機序による脳梗塞であることが多く, 頭蓋内外主幹動脈狭窄の有無や塞栓源の検索が必要となる. 特定の血管支配領域, とりわけ分水嶺領域に梗塞巣が集中している際には同側の頸動脈狭窄や頭蓋内動脈狭窄を疑う（主幹動脈狭窄例に対する抗血栓療法については後述とする）. 多血管領域に梗塞巣が散在している症例では大動脈原性塞栓症, 心原性脳塞栓症などを念頭に塞栓源検索を行う. 特に心原性脳塞栓症は『ノッ

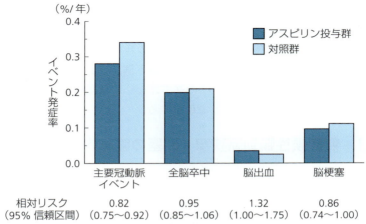

図1 アスピリンによる脳・心疾患イベントの一次予防効果

(Antithrombotic Trialists' (ATT) Collaboration, et al. Lancet. 2009; 373: 1849-60[5]より改変)

表3 心原性脳塞栓症の高リスク塞栓源となりうる心疾患

人工弁
心房細動（孤発性を除く）
心房細動を伴う僧帽弁狭窄症
左房，左室内血栓
発症4週未満の心筋梗塞
拡張型心筋症
左室壁運動消失
左房粘液腫
感染性心内膜炎

(Adams HP Jr, et al. Stroke. 1993; 24: 35-41[7]より)

クアウト型脳梗塞』とも呼ばれ，一度の発症で死に至る，もしくは重度の後遺症で寝たきりとなる場合も多く，一次予防が極めて重要である．表3にTOAST分類で示された高リスク塞栓源となりうる心疾患を列挙した[7]．この中で最も頻度が高いのは心房細動であり，高齢化とともにその有病率は増加し，80歳以上の男性では10％を超えている[8]．高齢者では動悸などの自覚症状に乏しい場合も多く，12誘導心電図で異常を認めなかった症例でも可能であればホルター心電図などによる長時間の評価を行い心房細動の有無を確認したい．非弁膜症性心房細動を有

する患者ではダビガトラン，リバーロキサバン，アピキサバン，エドキサバンといった DOAC が脳梗塞発症予防に対して有用であること，また DOAC に関連した頭蓋内出血の発症率は低く安全であることが確立されている．ただし重度腎機能低下例，人工弁置換術後，リウマチ性弁膜症の症例では DOAC の適応はなく，脳梗塞発症予防目的の抗凝固療法としてワルファリンを使用する．

3 無症候性頸動脈狭窄・閉塞の臨床的意義とその診断

1）頻度と臨床転帰

一般住民での無症候性頸動脈狭窄の頻度は，50％以上の中等度狭窄が 0～7.5％，70％以上の高度狭窄が 0～3.1％であり，高齢者および男性に多い[9]．一般的に無症候性頸動脈狭窄における同側の脳梗塞発症頻度は，狭窄度 60％未満で年率 1％未満，60％以上で約 2％程度と言われている[10]．一方で，現時点で無症候性頸動脈閉塞の頻度と同側脳梗塞発症率を示したエビデンスはない．

2）狭窄率の評価

頸動脈狭窄率評価のゴールデンスタンダードは脳血管造影検査であり，North American Symptomatic Carotid Endarterectomy Trial（NASCET）法による計測が最も一般的とされ，30～49％までを軽度，50～69％までを中等度，70％以上を高度と分類する．しかし脳血管造影検査は侵襲度の高い検査であることから，実際のスクリーニングは頸部血管超音波検査（頸動脈エコー）によって行われることが多い．頸動脈エコーは内頸動脈遠位部の観察が困難であることから，European Carotid Surgery Trial（ECST）法，Area 法により狭窄度を評価する 図2 ．狭窄部の血流速度測定も有用であり，収縮期最大血流速度 200 cm/秒以上が NASCET 70％狭窄に相当する．頸部血管エコーは簡便かつ非侵襲的な検査法であるが，高度石灰化により内腔評価が困難な場合があること，検者の技量の影響を受けることなどに注意が必要である．また狭窄度の評価に 3D-CT angiography（3D-CTA），MR angiography（MRA）などのモダリティも用いられる．

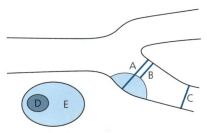

NASCET 法　（C-B)/C×100%
ECST 法　（A-B)/A×100%
Area 法　D/E×100%

図2　内頸動脈狭窄の求め方

NASCET: North American Symptomatic Carotid Endarterectomy Trial.
ECST: European Carotid Surgery Trial.

3) プラーク性状の評価

　適切な治療方針の決定のためには，狭窄度だけでなくプラークの質的評価も重要である．頸動脈エコーではプラーク輝度を頸動脈の内膜中膜複合体（intima-media complex: IMC）と比較することにより，低輝度プラーク，等輝度プラーク，高輝度プラークに分類することができる．この中でも低輝度プラークは病理学的に粥腫成分やプラーク内出血を反映し，いわゆる不安定プラークを示唆する所見とされている[11]．不安定プラークを示す症例では狭窄率が低くても同側に脳梗塞を発症するリスクが高くなることが知られている．またプラーク表面の潰瘍形成，可動性病変の存在といった所見も脳梗塞発症の危険因子と言われている．

　また近年プラーク内出血を起こす要因として，新生血管の関与が指摘されている．通常の頸動脈エコーで新生血管を評価することは困難であり，ペルフルブタン（ソナゾイド®）を使用した造影超音波検査が行われている．プラーク内の新生血管は点状あるいは線状の造影効果として観察され，摘出したプラークの病理所見とも合致することが示されている．斉藤ら[12]は特にプラークショルダーにおける造影効果が症候性脳梗塞例で高く，プラークの脆弱性の評価として有用である可能性があると報告している．ただし現在のところ頸動脈プラークに対するソナゾイド

表4 頸動脈プラークの性状と信号強度

		脂肪抑制 T1 強調画像	
		高信号	低〜等信号
脂肪抑制 T2 強調画像	高信号	粥腫 プラーク内出血	粥腫
	低〜等信号	プラーク内出血	線維組織 石灰化

(Watanabe Y, J Jpn Coll Angiol. 2011; 51: 89-94[13]より改変)

の使用は保険適応外であることに注意が必要である．なお近年造影剤を使用せずにプラーク内の微細な血流の観察が可能な Superb Micro-vascular Imaging（SMI）という技術も開発されており，新生血管の評価における有用性が期待されている．

　そして頸動脈エコーの他に MRI によるプラークイメージングも広く用いられている．血管内腔の信号を抑制した black-blood 法による撮像を行い，胸鎖乳突筋や顎下腺と信号強度を比較してプラーク性状評価を行う **表4**[13]．特に T1 強調画像における高信号は最近のプラーク内出血を表し，病変の不安定性を示唆する．

4　無症候性頸動脈狭窄・閉塞に対する治療方針

1）危険因子管理と抗血栓療法

　無症候性頸動脈狭窄・閉塞の症例に対する脳梗塞一次予防に有効な薬剤のエビデンスは示されていない．しかし通常の脳卒中一次予防と同様に高血圧症，脂質異常症，糖尿病などの動脈硬化リスクの管理が推奨される．とりわけ高 LDL コレステロール血症に対するスタチン投与については，複数の無作為化比較試験のメタアナリシスにおいて血中 LDL コレステロール値の低下率と内膜中膜複合体（IMC）の縮小率との間に関連を認め，動脈硬化進展抑制作用が示されている **図3**[14]．またスタチンは頸動脈プラークの安定化[15]や冠動脈プラークの退縮効果も認められており，頸動脈狭窄治療における key drug であることは間違いない．

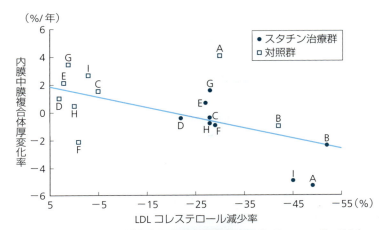

図3 LDL コレステロール減少率と内膜中膜複合体厚（intima media thickness: IMT）の年間変化率の関係

A: Arterial Biology for Investigation of the Treatment Effects of Reducing Cholesterol（ARBITER），B: AggreSsive vs conventional lipid lowering on Atherosclerosis Progression（ASAP），C: Long-Term Intervention with Pravastatin in Ischemic Disease（LIPID），D: Carotid Atherosclerosis Italian Ultrasound Study（CAIS），E: Kuopio Atherosclerosis Prevention Study（KAPS），F: Regression Growth Evaluation Statin Study（REGRESS），G: Pravastatin, Lipids, and Atherosclerosis in the Carotid Arteries（PLAC-II），H: Asymptomatic Carotid Artery Progression Study（ACAPS），I: Multicentre Anti-Atheroma Study（MARS）．（Amarenco P, et al. Stroke. 2004; 35: 2902-9[14] より改変）

血中 LDL コレステロール値の目標値については，"the lower, the better"という考えが主流となりつつあるが，脳梗塞既往患者に準じて少なくとも 120 mg/dL 未満を目標値とすべきと考える．アトルバスタチンやピタバスタチン，ロスバスタチンなどのストロングスタチンを十分量使用しても目標値まで低下しない場合はエゼチミブの追加も考慮する．なお近年強力な LDL コレステロール低下作用を有する proprotein convertase subtilisin/kexin type 9（PCSK-9）阻害薬が登場し，十分量のスタチンが投与されている患者を対象とした無作為化比較試験において，有意に冠動脈プラーク退縮効果を認めた[16]．頸動脈プラークに対して極端な LDL コレステロール低下療法がプラーク退縮と脳梗塞発症予防に対して有用であるかは不明であるが，今後の報告に期待したい．

無症候性頸動脈狭窄に対する抗血栓療法については十分なエビデンスが存在しないが，中等度以上の頸動脈狭窄では脳梗塞発症のリスクが増加することから，他の心血管疾患の併存や出血性合併症のリスクなどを適切に評価・管理した上で，必要に応じてアスピリンなど抗血小板薬の投与を検討する．50％未満の軽度狭窄症例に対して漫然と抗血栓療法を継続することは，出血性合併症の観点からも避けるべきであると考える．

2) 外科治療

　脳卒中治療ガイドライン 2015［追補 2017 対応］では，高度の無症候性頸動脈狭窄に対して，抗血小板薬を含む十分な内科治療を行った上で，頸動脈内膜剥離術（carotid endarterectomy: CEA）を考慮しても良いとされている[17]．しかしエビデンスの基準となった Asymptomatic Carotid Atherosclerosis Study（ACAS）などの無作為化比較対照試験は 1980 年代から 2000 年代初頭にかけて施行され，抗血栓療法としてワルファリン，アスピリンが主に使用されている．一方でこの 10 年余りの間に内科治療は格段に進歩しているということを念頭に置く必要がある．実際に無症候性頸動脈狭窄に対する積極的内科治療の効果が着実に改善してきており，近年では無症候性頸動脈高度狭窄例に対しては積極的内科治療が最良の治療との意見が相次いでいる．例えば ACAS における CEA 群の同側脳梗塞の発症リスクは 1.5％/年であるが（内科治療群は 2.3％/年），現在の積極的内科治療による同側脳梗塞発症リスクは年率 1％未満とされ，SMART 試験，Oxford Vascular Study では年率 0.34％にまでの低下が報告されている．その要因として，シロスタゾールやクロピドグレル，スタチン，インスリン抵抗性改善薬，アンジオテンシン変換酵素阻害薬，アンジオテンシン II 受容体拮抗薬，エイコサペンタエン酸など，抗血栓作用が強い薬剤や狭窄進展抑制作用や内皮修復効果を示す薬剤の登場，および禁煙など生活習慣改善の効果が推定される．一方で ACAS 以降に発表された大規模臨床研究では CEA による同側脳梗塞発症率に著変は認めていない．無論，実地医療の現場では CEA の手術成績も向上しているが，相対的に外科手術によるベネフィットは減少傾向にあると言わざるを得ない．ただし，積極的内科治療により無症候性頸動脈狭窄症例での同側脳梗塞発症率は低下してきているが，患

表5 頸動脈内膜剥離術ハイリスク因子

心疾患（心不全，冠動脈疾患など）
重篤な呼吸器疾患
対側頸動脈閉塞
対側喉頭神経麻痺
頸部直達手術や頸部放射線治療の既往
頸動脈内膜剥離術後の再狭窄例
80 歳以上

(Yadav JS, et al. N Engl J Med. 2004; 351: 1493-501[18]より)

者の約 5％は積極的内科治療に加えて血行再建術が必要とされている．筆者としては最良の内科治療でも狭窄が進行する症例，可動性病変や不安定プラークを有する症例，経頭蓋ドプラ（transcranial Doppler: TCD）検査で病変と同側に微小塞栓子を示唆する microembolic signal（MES）を認める症例，狭窄により脳循環予備能が著しく低下している症例など，より脳梗塞発症リスクの高い症例に絞って手術を勧めていく方針が望ましいと考える．

　血行再建術はとして CEA の他に頸動脈ステント留置術（carotid artery stenting: CAS）が広く行われている．本来 CAS は **表5** に挙げたような CEA 高リスク症例のみ CEA に対する非劣性が示されていたが[18]，CEA と比較して低侵襲であること，局所麻酔で手技が可能であることなどから，CEA 標準リスク症例に対して CAS が施行されることも多い．無症候性頸動脈高度狭窄症例に対する CAS のエビデンスとして 2016 年に ACT-1 試験の結果が報告され，CEA 標準リスク症例における CAS の CEA に対する非劣性が証明された[19]．なお CAS と最良の内科治療を直接比較した大規模臨床試験は存在しない．

　無症候性頸動脈閉塞に対する CEA や CAS, EC-IC バイパス術については現時点で推奨するエビデンスはなく勧められないとされている．

5 無症候性頭蓋内動脈狭窄・閉塞の臨床的意義とその診断

1）頻度と臨床転帰

　白人と比較して日本人を含むアジア人は頭蓋内動脈狭窄の有病率が高

5. 無症候性脳梗塞，無症候性頸部・頭蓋内脳動脈狭窄・閉塞 ● 73

いとされている．頸部血管と比較して頭蓋内血管の疫学的データは少ないが，小林らの報告では脳ドックで MRA 検査を受けた健常成人 2164 名中，99 名（4.7％）に頭蓋内動脈狭窄を認めた[2]．頭蓋内血管は侵襲性の低さから単純 MRA で評価することが多いが，脳血管造影検査と比較して狭窄を過大評価してしまうことが少なくない．画像処理の方法にもよるが，狭窄部の信号が途絶している症例や，狭窄部以遠の描出が低下している症例は高度狭窄が存在していると考えてよい．また TCD 検査も狭窄評価に有用であり，中大脳動脈であれば平均血流速度 100 cm/秒以上もしくは収縮期最大血流速度 140 cm/秒以上で有意狭窄の存在を疑う[20]．

　無症候性頭蓋内動脈狭窄の自然歴を示すデータは乏しいが，無症候性中大脳動脈狭窄は虚血性脳血管障害のリスクとなりにくいことが報告されている．ただし，頭蓋内動脈狭窄に起因する脳梗塞は，局所での血栓形成による閉塞や遠位血管への動脈原性塞栓のほか，血行力学的機序による脳梗塞も考えられる．無症候性症例においても SPECT や PET による脳循環予備脳の評価を行うことが望ましい．

6　無症候性頭蓋内動脈狭窄・閉塞に対する治療方針

1）危険因子管理と抗血栓療法

　無症候性頭蓋内動脈狭窄のリスクファクターとして加齢，高血圧，糖尿病，脂質異常症などの動脈硬化リスク因子や心房細動が報告されており，特に脂質異常症の存在は Warfarin-Aspirin Symptomatic Intracranial Disease（WASID）試験のサブ解析において狭窄の重症度と関連すると報告されている[21]．したがって頭蓋内脳動脈のプラークに対してもスタチンによる LDL コレステロール低下療法は有用と考えられる．高血圧の管理も重要であるが，脳循環予備能が著しく低下している症例では過降圧に注意が必要である．

　無症候性頭蓋内脳動脈狭窄に対する抗血栓療法の脳梗塞発症予防効果を検討した解析はなく，有効性を示すエビデンスはない．シロスタゾールが無症候性頭蓋内脳動脈狭窄の狭窄度を改善させるとの症例集積研究は散見されるが，シロスタゾールの有用性を検討した大規模比較研究は

ない．ただし，WASID 試験や Trial of Cilostazol in Symptomatic Intracranial Arterial Stenosis（TOSS）試験といった症候性頭蓋内脳動脈狭窄におけるエビデンスに準じて，高度狭窄症例に対しては抗血小板薬の導入を考慮しても良いと考える．ただし dual antiplatelet therapy（DAPT）については出血性合併症の観点から避けるべきである．

2) 外科治療

無症候性頭蓋内脳動脈狭窄ならびに閉塞病変に対する EC-IC バイパス術の有効性を示したエビデンスはなく，脳卒中治療ガイドライン 2015［追補 2017 対応］では EC-IC バイパス術は勧められないとしている．また無症候性頭蓋内脳動脈狭窄のみを対象としたステント留置術の治療報告はない．しかし発症 30 日以内の症候性頭蓋内脳動脈高度狭窄（＞70％）症例に対するステント留置術の有効性を検討した Stenting and Aggressive Medical Management for Preventing Recurrent stroke in Intracranial Stenosis（SAMMPRIS）試験において，積極的内科治療群（90 日間の DAPT，LDL コレステロール値＜70 mg/dL を目標とした脂質低下療法，収縮期血圧＜140 mmHg を目標とした血圧管理，生活指導など）はステント留置術を追加した群よりも有意に脳卒中再発率が低かったこと[22]．そのため無症候性頭蓋内脳動脈狭窄病変に対しても血管内治療は勧められない．

おわりに

本稿では無症候性脳梗塞および無症候性頸部・頭蓋内脳動脈狭窄・閉塞に対する治療について，現在のエビデンスを中心に概説した．全てにおいて共通することは総合的な内科管理の重要性であり，動脈硬化性疾患を扱う医師として単一臓器にとらわれることなく，全身の合併症を評価する能力が求められている．頸動脈ステント留置術など新たな技術が登場している今こそ，真に患者の健康寿命を延伸することができる治療を適切に判断していく必要があると考える．

● エビデンス一覧 ●

1. Asymptomatic Carotid Stenosis（ACT）-1 試験[19]

目的: CEA 標準リスクの無症候性頸動脈高度狭窄症例における，CAS の CEA に対する非劣性を検証する.

対象: 無症候性，狭窄率 70%以上の頸動脈狭窄症患者 1453 例. 79 歳未満，対側頸動脈狭窄なし

治療: 対象患者を CAS 群と CEA 群に 3 対 1 の割合で無作為割り付け. CAS は closed-cell ステントおよび遠位塞栓防止デバイスを使用. 手技後は DAPT を 30 日間継続

結果: 一次エンドポイント（30 日以内の死亡，脳卒中，心筋梗塞の複合エンドポイント，または 1 年以内の同側脳卒中）発生率は CAS 群 3.8%，内膜剥離術群 3.4%で，CAS の非劣性が示された（非劣性 P=0.01）.

結論: CEA 標準リスクの無症候性高度頸動脈狭窄症においても CAS が有用であることが証明された. ただし，内科治療群との比較ではない点に注意が必要である.

その他に下記をはじめとした大規模臨床研究がエビデンスとして挙げられる.
Antithrombotic Trialists'（ATT）[5]，Asymptomatic Carotid Athero-sclerosis Stenosis（ACAS）[23]，Asymptomatic Carotid Surgery（ACST）[24]，Warfarin-Aspirin Symptomatic Intracranial Disease（WASID）[25]，Trial of Cilostazol in Symptomatic Intracranial Arterial Stenosis（TOSS）[26]，Stenting and Aggressive Medical Management for Preventing Reccurent stroke in Intracranial Stenosis（SAMM-PRIS）[22]

📚 文献

1) 細矢貴亮，佐々木真理. 研修医必携救急で役立つ頭部 CT・MRI. 東京: 南江堂; 2006.
2) 小林祥泰，卜蔵浩和，高橋一夫，他. 脳ドックにおける頭蓋内狭窄病変の自然歴. 脳卒中. 2004; 26: 624-8.
3) Vermeer SE, Hollander M, van Dijk EJ, et al. Silent brain infarcts and white matter lesions increase stroke risk in the general population:

the Rotterdam Scan Study. Stroke. 2003; 34: 1126-9.

4) Milliez P, Girerd X, Plouin PF, et al. Evidence for an increased rate of cardiovascular events in patients with primary aldosteronism. J Am Coll Cardiol. 2005; 45: 1243-8.

5) Antithrombotic Trialists' (ATT) Collaboration, Baigent C, Blackwell L, et al. Aspirin in the primary and secondary prevention of vascular disease: collaborative meta-analysis of individual participant data from randomised trials. Lancet. 2009; 373: 1849-60.

6) 日本脳卒中学会 脳卒中ガイドライン委員会, 編. 脳卒中治療ガイドライン 2015 [追補 2017 対応]. 東京: 協和企画; 2017. p.216-8.

7) Adams HP Jr, Bendixen BH, Kappelle LJ, et al. Classification of sub-type of acute ischemic stroke. Definitions for use in a multicenter clinical trial. TOAST. Trial of Org 10172 in Acute Stroke Treatment. Stroke. 1993; 24: 35-41.

8) Go AS, Hylek EM, Phillips KA, et al. Prevalence of diagnosed atrial fibrillation in adults. National implications for rhythm management and stroke prevention: the Anticoagulation and Risk Factors in Atrial Fibrillation (ATRIA) study. JAMA. 2001; 285: 2370-5.

9) Mannami T, Konishi M, Baba S, et al. Prevalence of asymptomatic carotid atherosclerotic lesions detected by high-resolution ultraso-nography and its relation to cardiovascular risk factors in the gen-eral population of a Japanese city: the Suita study. Stroke. 1997; 28: 518-25.

10) Committee for the Asymptomatic Carotid Atherosclerosis Study. Endarterectomy for asymptomatic carotid artery stenosis. JAMA. 1995; 273: 1421-8.

11) Nighoghossian N, Derex L, Douek P, et al. The vulnerable carotid artery plaque. Current imaging method and new perspectives. Stroke. 2005; 36: 2764-72.

12) Saito K, Nagatsuka K, Ishibashi-Ueda H, et al. Contrast-enhanced ultrasound for the evaluation of neovascularization in atheroscle-rotic carotid artery plaques. Stroke. 2014; 45: 3073-5.

13) Watanabe Y, Nagayama M. MR imaging of carotid atherosclerotic plaque. J Jpn Coll Angiol. 2011; 51: 89-94.

14) Amarenco P, Labreuche J, Lavallee P, et al. Statins in stroke preven-tion and carotid atherosclerosis: systematic review and up-to-date meta-analysis. Stroke. 2004; 35: 2902-9.

15) Tawakol A, Fayad ZA, Mogg R, et al. Intensification of statin therapy results in a rapid reduction in atherosclerotic inflammation: results of a multicenter fluorodeoxyglucose-positron emission tomogra-phy/computed tomography feasibility study. J Am Coll Cardiol. 2013; 62: 909-17.

16) Nicholls SJ, Puri R, Anderson T, et al. Effect of evolocumab on progression of coronary disease in statin-treated patients: the GLA-GOV randomized clinical trial. JAMA. 2016; 316: 2373-84.

17) 日本脳卒中学会 脳卒中ガイドライン委員会, 編. 脳卒中治療ガイドライン 2015 [追補 2017 対応]. 東京: 協和企画; 2017. p.223.

18) Yadav JS, Wholey MH, Kuntz RE, et al. Protected carotid-artery stenting versus endarterectomy in high-risk patients. N Engl J Med. 2004; 351: 1493-501.

19) Rosenfield K, Matsumura JS, Chaturvedi S, et al; ACT I Investigators. Randomized trial of stent versus surgery for asymptomatic carotid stenosis. N Engl J Med. 2016; 374: 1011-20.

20) 日本脳神経超音波学会・栓子検出と治療学会合同ガイドライン作成委員会. 頭蓋内超音波検査ガイドライン. Neurosonology. 2006; 19: 113-31.

21) Turan TN, Makki AA, Tsappidi S, et al. Risk factors associated with severity and location of intracranial arterial stenosis. Stroke. 2010; 41: 1636-40.

22) Derdeyn CP, Chimowitz MI, Lynn MJ, et al. Aggressive medical treatment with or without stenting in high-risk patients with intracranial artery stenosis (SAMMPRIS): the final results of a randomised trial. Lancet. 2013; 6736: 1-9.

23) Endarterectomy for asymptomatic carotid artery stenosis. Executive Committee for the Asymptomatic Carotid Atherosclerosis Study. JAMA. 1995; 273: 1421-8.

24) Halliday A, Mansfield A, Marro J, et al. Prevention of disabling and fatal strokes by successful carotid endarterectomy in patients without recent neurological symptoms: randomised controlled trial. Lancet. 2004; 363: 1491-502.

25) Kasner SE, Chimowitz MI, Lynn MJ, et al. Warfarin Aspirin Symptomatic Intracranial Disease Trial Investigators. Predictors of ischemic stroke in the territory of a symptomatic intracranial arterial stenosis. Circulation. 2006; 113: 555-63.

26) Kwon SU, Cho YJ, Koo JS, et al. Cilostazol prevents the progression of the symptomatic intracranial arterial stenosis: the multicenter double-blind placebo-controlled trial of cilostazol in symptomatic intracranial arterial stenosis. Stroke. 2005; 36: 782-6.

〈森 興太　脇坂義信　北園孝成〉

Ⅱ. 抗血小板療法・抗凝固療法を究める

1

抗血小板薬の特徴と使い分け

Summary

》》抗血小板薬には様々な作用機序の薬剤が存在するが，わが国で脳梗塞に
適応があるのは，静注薬のオザグレルナトリウムと経口薬のシロスタ
ゾール・クロピドグレル・アスピリン・チクロピジンである．

》》非心原性脳梗塞の急性期治療にはアスピリンとクロピドグレルの併用療
法の有用性が示されているが，わが国では抗トロンビン薬のアルガトロ
バンと併用した抗血小板薬多剤治療が行われる．

》》慢性期の再発予防には抗血小板療法は単剤が原則であり，併用療法は出
血のリスクが高くなる．

1 抗血小板薬の作用機序

　　最初に心血管イベントを予防するために，血小板機能を抑制する薬剤
について，作用機序別にまとめる 図1 表1 ．

1）アラキドン酸経路に作用する薬剤 図2

　　国際的に汎用されているアスピリンはアラキドン酸経路の比較的上流
であるシクロオキシゲナーゼ（COX）を阻害する薬剤である．血小板内
ではアラキドン酸から最終的にトロンボキサン A2（TXA2）が産生さ
れ，これが血小板を活性化し凝集させる．アスピリンは COX をアセチ
ル化させて非可逆的に阻害することで TXA2 産生を抑制し，抗血小板作

1. 抗血小板薬の特徴と使い分け ● 79

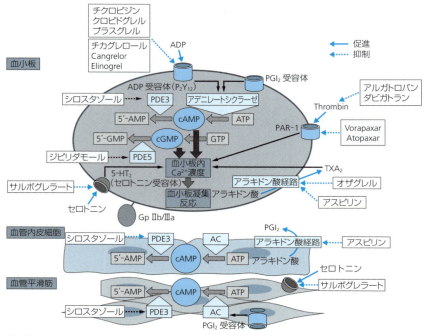

図1 主な抗血小板薬の作用機序

用を発揮する．COX は内皮細胞では血小板機能を抑制する側に働くプロスタサイクリン（PGI2）の産生にも関与していることからアスピリンジレンマとして向血栓作用が危惧されたが，内皮細胞は核を有してCOX を新たに産生できることなどから，低用量のアスピリンは生体内においても十分な抗血小板作用を有すると考えられている．ただし，アスピリンには 20～30％程度に不応例が存在するとされ，不応例においては心血管イベント抑制効果が低いことが報告されている[1]．

経静脈薬であるオザグレルナトリウムは TXA2 合成酵素を阻害する薬剤である．TXA2 には血管収縮作用もあるため，脳梗塞急性期やくも膜下出血の血管攣縮に対して用いられている．

2）ADP 受容体阻害薬

血小板膜上の ADP 受容体のうち，P2Y12 を阻害する内服薬が広く使

表1 抗血小板薬の作用部位・作用機序・薬剤と主な臨床試験名

作用部位	作用機序	薬剤	主な臨床試験名
アラキドン酸経路	COX非可逆的阻害	**アスピリン**	IST CAST ATT
	TXA2合成酵素	**オザグレルナトリウム**	
ADP受容体	P2Y12非可逆的阻害	チクロピジン	
		クロピドグレル	CAPRIE
		プラスグレル	PRASTRO
	P2Y12可逆的阻害	チカグレロール	SOCRATES
PDE	PDE3	**シロスタゾール**	CSPS CSPS2
	PDE5	ジピリダモール	ESPS2 PRoFESS JASAP
セロトニン受容体	5-HT2受容体阻害	サルポグレラート	S-ACCESS
多価不飽和脂肪酸	多価不飽和脂肪酸	エイコサペンタエン酸エチル	JELIS
トロンビン受容体	PRA-1阻害	vorapaxar, atopaxar	
Glycoprotein受容体	GPⅡb/Ⅲa	abciximab	

太字は脳梗塞に対して適応が認められている薬剤．臨床試験名は本文を参照．

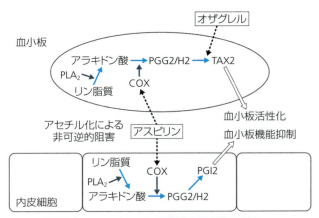

図2 アラキドン酸経路とアスピリンとオザグレルの作用部位

COX: シクロオキシゲナーゼ，PG: プロスタグランジン，
PL: フォスフォリパーゼ，TX: トロンボキサン

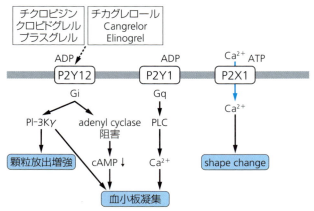

図3 血小板膜上のADP受容体とその作用
ADP受容体阻害薬の作用部位.

われている 図3 ．チクロピジン，クロピドグレル，プラスグレルは非可逆的にP2Y12を阻害するチエノピリジン系薬剤である．血小板作用としてのずり応力惹起血小板凝集（shear-induced platelet aggregation: SIPA）はADPを介するため，チエノピリジン系薬剤はADPによる血小板凝集ばかりでなくSIPAも抑制する．チクロピジンには肝障害や無顆粒球症といった重篤な副作用が多いことから，クロピドグレルが最も用いられている．クロピドグレルは肝臓でのチトクロムP450（CYP）による2回の代謝によって活性化物質に変換されてから効力を発揮するため，CYP2C19の遺伝子多型によってその代謝のされ方が異なることが報告されている．慢性期の効果に関しては遺伝子多型による影響は少ないと考えられているが，急性期に急速に抗血小板作用を期待する場合には遺伝子多型の影響を受けるとする報告も多い．また，十分な抗血小板作用が発揮するまでに維持量では数日を要するとされることから，急性冠動脈などでは高用量のローディングを行う．脳梗塞に対しては2018年2月に支払基金より，「原則として，『クロピドグレル硫酸塩』を『非心原性脳梗塞急性期』，『一過性脳虚血発作急性期』の再発抑制に対して『通常，成人には，投与開始日にクロピドグレルとして300 mgを1日1回経口投与し，その後，維持量として1日1回75 mgを経口投与』

した場合, 当該使用事例を審査上認める」として, 高用量ローディング
が保険上, 使えるようになった.

　プラスグレルの肝臓での活性代謝物への代謝はクロピドグレルよりも
瞬時であり CYP2C19 の影響を受けにくいため, 遺伝子多型にかかわら
ずに強力な血小板凝集抑制が期待できる. 急性冠症候群や狭心症など経
皮的冠動脈形成術（PCI）が適用となる虚血性心疾患に対して保険適応
がある. ただし, 慎重投与項目には脳梗塞または一過性脳虚血発作の既
往歴のある患者が含まれることには注意を要する. プラスグレルの脳梗
塞再発予防については PRAsugrel and clopidogrel in Japanese
patients with ischemic STROke (PRASTRO)-I でクロピドグレルと
の比較臨床試験が行われたが, 複合心血管イベントで非劣性が検証され
ず, 脳梗塞再発予防に関してはまだ適応が取れていない.

　ADP 受容体を可逆的に遮断する薬剤であるチカグレロールは肝臓で
の代謝活性化を必要としないため, 投与後速やかに血小板凝集阻害作用
が得られ, 投与終了後には速やかに作用が消失する. 冠動脈疾患に対し
て本邦でも国内製造販売の承認は得られているが, 急性期脳梗塞を対象
とした The Acute Stroke or Transient Ischaemic Attack Treated
with Aspirin or Ticagrelor and Patient Outcomes (SOCRATES) 試
験ではアスピリンと比較して 90 日目の心血管死亡複合エンドポイント
（脳卒中＋心筋梗塞＋死亡）で優位性が証明できなかった〔ハザード比
0.89（0.78-1.01）〕[2]ため, 脳梗塞に対する保険適応が取れていない.

3) ホスフォジエステラーゼ（PDE）阻害薬

　シロスタゾールは PDE 3 を特異的に阻害し, cAMP の分解を阻害し
て血小板機能を抑制すると共に, 内皮細胞や血管平滑筋にも作用し, 内
皮機能の改善, 血管拡張作用や増殖抑制機能も有する.

　ジピリダモールは主に PDE-5 を阻害することで cGMP の分解を阻害
して血小板凝集作用や血管拡張作用を有する. アスピリンとジピリダ
モールの配合剤がアスピリンよりも脳梗塞再発予防効果が高いことが
European Stroke Prevention Study 2 (ESPS2) で示され, 海外では
適応となっている. しかし, その後のクロピドグレルと比較した Pre-
vention Regimen for Effectively Avoiding Second Strokes (PRo-

1. 抗血小板薬の特徴と使い分け　83

FESS）試験ではむしろ出血が多いことが示唆され，本邦で行われた Japanese Aggrenox Stroke prevention vs Aspirin Programme（JASAP）試験ではアスピリン 50 mg/日＋ジピリダモール徐放剤 400 mg/日はアスピリン 81 mg/日単独に比較して，脳梗塞再発予防効果の非劣性は証明されず，むしろ脳梗塞および脳出血のリスクが多い傾向にあり[3]，本邦では承認されなかった．

4）セロトニン受容体阻害薬

サルポグレラートは血小板膜上のセロトニン受容体 5-HT2 を遮断して血小板凝集と血管収縮を抑制する．脳梗塞再発予防に対してわが国で Sarpogrelate-Aspirin Comparative Clinical Study for Efficacy and Safety in Secondary Prevention of Cerebral Infarction（S-ACCESS）試験が行われたが，アスピリンと比較して再発予防効果の非劣性が示されず[4]，脳梗塞に対しては適応が取れていない．

5）エイコサペンタエン酸エチル

多価不飽和脂肪酸であり，血小板膜リン脂質中のアラキドン酸と置換することで TXA2 産生を抑制する．COX によって代謝されると，血小板凝集抑制作用や血管拡張作用を有する PGI3 や，血小板凝集抑制作用のない TXA3 となる．脂質低下作用も有し，Japan EPA Lipid Intervention Study（JELIS）でスタチンとの併用により，日本人における冠動脈イベント抑制効果が示され，脳梗塞再発予防でも有用性[5]が示されている．

6）トロンビン受容体

経静脈薬であるアルガトロバンとダビガトランは抗トロンビン薬として抗凝固薬に分類されるが，血小板膜上にはトロンビン受容体があり，これらを介して抗血小板作用も期待できる．また，トロンビン受容体のうち PAR-1（protease-activated receptor-1）に対しては拮抗薬として vorapaxar, atopaxar の臨床試験が行われた[6]が，出血のリスクも高く，脳梗塞に対して臨床では用いられていない．PAR-4 などをターゲットとした新薬の開発も行われている．

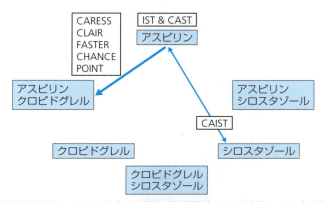

図4 脳梗塞急性期における抗血小板薬の比較試験とその結果による有用性
有用性の高い方を矢印で示している．臨床試験の略語については本文を参照．

7) Glycoprotein 受容体阻害薬

　GPⅡb/Ⅲaは血小板凝集の最終経路とされ，その阻害は強力な抗血小板作用が期待できる．欧米ではヒト化モノクローナル抗体であるabciximabなどが急性冠症候群に用いられているが，急性期脳梗塞については出血のリスクが高く[7]，本邦ではいずれの疾患に対しても認可されていない．Glycoprotein受容体には他にⅠbやⅥ，ⅨなどのGPⅡb/Ⅲa以外の受容体も抗血小板薬開発のターゲットとされている．

2　脳梗塞治療における抗血小板療法

　脳梗塞のうち，心原性脳塞栓症を除く非心原性脳梗塞では抗血小板療法が選択される．前述のように多くの抗血小板作用を持つ薬剤の臨床試験が行われてきたが，現時点で保険適応がある薬剤は限られている．これらの薬剤の有効性と安全性を示し，選択について概説する 表1 ．

1) 急性期抗血小板療法 図4

　アスピリンの有用性については，International Stroke Trial（IST）とChinese Acute Stroke Trial（CAST）を合わせた40,000例の検討において発症から48時間以内の脳梗塞患者での有用性と安全性が示さ

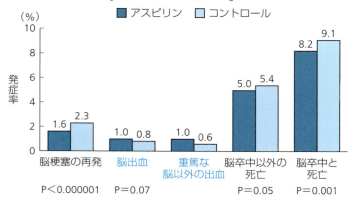

図5 急性期脳梗塞を対象としたISTとCASTを合わせた臨床的転帰別のアスピリンとコントロールの比較（Chen ZM, et al. Stroke. 2000; 31: 1240-9[8]）より作成）

れている．ISTではアスピリン300 mg投与2週間，CASTではアスピリン160 mg投与4週間の観察期間で検討され，脳梗塞再発と脳卒中＋死亡は有意に少なく，脳出血は有意差がなかった[8]．図5．

点滴製剤のオザグレルナトリウムは発症5日以内の脳血栓症患者の転帰改善に有効であることが示されている．

シロスタゾールについてはCilostazol in Acute Ischemic stroke Treatment (CAIST) 試験で発症48時間以内のNIHSS 1-15の脳梗塞に対してシロスタゾール200 mg/日231例とアスピリン30 mg/日227例が経過観察90日間で比較され，90日でのmodified Rankin Scale 0-2の転帰良好例は2群間で差がなく，安全性でも有意な差は認められなかった[9]．

アスピリン＋クロピドグレルの併用療法については，Clopidogrel in High-Risk Patients with Acute Nondisabling Cerebrovascular Events (CHANCE) 試験によってその有用性が示されている．発症24時間以内のTIAおよび軽症脳梗塞に対して，21日間の併用からクロピドグレル単剤（併用）群とアスピリン単独群が経過観察90日間で比較検討された 図6．その結果，脳卒中および脳梗塞の再発は併用群でハ

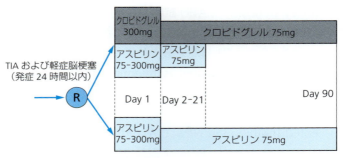

図6 CHANCE 試験のデザイン

薬剤内服量と内服期間
(Wang Y, et al. N Engl J Med. 2013; 369: 11-9[10]より作成)

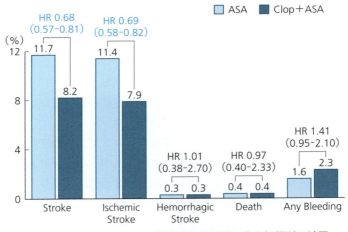

図7 CHANCE 試験でのアスピリン単独群と併用群の臨床転帰別の結果
(Wang Y, et al. N Engl J Med. 2013; 369: 11-9[10]より作成)

ザード比がそれぞれ 0.68（0.57-0.81），0.69（0.58-0.82）と有意に少なく，出血性脳卒中と死亡および出血は有意差を認められなかった[10] 図7 .
この 2 剤の併用療法については，Clopidogrel and Aspirin for Reduction of Emboli in Symptomatic Carotid Stenosis (CARESS) 試験や Clopidogrel plus aspirin versus aspirin alone for reducing embolisation in patients with acute symptomatic cerebral or carotid

1. 抗血小板薬の特徴と使い分け ● 87

artery stenosis（CLAIR）試験で，微小塞栓信号（microembolic signal: MES）が有意に少なくなることも示されている．併用期間については CHANCE では 21 日間であったが，90 日間併用した Fast assessment of stroke and transient ischaemic attack to prevent early recur-rence（FASTER）試験では症例数が少ないために有効性が確認されていない．90 日間の併用については，症例数を増やした Platelet-Ori-ented Inhibition in New TIA and minor ischemic stroke（POINT）試験が行われた[11]．POINT 試験ではアスピリン単独群に対して，アスピリンとクロピドグレル併用群ではクロピドグレルのローディングとして 600 mg が初日に投与された後，維持量の 75 mg が投与され，90 日間でのイベントが評価された．重篤な虚血イベントは併用群でハザード比 0.75（0.59-0.95，P＝0.02）と有意差が認められ，大部分のイベントは投与開始後 1 週間以内であった．重篤な出血はハザード比 2.32（1.10-4.87，P＝0.02）と有意に併用群で多かった．

これらの結果から急性期脳梗塞における薬剤選択を検討してみると，

- アスピリン以外の抗血小板薬単剤およびアスピリン＋クロピドグレル以外の併用療法については急性期の有用性が示されている大規模な臨床試験は報告されていない．
- 本邦では経静脈投与できる抗トロンビン薬のアルガトロバンがラクナ以外の非心原性脳梗塞に有効性が示され保険適応がある．
- オザグレルナトリウムは脳血栓症に適応があり，ラクナ梗塞以外にもアテローム血栓性脳梗塞や分枝粥腫病（branch atheromatous disease: BAD）に対しても適応があるが，BAD では単独投与では，再発や神経症状増悪がしばしば認められる．作用機序はアスピリンと同じアラキドン酸経路を介するものである．
- 急性期におけるアスピリンとクロピドグレルの併用療法はアスピリン単剤よりも有用であるが，その併用期間については POINT 試験での 90 日間は出血イベントが明らかに多いことから，CHANCE 試験で示された 21 日間が目安となるが，最適な併用期間については今後の検討が必要である．

以上から急性期非心原性脳梗塞治療としては，

- アスピリンを発症 48 時間以内に 200〜300 mg ローディングし

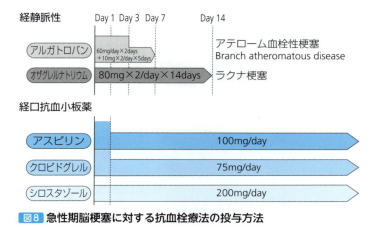

図8 急性期脳梗塞に対する抗血栓療法の投与方法

- アルガトロバン点滴静注＋アスピリン 100 mg/日＋クロピドグレル 75 mg/日

が考えられるが，新たに保険で認められたクロピドグレルの 300 mg ローディングとアルガトロバンの併用の有用性と安全性，抗血小板薬 2 剤併用から後述の慢性期単剤療法への移行の時期についてはまだ不明瞭であり，図8 に示された薬剤を諸種選択して併用する場合が多い．

2）慢性期抗血小板療法 図9

アスピリンについては，Antithrombotic Trialists'（ATT）Collaboration の 2 次予防のメタアナリシスによれば，コントロールと比較して，相対危険率は脳梗塞 0.78（0.68-0.91），脳出血 1.90（1.06-3.44），心筋梗塞 0.64（0.48-0.86），消化管出血 2.69（1.25-5.76）と脳梗塞と心筋梗塞が有意に減少し，脳出血と消化管出血が有意に増加する[12] 図10．

クロピドグレルは clopidogrel versus aspirin in patients at risk of ischaemic events（CAPRIE）にてアスピリン 325 mg/日との比較で，心血管複合イベントが 7.3％（−5.7 to 18.7）低下することが示されている．チクロピジンと合わせてチエノピリジンとしての Cochrane のメタアナリシスでは，アスピリンよりも相対危険率で脳梗塞 0.85（0.75-

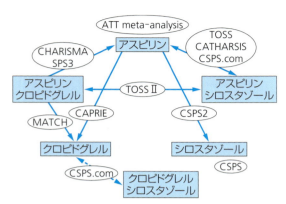

図9 脳梗塞慢性期における抗血小板薬の比較試験とその結果による有用性

有用性の高い方を矢印で示している．CATHARSIS: Cilostazol-Aspirin Therapy against Recurrent Stroke with Intracranial Artery Stenosis, CHARISMA: Clopidogrel for High Atherothrombotic Risk and Ischemic Stabilization, Management, and Avoidance, MATCH: Management of atherothrombosis with clopidogrel in high-risk patients with recent transient ischaemic attack or ischaemic stroke, SPS3: Secondary Prevention of Small Subcortical Strokes, TOSS: Trial of Cilostazol in Symptomatic Intracranial Arterial Stenosis

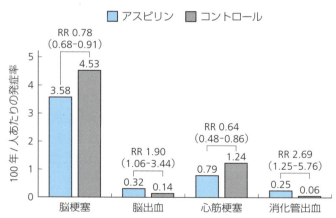

図10 ATTのメタアナリシスによるTIA/脳梗塞再発予防におけるアスピリンとコントロールの臨床転帰別の結果

RR: 相対危険率（Baigent C, et al. Lancet. 2009; 373: 1849-60[12]より作成）

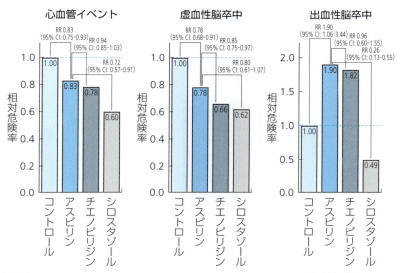

図11 ATT メタアナリシスによるアスピリンとコントロールの相対危険率をもとに，Cochrane メタアナリシスによるアスピリンとチエノピリジン，アスピリンとシロスタゾールの相対危険率からコントロールを1とした場合の各薬剤の臨床転帰別の相対危険率（文献13，15より作成）

0.97），症候性頭蓋内出血 0.96（0.60-1.55）であり，アスピリンよりも再発予防効果が高い[13] 図11．

シロスタゾールについては，プラセボと比較した Cilostazol Stroke Prevention Study（CSPS）では脳梗塞，さらに頭蓋内出血も少なく，その後にシロスタゾール 200 mg/日とアスピリン 81 mg/日が比較された CSPS2 では，シロスタゾールのアスピリンに対するハザード比が脳卒中 0.743（0.564-0.981），出血イベント 0.46（0.296-0.711），脳出血 0.363（0.187-0.704）と有意に少なかった．本邦で行われた臨床試験であり，ラクナ梗塞が対象として多かった[14]．Cochrane のメタアナリシスでは，シロスタゾールのアスピリンに対する相対危険率は全ての脳卒中 0.67（0.52-0.86），出血性脳卒中 0.26（0.13-0.55），頭蓋外出血 0.74（0.60-0.90）と，特に脳出血を含めた出血イベントが明らかに少なかった[15] 図11．

抗血小板薬の併用については，アスピリン＋クロピドグレルについて

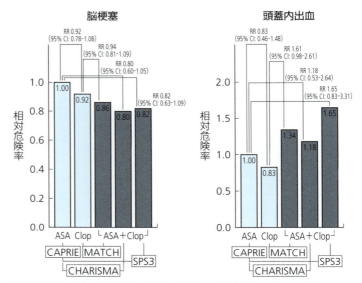

図12 アスピリン ASA を基準に各種臨床試験から計算されたアスピリンとクロピドグレルの併用療法における脳梗塞と頭蓋内出血の相対危険率

は，アスピン単剤およびクロピドグレル単剤と比較した臨床試験からは，脳梗塞再発予防効果は有意でなく，頭蓋内出血を含めた出血合併症が有意に増加した 図12．1年以上の経過観察された臨床試験をまとめたアスピリンおよびクロピドグレルの単剤と抗血小板薬併用療法を比較した結果からは，併用療法は重篤な消化管出血が明らかに増加し，クロピドグレル単独よりも併用療法では脳出血・頭蓋内出血も有意に増加した[16] 表2．

アスピリン＋クロピドグレル以外のシロスタゾールを含む併用療法については十分な証左がなく，現在進行中の Cilostazol Stroke Prevention Study for antiplatelet combination（CSPS.com）の結果が待たれる[17] 図9．

これらの結果から，慢性期再発予防での抗血小板療法の選択については，図9 に示すように併用療法よりは，原則としては単剤が推奨され，アスピリンよりはシロスタゾール，クロピドグレル単剤の方が有効性・安全性が高い．

表2 1年以上の経過観察期間を有する臨床試験のメタ解析によるアスピリンとクロピドグレルそれぞれに対する抗血小板薬併用療法による臨床転帰別の相対危険率

	アスピリン vs 併用	クロピドグレル vs 併用
全脳卒中再発	0.89 (0.78-1.01)	1.01 (0.93-1.08)
頭蓋内出血	0.99 (0.70-1.42)	1.46 (1.17-1.82)
脳梗塞	0.87 (0.72-1.05)	0.96 (0.89-1.04)
心筋梗塞	0.85 (0.60-1.20)	0.95 (0.80-1.12)
全死亡	0.97 (0.58-1.62)	0.98 (0.90-1.07)
血管死亡	0.87 (0.63-1.21)	0.96 (0.86-1.08)
重篤な出血	1.11 (0.96-1.79)	1.90 (0.67-5.41)
脳出血	1.52 (0.93-2.49)	1.63 (1.17-2.28)
重篤な消化管出血	2.05 (1.31-3.20)	2.62 (1.10-6.22)

(Lee M, et al. Ann Intern Med. 2013; 159: 463-70[16])より作成)

● **エビデンス一覧** ●

1. 脳卒中治療ガイドライン2015［追補2017対応］[18]から抗血小板療法抜粋

脳梗塞急性期　1-4　急性期抗血小板療法の推奨:

1. アスピリン160～300 mg/日の経口投与は，発症早期（48時間以内に開始）の脳梗塞患者の治療法として強く勧められる（グレードA）.

2. 抗血小板薬2剤併用（例えばアスピリンとクロピドグレル）は，発症早期の心原性脳塞栓症を除く脳梗塞もしくは一過性脳虚血発作（TIA）患者の，亜急性期までの治療法として勧められる（グレードB）.

3. オザグレルナトリウム160 mg/日の点滴投与は，急性期（発症5日以内に開始）の脳血栓症（心原性脳塞栓症を除く脳梗塞）患者の治療法として勧められる（グレードB）.

TIAの急性期治療と再発予防の推奨:

1. 一過性脳虚血発作（TIA）と診断すれば，可及的速やかに発症機序を評価し，脳梗塞発症予防のための治療を直ちに開始するよう強く勧められる（グレードA）. TIA後の脳梗塞発症の危険度予測と治療方針の決定には，ABCD^{2}スコアをはじめとした予測スコアの使用が勧められる（グレードB）. 脳画像上の多発性虚血病変，主幹脳動脈病変合併例，ABCD^{2}スコア6～7点は1年以内の脳卒中再発リスクが高い（グレードB）.

1. 抗血小板薬の特徴と使い分け　93

2. TIA の急性期（発症 48 時間以内）の再発防止には，アスピリン 160～300 mg/日の投与が強く勧められる（グレード A）．急性期に限定した抗血小板薬 2 剤併用療法（アスピリン＋クロピドグレル）も勧められる（グレード B）.

3. 急性期以後の TIA に対する治療は，脳梗塞の再発予防に準じて行う.

脳梗塞慢性期　3-2　再発予防のための抗血小板療法

（1）非心原性脳梗塞（アテローム血栓性脳梗塞，ラクナ梗塞など）の推奨:

1. 非心原性脳梗塞の再発予防には，抗凝固薬よりも抗血小板薬の投与を行うよう強く勧められる（グレード A）.

2. 現段階で非心原性脳梗塞の再発予防上，最も有効な抗血小板療法（本邦で使用可能なもの）はシロスタゾール 200 mg/日，クロピドグレル 75 mg/日，アスピリン 75～150 mg/日（以上，グレード A），チクロピジン 200 mg/日（グレード B）である.

3. ラクナ梗塞の再発予防にも抗血小板薬の使用が勧められる（グレード B）. ただし十分な血圧のコントロールを行う必要がある.

4. アスピリン（50 mg/日）とジピリダモール（400 mg/日）の併用は，わが国では行わないよう勧められる（グレード D）.

5. 1 年間以上の抗血小板薬 2 剤の併用は，抗血小板薬単剤と比較して，有意な脳梗塞再発抑制効果は実証されておらず，むしろ出血性合併症を増加させるために，行わないよう勧められる（グレード D）.

6. 抗血小板薬を使用中の頭蓋内出血を予防するために，収縮期血圧は 130 mmHg 未満に管理することが根拠は不十分であるが，勧められる（グレード C1）. ただし，両側頸動脈高度狭窄例や主幹動脈閉塞例では降圧は慎重に行う.

7. 出血時の対処が容易な処置・小手術（抜歯，白内障手術など）の施行時は，抗血小板薬の内服続行が勧められる．出血高危険度の消化管内視鏡治療の場合は，血栓塞栓症の発症リスクが高い症例では，アスピリンまたはシロスタゾールへの置換を考慮する（グレード C1）.

2. CHANCE[10]

目的: 急性期虚血性脳卒中に対するクリピドグレル＋アスピリン併用療法の有用性を検討する.

対象: 発症から 24 時間以内の高リスク TIA/軽症脳梗塞 5170 例

治療: クロピドグレル 75 mg/日＋アスピリン 75 mg 併用療法群とアスピリ

ン 75 mg/日単独群で比較検討

結果: 経過観察 90 日間で, 主要評価項目は脳卒中 (虚血性＋出血性) でハザード比 0.68 (0.57-0.81) と有意に併用群で低下. 出血は両群間で差はなかった.

結論: 急性期虚血性脳卒中にアスピリン＋クロピドグレル 21 日間の併用療法は安全で脳梗塞再発予防に有用であった.

3. CSPS Ⅱ[14]

目的: 非心原性脳梗塞におけるシロスタゾールの再発予防効果を検証する.

対象: 発症から 26 週間以内の非心原性脳梗塞 2757 例

治療: シロスタゾール 200 mg/日群とアスピリン 81 mg/日群を平均経過観察 29 か月

結果: 主要評価項目の脳卒中 (脳梗塞＋脳出血＋くも膜下出血) のハザード比は 0.742 (0.564-0.981), 出血イベントで 0.458 (0.296-0.711)

結論: 非心原性脳梗塞においてシロスタゾールはアスピリンよりも出血性イベントが有意に少なく, 脳卒中発症予防に有用であった.

📚 文献

1) Eikelboom JW, Hirsh J, Weitz JI, et al. Aspirin-resistant thromboxane biosynthesis and the risk of myocardial infarction, stroke, or cardiovascular death in patients at high risk for cardiovascular events. Circulation. 2002; 105: 1650-5.

2) Johnston SC, Amarenco P, Albers GW, et al. Ticagrelor versus aspirin in acute stroke or transient ischemic attack. N Engl J Med. 2016; 375: 35-43.

3) Uchiyama S, Ikeda Y, Urano Y, et al. The Japanese aggrenox (extended-release dipyridamole plus aspirin) stroke prevention versus aspirin programme (JASAP) study: a randomized, double-blind, controlled trial. Cerebrovasc Dis. 2011; 31: 601-13.

4) Shinohara Y, Nishimaru K, Sawada T, et al. Sarpogrelate-aspirin comparative clinical study for efficacy and safety in secondary prevention of cerebral infarction (S-ACCESS): a randomized, double-blind, aspirin-controlled trial. Stroke. 2008; 39: 1827-33.

5) Tanaka K, Ishikawa Y, Yokoyama M, et al. Reduction in the recurrence of stroke by eicosapentaenoic acid for hypercholesterolemic patients: subanalysis of the jelis trial. Stroke. 2008; 39: 2052-8.

6) Morrow DA, Alberts MJ, Mohr JP, et al. Efficacy and safety of vorapaxar in patients with prior ischemic stroke. Stroke. 2013; 44: 691-8.

1. 抗血小板薬の特徴と使い分け

7) Ciccone A, Motto C, Abraha I, et al. Glycoprotein iib-iiia inhibitors for acute ischaemic stroke. Cochrane Database Syst Rev. 2014: CD005208.

8) Chen ZM, Sandercock P, Pan HC, et al. Indications for early aspirin use in acute ischemic stroke: a combined analysis of 40000 randomized patients from the Chinese acute stroke trial and the international stroke trial. On behalf of the cast and ist collaborative groups. Stroke. 2000; 31: 1240-9.

9) Lee YS, Bae HJ, Kang DW, et al. Cilostazol in acute ischemic stroke treatment (CAIST trial): a randomized double-blind non-inferiority trial. Cerebrovasc Dis. 2011; 32: 65-71.

10) Wang Y, Zhao X, Liu L, et al. Clopidogrel with aspirin in acute minor stroke or transient ischemic attack. N Engl J Med. 2013; 369: 11-9.

11) Johnston SC, Easton JD, Farrant M, et al. Clopidogrel and aspirin in acute ischemic stroke and high-risk tia. N Engl J Med. 2018; 379: 215-25.

12) Baigent C, Blackwell L, Collins R, et al. Aspirin in the primary and secondary prevention of vascular disease: collaborative meta-analysis of individual participant data from randomised trials. Lancet. 2009; 373: 1849-60.

13) Sudlow CL, Mason G, Maurice JB, et al. Thienopyridine derivatives versus aspirin for preventing stroke and other serious vascular events in high vascular risk patients. Cochrane Database Syst Rev. 2009: CD001246.

14) Shinohara Y, Katayama Y, Uchiyama S, et al. Cilostazol for prevention of secondary stroke (CSPS 2): an aspirin-controlled, double-blind, randomised non-inferiority trial. Lancet Neurol. 2010. 9: 959-68.

15) Kamal AK, Naqvi I, Husain MR, et al. Cilostazol versus aspirin for secondary prevention of vascular events after stroke of arterial origin. Cochrane Database Syst Rev. 2011: CD008076.

16) Lee M, Saver JL, Hong KS, et al. Risk-benefit profile of long-term dual- versus single-antiplatelet therapy among patients with ischemic stroke: a systematic review and meta-analysis. Ann Intern Med. 2013; 159: 463-70.

17) Toyoda K, Uchiyama S, Hoshino H, et al. Protocol for cilostazol stroke prevention study for antiplatelet combination (CSPS. com): a randomized, open-label, parallel-group trial. Int J Stroke. 2015; 10: 253-8.

18) 日本脳卒中学会 脳卒中ガイドライン委員会, 編. 脳卒中治療ガイドライン 2015 [追補 2017 対応]. 東京: 協和企画; 2017. p.65, 83, 103.

〈星野晴彦〉

II. 抗血小板療法・抗凝固療法を究める

2

DAPT の有効性と安全性

Summary

》》 アスピリン（160〜300 mg/日）は急性期治療薬として高いエビデンスを有するが，その効果は限定的である．

》》 近年，強化抗血栓療法として抗血小板薬2剤併用療法（DAPT）が選択されるようになっている．

》》 薬剤の組み合わせはアスピリンとクロピドグレル（ローディングで開始）が一般的である．

》》 長期間の併用は出血合併症を増やすため，再発や病状悪化の危険性が高い急性期に限る．

》》 高リスク例を見極め早期から積極的に介入することが重要である．

　　非心原性脳梗塞では，血小板血栓が病態の鍵を握っており，急性期の著しい血小板活性化の制御が，治療の成否に直結する．抗血小板薬を脳梗塞急性期に用いる理由はここにある．米国心臓協会(American Heart Association: AHA)/米国脳卒中協会（American Stroke Association: ASA）急性期脳梗塞治療ガイドライン 2018[1]では，アスピリン（160〜325 mg）の投与をクラス I，エビデンスレベル A の治療法としており，内服困難例であっても経管あるいは経直腸的にでも投与すべきとして推奨している．他の抗血小板薬，例えばクロピドグレル（単独投与）やシロスタゾールは AHA/ASA ガイドラインに記載はなく，アスピリンは急性期治療薬として他の抗血小板薬とは一線を画す扱いとなっている．

2．DAPT の有効性と安全性 ● 97

一方，高度の動脈硬化を有する症例，例えば中大脳動脈に高度狭窄を有する一過性脳虚血発作（transient ischemic attack: TIA）や軽症脳梗塞では，アスピリン単独で十分な治療効果を得られず，再発作や病巣拡大を経験することも少なくない．このような症例に対する強化抗血栓療法として近年，抗血小板薬併用療法（dual antiplatelet therapy: DAPT）を積極的に行うようになった．本稿では，急性期のDAPTの現状を紹介する．

1 アスピリンの効果と限界

各国のガイドラインでアスピリンが重視される理由は，発症後48時間以内の急性期虚血性脳卒中患者2万例を対象としたIST（International Stroke Trial）[2]とCAST（Chinese Acute Stroke Trial）[3]という2つの大規模臨床試験に基づく．IST試験では300 mg，CAST試験では160 mgのアスピリンを用いた急性期治療により，入院早期の再発予防効果と有意な長期の転帰改善効果が認められている[4]．しかし，アスピリンの重篤な血管事故再発予防効果のnumber needed to treat（NNT）は平均約3週間の投与で111，すなわち111人に投与してようやく1件減らせる程度にすぎない．頸動脈や脳主幹動脈に狭窄を有する例は，早期の神経症状悪化や脳梗塞再発を起こしやすく，このような症例に生じている著しい血小板活性化をアスピリン単独で抑制できるかについては疑問が残る．

その一方で，アスピリンは症候性頭蓋内出血をわずかながら増加させる[4]．ISTやCASTは脳梗塞病型を限定していないため，心房細動を有する例が含まれていた影響で出血が増えたという意見もあるが，いずれにせよ，急性期のアスピリン単独投与はリスク・ベネフィットを考えると決して満足できるものとは言えない．

2 急性期の強化抗血栓療法

より強力な抗血栓療法として抗血栓薬の併用が有望視されてきた．一般的にDAPTとは作用部位の異なる抗血小板薬2種類の併用を指し，様々な選択肢 図1 の中からアスピリンとチエノピリジン系薬剤の組み合わせを指すことが多い．なお，抗血栓薬の併用には，抗凝固薬と抗血

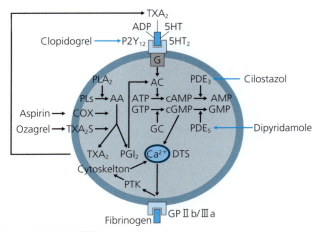

図1 抗血小板薬の作用機序
血小板活性化シグナルのカスケードと，抗血小板薬の作用点を示す．
AC: adenylate cyclase, AMP: adenosine monophosphate, ATP: adenosine triphosphate, DTS: dense tubular system, G: G-protein, GC: guanylate cyclase, GMP: guanosine monophosphate, GTP: guanosine triphosphate, PGI$_2$: prostaglandin I$_2$, PLA$_2$: phospholipase A$_2$, PLs: phospholipids, PTK: phosphorylated protein kinase, TXA$_2$S: thromboxane A

小板薬の併用（double antithrombotic therapy），抗凝固薬と抗血小板薬2剤（合計3剤）の併用（triple antithrombotic therapy）といった組み合わせがあるので，適切な用語で表現するよう心がける．

　日本には急性期に点滴静注で使える抗血栓薬として，オザグレル（抗血小板薬）やアルガトロバン（抗凝固薬）がある．このため，内服の抗血小板薬に注射薬を加えたdual療法/double療法，あるいはDAPTに抗凝固薬を上乗せしたtriple療法が行われることも少なくない．一方，注射薬として使用できる抗凝固薬は海外にはヘパリンしかなく，しかもその急性期の効果には懐疑的である．したがって，強化抗血栓療法の現実的な選択肢は，海外では内服で抗血小板薬を重ねるという一択しかない．

3 抗血小板薬併用療法(dual antiplatelet therapy: DAPT)

1) アスピリン＋クロピドグレル

　AHA/ASA ガイドライン 2018 には，アスピリンとクロピドグレルを併用した DAPT がクラス IIa，エビデンスレベル B-R として記載されている[1]．これは 2013 年に発表された CHANCE(Clopidogrel in High-risk Patients with Acute Nondisabling Cerebrovascular Events) 試験[5]が推奨根拠となっている．結果を要約すると，発症 24 時間以内の高リスク TIA と軽症脳梗塞 5,170 例において，クロピドグレルとアスピリンの併用群とアスピリン単独群を比較したところ，前者で 3 か月間の虚血性脳卒中の再発が有意に低下し，出血リスクは後者と同等であった．この試験でのクロピドグレルは，ローディング投与（300 mg）を行っており（筆者注: 日本でも 2018 年 2 月 26 日に社会保険診療報酬支払基金より審査状況提供事例として，クロピドグレル投与開始日 300 mg のローディングが認められた），強化抗血栓療法として発症早期から開始する DAPT の有用性が示唆された．また，急性期に DAPT を行った後，単剤に戻した際に懸念されるリバウンド現象はなく 1 年後にも転帰改善効果が継続していた 図2 [6]．

　CHANCE 試験が成功した要因の一つに，DAPT 期間を 21 日間と限定したことがある．実際，CHANCE 試験と同様に発症 24 時間以内の TIA または軽症脳梗塞を対象とした FASTER (Fast Assessment of Stroke and Transient ischemic attack to prevent Early Recurrence) 試験[7]は DAPT を 90 日間継続しているが，アスピリン単独と比べて脳卒中抑制効果に差はなく，症候性出血合併症が有意に多かった．DAPT は期間が長くなるにつれベネフィットをリスクが上回ってしまう．そうなる前に，抗血小板薬は単剤にするのが鉄則である．日本の脳卒中治療ガイドライン 2015 には 1 年以上の DAPT は行わないよう記載されているが[8]，筆者の施設では遅くとも発症 3 か月までに抗血栓薬は 1 剤にすることを原則としている．

　DAPT の効果について，適応となる高リスク例の見極めと，治療介入のタイミングという 2 つの側面から考えてみたい．頭蓋内外動脈に 50%

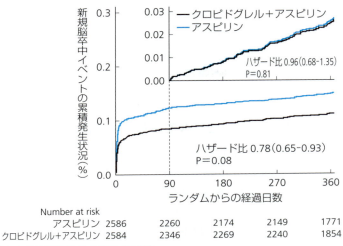

図2 CHANCE 試験の1年後の成績

クロピドグレルとアスピリンの併用群とアスピリン単独群の1年間の追跡結果を示す．1年間を通して併用群は一貫して新規脳卒中の発症が少ない．90日以降に限っても2群間に新規脳卒中発症率に差はなく，DAPT 終了後に懸念されたリバウンドは見られなかった．（Wang Y, et al. Circulation. 2015; 132: 40-6[6]）より改変）

以上の狭窄を伴い微小塞栓子（microembolic signals: MES）を認める発症7日以内の急性期脳梗塞を対象とした CLAIR（CLopidogrel plus Asprin versus aspirin alone for reducing embolisation in patients with acute symptomatic cerebral or carotid artery stenosis）試験[9]では，DAPT によって MES 検出頻度が有意に減少することが示された．この試験を CHANCE と比較してみたい．リスクの見極めでは CLAIR が厳しく，症例登録までの期間は CHANCE が短い．CLAIR では MES 陽性というより厳しい基準を設けることで，少し遅いタイミング（24時間以降7日以内）でもベネフィットを担保できる症例が抽出できたと考える．一方，CHANCE では軽症患者が対象となったが，24時間というより早いタイミングでの介入が良い結果につながった，と筆者は解釈している．実際，CHANCE のサブ解析で12時間以内に登録した症例ではより高い効果が得られたと報告されている[10]．

2018年に入り，発症12時間以内の TIA および軽症脳梗塞4,881例

を対象にクロピドグレル600 mgのローディングを行うPOINT（Platelet-Oriented Inhibition in New TIA and minor ischemic stroke）試験の結果が発表された．CHANCE本試験より早いタイミングで，さらに強力な強化抗血栓療法を行ったわけだが，脳梗塞の再発は有意に抑制されたものの，出血合併症も有意に増えるという結果であった[11]．

2) アスピリン＋ジピリダモール（＋クロピドグレル）

　海外にはアスピリンとジピリダモールの合剤が存在する．EARLY（Early treatment with aspirin plus extended-release dipyridamole）試験[12]は，発症24時間以内のTIAまたは脳梗塞を対象に，アスピリン（25 mg×2回/日）とジピリダモール（200 mg×2回/日）を発症後7日間併用した群を，アスピリン（100 mg/日）単独群と比較した．その結果，90日後の転帰に差はなく，重大な出血合併症を含む複合エンドポイントにも有意な差はなかった．両群とも発症8日目以降はアスピリンとジピリダモールの併用療法が行われており，急性期7日間に限った薬剤の差異は，大きな影響はなかったものと推察される．

　欧米で考えられる究極の強化抗血栓療法とも言えるアスピリンとジピリダモールの合剤にクロピドグレルを上乗せした3剤併用（triple antiplatelet therapy: TAPT）を，アスピリン＋ジピリダモールの2剤併用と比較したTARDIS（Triple Antiplatelets for Reducing Dependency after Ischaemic Stroke）試験の結果が2017年末に発表された[13]．発症後48時間以内の脳梗塞またはTIA患者3,096例が登録されたが，脳卒中やTIAの再発は両群で有意差はなかった．一方，TAPTはアスピリン＋ジピリダモールの2剤併用療法より重度の出血を有意に増やす結果となった．

　単純に数を増やせば良いというわけではなく，強化抗血栓療法には抗血小板薬の組み合わせや用量をよく考慮する必要がある．

3) アスピリン＋シロスタゾール

　脳梗塞急性期におけるアスピリン＋シロスタゾール併用療法とアスピリン単独療法とを比較するADS（acute dual study）[14]は，日本34施設が参加した医師主導多施設共同前向きオープンラベル，ランダム化比

較研究である．発症 48 時間以内の非心原性脳梗塞 1,201 例を対象とし，両群ともヘパリン，オザグレル，アルガトロバンの併用は認められている．主要評価項目は 14 日以内の神経症候の悪化，TIA/脳梗塞の再発，脳内出血，くも膜下出血と設定された．2018 年 3 月の日本脳卒中学会総会（Stroke 2018，福岡）で最終結果が発表されたが，主要評価項目はいずれも 2 群間に有意差はなかった．

両群とも点滴の抗血栓薬が使用されており，シロスタゾールの効果がマスクされてしまった可能性は残る．シロスタゾールには長期投与による転帰改善が期待され，実際 ADS でもその傾向は認められている．しかし急性期の強化抗血栓療法としてシロスタゾール追加は今ところ良い選択肢とは言えない．

4 抗血小板薬併用療法と単剤療法の比較: メタ解析

発症 3 日以内の急性期 TIA または軽症脳梗塞に対する DAPT と単剤療法を比較した 14 研究 9,012 症例のメタ解析[15]によると，DAPT は単剤療法に比べて，脳卒中再発（リスク比 0.69，95％信頼区間 0.60-0.80，P＜0.001）や，脳卒中，TIA，心筋梗塞または全死亡からなる複合エンドポイント（0.71，0.63-0.81，P＜0.001）を有意に減少させた．一方，重大な出血は増加するものの有意ではなかった（1.35，0.70-2.59，P＝0.37）図3 図4 [16]．

メタ解析の解釈にあたっては，試験規模の大きい試験の成績がより強く反映されてしまうことに注意を要する．実際，DAPT を検討した試験として CHANCE は群を抜いて症例数が多く，同規模の試験（つまり POINT 試験）との統合解析が発表されるまでは，急性期 DAPT の有効性と安全性については慎重なスタンスをとるべきであろう．現状で急性期 DAPT の推奨グレードが AHA/ASA ガイドライン 2018 でクラス IIa，脳卒中治療ガイドライン 2015［追補 2017 対応］でグレード B にとどまっているのは，この理由による．

急性期 DAPT の有効性と安全性をよく理解した上で[17]，適応となる症例には積極的に強化抗血栓療法を行う．

2. DAPT の有効性と安全性 ● 103

治療薬	イベント数 / 対象数 併用療法	単剤療法	リスク比(95% CI)
ASA＋CLP vs ASA	228/2937	328/2964	0.70(0.59-0.82)
ASA＋CLP vs CLP	10/256	11/235	0.83(0.36-1.93)
ASA＋DP vs ASA	19/358	31/390	0.64(0.37-1.10)
ASA＋DP vs DP	2/101	4/119	1.23(0.24-6.41)
ASA＋DP vs CLP	11/672	20/688	0.56(0.27-1.17)
ASA＋CLZ vs ASA	1/38	3/38	0.33(0.04-3.06)
Total	271/4362	397/4434	0.69(0.60-0.80)

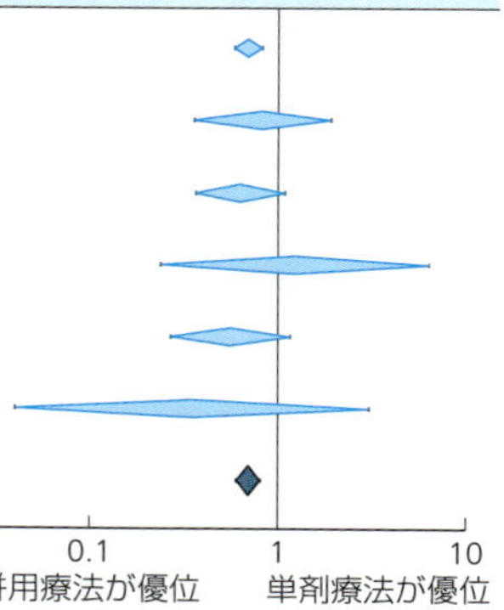

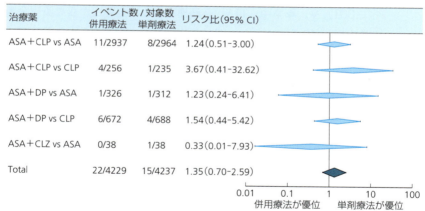

図3 急性期脳梗塞または TIA における DAPT と脳卒中再発リスク

様々な組み合わせで検討された抗血小板薬 2 剤併用療法と，単剤療法とのメタ解析を示す．ASA: aspirin，CLP: clopidogrel，DP: dipyridamole，CLZ: cilostazol
(山上　宏．In: 豊田一則，編．脳梗塞診療読本．第 2 版．東京: 中外医学社; 2016．p.117-37[16]より)

治療薬	イベント数 / 対象数 併用療法	単剤療法	リスク比(95% CI)
ASA＋CLP vs ASA	11/2937	8/2964	1.24(0.51-3.00)
ASA＋CLP vs CLP	4/256	1/235	3.67(0.41-32.62)
ASA＋DP vs ASA	1/326	1/312	1.23(0.24-6.41)
ASA＋DP vs CLP	6/672	4/688	1.54(0.44-5.42)
ASA＋CLZ vs ASA	0/38	1/38	0.33(0.01-7.93)
Total	22/4229	15/4237	1.35(0.70-2.59)

図4 急性期脳梗塞または TIA における DAPT と重大な出血リスク

様々な組み合わせで検討された抗血小板薬 2 剤併用療法と，単剤療法とのメタ解析を示す．ASA: aspirin，CLP: clopidogrel，DP: dipyridamole，CLZ: cilostazol
(山上　宏．In: 豊田一則，編．脳梗塞診療読本．第 2 版．東京: 中外医学社; 2016．p.117-37[16]より)

5 急性期 DAPT の積極的適応

　現時点で DAPT を積極的に考慮すべき患者像について私見を述べる. 非心原性脳塞栓症のうち, いわゆるアテローム血栓症 (atherothrombosis: ATIS) の要素が大きい症例である. 内頸動脈や中大脳動脈などの主幹脳動脈病変を有するアテローム血栓性脳梗塞, 大動脈弓腫による大動脈原性脳塞栓症は良い適応となろう. 実際, CHANCE 試験のサブ解析[18]から動脈原性塞栓を示唆する multiple acute infarction パターンを MRI で確認した症例で DAPT の効果がより高いことが示されている.

　また, 進行性脳卒中をきたす分枝粥腫病 (branch atheromatous disease) も DAPT を積極的に行うべき病態である. これにはアルガトロバンを加えた triple antithrombotic therapy も考慮し, さらに低分子デキストランで循環動態を安定させスタチンやエダラボンを併用するなどの工夫も必要となろう.

● エビデンス一覧 ●

1. CHANCE 試験[5]

　目的: Clopidogrel ＋初期 21 日間の aspirin の併用は, aspirin 単独に比べ 90 日間の脳卒中再発リスクを抑制するか否かを明らかにする.

　対象: 40 歳以上, 症状発現から 24 時間以内の軽症脳梗塞〔National Institute of Health stroke scale (NIHSS) スコア≦3〕または TIA (ABCD^{2}スコア≧4) の患者

　治療: 初日には全例 aspirin 75〜300 mg を投与し, 以下の 2 群に無作為割付け. 併用群 (2,584 例) では, clopidogrel を初日に 300 mg, 第 2〜90 日に 75 mg/日投与し, aspirin を第 2〜21 日に 75 mg/日併用. Aspirin 単独群 (2,586 例) は, 第 2 日〜90 日に 75 mg/日を投与

　結果: 脳卒中は併用群 212 例 (8.2%) で, aspirin 単独群 303 例 (11.7%) にくらべ抑制された (HR 0.68, 95%CI 0.57-0.81, P＜0.001). 中等度または重篤な出血は併用群 7 例 (0.3%), aspirin 単独群 8 例 (0.3%) と同程度であった (P＝0.73).

　結論: 発症から 24 時間以内に治療可能な一過性脳虚血発作 (TIA) または軽症脳卒中患者における 90 日間の脳卒中再発予防について, clopidogrel ＋

2. DAPT の有効性と安全性　● 105

初期 21 日間の aspirin 併用は aspirin 単独にくらべすぐれており，出血
リスクは上昇しなかった．

2．FASTER 試験[7]

目的: 90 日間投与を継続した場合の clopidogrel と aspirin 併用が aspirin 単
独療法より脳卒中発症予防効果が優れるか否かを検討する．

対象: 症状発現から 24 時間以内の TIA または軽症脳梗塞（NIHSS≦3）患者
392 例

治療: 併用群には aspirin と clopidogrel（初回投与量 300 mg，維持投与量
75 mg/日）を投与．単独療法群には aspirin（初回投与量 162 mg，維
持投与量 81 mg/日）を投与し，90 日間の脳卒中（虚血性，出血性）の
発症率を比較した．なお，本試験は simvastatin 投与の有無を加えた
2×2 デザインとなっていた．

結果: 90 日以内の脳卒中発症は両群間で差がなく（7.1% vs 10.8%，P＝
0.19），症候性出血性合併症（頭蓋内外を含む）は併用群で有意に多かっ
た（3% vs 0%，P＝0.03）

結論: 長期間にわたる aspirin と clopidogrel の併用で脳卒中発症リスクは減
少せず，出血リスクは増加した．

3．CLAIR 試験[9]

目的: 微小塞栓シグナル（microembolic signals: MES）を認める高リスク急
性期脳梗塞または TIA 症例に対し，aspirin と clopidogrel の併用療法
が，aspirin 単独療法より MES の減少効果があるかを検討する．

対象: 頭蓋内外動脈に 50%以上の狭窄を伴い，MES を認める発症 7 日以内の
急性期脳梗塞または TIA 患者 100 例

治療: Aspirin（75〜160 mg）と clopidogrel（初日 300 mg，以降 75 mg/
日）の併用群と aspirin 単独群（75〜160 mg）に分け，その後の MES
検出数を比較した．

結果: 併用群において有意に MES 出現頻度が低下することが示された．

結論: MES 陽性の高リスク例において，clopidogrel と aspirin の併用は aspi-
rin 単独よりも MES 抑制効果に勝っていた．

4．IST 試験[2]，5．CAST 試験[3]，6．EARLY 試験[12]，7．TARDIS 試験[13]

📚 文献

1) Powers WJ, Rabinstein AA, Ackerson T, et al. 2018 guidelines for the early management of patients with acute ischemic stroke. A guideline for healthcare professionals from the American Heart Association/American Stroke Association. Stroke. 2018; 49: e46-e110.

2) The International Stroke Trial (IST). A randomized trial of aspirin, subcutaneous heparin, both, or neither among 19435 patients with acute ischaemic stroke. International Stroke Trial Collaborative Group. Lancet. 1997; 349: 1569-81.

3) CAST: randomized placebo-controlled trial of early aspirin early aspirin use in 20,000 patients with acute ischaemic stroke. CAST (Chinese Acute Stroke Trial) Collaborative Group. Lancet. 1997; 349: 1641-9.

4) Chen ZM, Sandercock P, Pan HC, et al. Indications for early aspirin use in acute ischemic stroke: a combined analysis of 40000 randomized patients from the Chinese Acute Stroke Trial and the International Stroke Trial. Stroke. 2000; 31: 1240-8.

5) Wang Y, Wang Y, Zhao X, et al. Clopidogrel with aspirin in acute minor stroke or transient ischemic attack. N Engl J Med. 2013; 369: 11-9.

6) Wang Y, Pan Y, Zhao X, et al. Clopidogrel with aspirin in acute minor stroke or transient ischemic attack (CHANCE) trial. One-year outcomes. Circulation. 2015; 132: 40-6.

7) Kennedy J, Hill MD, Ryckborst KJ, et al. Fast assessment of stroke and transient ischaemic attack to prevent early recurrence (FASTER): a randomised controlled pilot trial. Lancet Neurol. 2007; 6: 961-9.

8) 日本脳卒中学会 脳卒中ガイドライン委員会. 脳卒中治療ガイドライン 2015〔追補 2017 対応〕. 東京: 協和企画; 2017. p.103-14.

9) Wong KS, Chen C, Fu J, et al. Clopidogrel plus aspirin versus aspirin alone for reducing embolization in patients with acute symptom cerebral or carotid artery stenosis (CLAIR study): a randomized, open-label, blinded-endpoint trial. Lancet Neurol. 2010; 9: 489-97.

10) Li Z, Wang Y, Zhao X, et al. Treatment effect of clopidogrel plus aspirin within 12 hours of acute minor stroke or transient ischemic attack. J Am Heart Assoc. 2016; 5: e003038.

11) Johnston C, Easton JD, Farrant M, et al. Clopidogrel and aspirin in acute ischemic stroke and high-risk TIA. N Engl J Med. 2018; 379: 215-25.

12) Dengler R, Diener HC, Schwartz A, et al. Early treatment with aspirin

plus extended-release dipyridamole for transient ischemic attack or ischemic stroke within 24 h of symptom onset (EARLY trial): a ran-domised, open-label, blinded-endpoint trial. Lancet Neurol. 2010; 9: 159-66.

13) Bath PM, Woodhouse LJ, Appleton JP, et al. Antiplatelet therapy with aspirin, clopidogrel, and dipyridamole versus clopidogrel alone or aspirin and dypiridamole in patients with acute cerebra, isch-aemia (TARDIS): a randomized, open-label, phase 3 superiority trial. Lancet. 2018; 391: 850-9.

14) http://www2.nms.ac.jp/ads/ (2018 年 4 月 7 日アクセス)

15) Wong KS, Wang Y, Leng X, et al. Early dual versus mono antiplatelet therapy for acute non-cardioembolic ischemic stroke or transient ischemic attack. An updated systematic review and meta-analysis. Circulation. 2013; 128: 1656-6.

16) 山上　宏. 急性期抗血栓療法. In: 豊田一則, 編. 脳梗塞診療読本. 第 2 版. 東京: 中外医学社; 2016. p.117-37.

17) Liu Y, Fei Z, Wang W, et al. Efficacy and safety of short-term dual- versus mono-antiplatelet therapy in patients with ischemic stroke or TIA: a meta-analysis of 10 randomizsed controlled trials. J Neu-rol. 2016; 263: 2247-59.

18) Jing J, Meng X, Zhao X, et al. Dual antiplatelet therapy in transient ischemic attack and minor stroke with different infarction patterns. Subgroup analysis of CHANCE randomized clinical trial. JAMA Neu-rol. published online March 26, 2018. doi: 10.1001/jamaneurol. 2018.0247

〈平野照之〉

Ⅱ. 抗血小板療法・抗凝固療法を究める

3

ワルファリンおよびDOACの特徴と使い分け

Summary

>>> 経口抗凝固薬には，ビタミンK依存性凝固因子の生成を阻害するワルファリンと，直接トロンビン阻害薬であるダビガトランやXa阻害薬であるリバーロキサバン，アピキサバン，エドキサバンなどの直接作用型経口抗凝固薬（DOAC）の2種類がある.

>>> ワルファリンは，治療域を維持するためにPT-INRのモニタリングが必要であり，食生活や併用薬の影響を受けやすい. 開始後，治療域になるまでに数日を要し，開始時に凝固能が一過性に亢進することもあり，ヘパリンの点滴静注を併用する必要がある.

>>> DOACは，凝固能のモニタリングが不要で簡便であるが，半減期が短いので良好なアドヒアランスが望まれる. また，減量基準や禁忌があり，年齢，体重，腎機能のモニタリングを行うことが肝要である.

>>> どの抗凝固薬を選択するかは，保険適応，ガイドライン，患者背景などを考慮して，ケース・バイ・ケースで判断する. 選択した抗凝固薬を適正に使用し，アドヒアランスを良好に保つことが大切である. そして，出血性合併症を防ぐために，厳格な血圧のコントロールを行い，PPIなどの抗潰瘍薬の投与も考慮すべきである.

1 経口抗凝固薬の適応

非弁膜症性心房細動（NVAF）患者における虚血性脳卒中および全身

性塞栓症の発症予防に，ワルファリンあるいは直接作用型経口抗凝固薬（DOAC: direct oral anticoagulant）である直接トロンビン阻害薬（ダビガトラン）やXa阻害薬（リバーロキサバン，アピキサバン，エドキサバン）の経口投与が推奨される[1-3]．各種DOACが開発された際のランダム化比較試験（RCT: Randomized Controlled Trial）[4-7]やReal Worldでの観察研究[8]において，NVAF患者に対して，DOACはワルファリンと同等もしくはそれ以上の脳梗塞および全身塞栓症の発症抑制効果があることが示され，さらに，頭蓋内出血を含む重篤な出血性合併症はワルファリンと比較して明らかに少なかった．ただし，消化管出血の合併は，ワルファリンと比較してDOACのほうが高率であるので留意する必要がある．

DOACはNVAF患者における脳梗塞の発症予防に適応が限定されていて，人工弁や弁膜症性心房細動を伴う患者に対しては，DOACにはエビデンスがないので現時点では適応はない．

肺血栓塞栓症や奇異性脳塞栓症の原因となる深部静脈血栓症などの静脈血栓塞栓症（VTE）の治療や再発予防には，ワルファリンとDOACによる抗凝固療法の適応がある[9,10]．

なお，非心原性脳梗塞（ラクナ梗塞やアテローム血栓性脳梗塞）の再発予防に関しては，抗凝固薬（ワルファリン）と抗血小板薬（アスピリン）の再発予防効果は同等であるが，抗凝固薬のほうが出血性合併症の頻度が高いので，非心原性脳梗塞に対しては，抗血小板薬が推奨される[11]．

2 各種経口抗凝固薬の特徴

1）ワルファリン（ワーファリン®）表1

ワルファリンはビタミンK依存性凝固因子（Ⅱ，Ⅶ，Ⅸ，Ⅹ）の生成を阻害することにより抗血栓作用を示す経口抗凝固薬である 図1．用量依存性に抗血栓作用を示し，用量が少なければ抗血栓作用が不十分で，用量が多くなると出血性合併症が問題になる．したがって，薬効を定期的にチェックして緻密なコントロールを行う必要がある．薬効の判定にはプロトロンビン時間国際標準比（PT-INR）が用いられる．ワル

表1 ワルファリンの特徴

* ビタミンK依存性の凝固因子の生成を抑制
* PT-INRのモニタリングが必要
* Paradoxical hypercoagulabilityの存在
* 導入時や観血的手技に際し，ヘパリン点滴の併用が必要
* 食生活や併用薬に影響されやすい
* ワルファリンの感受性は個人差が大きい
* ビタミンK欠乏による骨粗鬆症の危険性
* 安価
* 保険適応が広く，高度腎機能障害にも使用可能

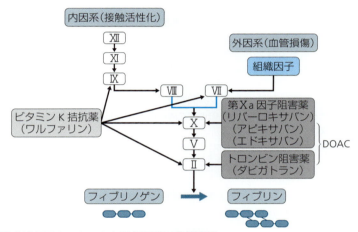

図1 血液凝固カスケードと抗凝固薬の作用部位

血液凝固には内因系と外因系のカスケードがあり，第X因子と第Ⅱ因子は両方のカスケードに共通している．ワルファリンはビタミンK拮抗薬であり，第Ⅱ，Ⅶ，Ⅸ，Ⅹ因子の生成を抑制する．リバーロキサバン，アピキサバン，エドキサバンは第Xa因子活性を直接阻害し，ダビガトランはトロンビン活性を直接阻害する．
(American College of Cardiologyより改変)

ファリン治療中のNVAFを合併した脳梗塞患者において，再発群と非再発群のINRを比較した研究で，INR 2.0未満では脳梗塞の再発率が有意に高く，INR 4.0～5.0では出血性イベントが多いので，脳梗塞発症予防のINRは2.0～3.0を目標に設定された 図2 [12]．さらに，我が国独自の研究結果から，出血性合併症を考慮し，70歳以上の高齢者ではINR 1.6～2.6が推奨されている[13]．

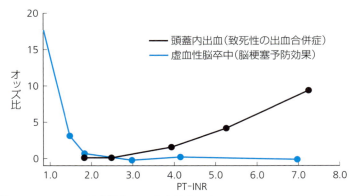

図2 ワルファリンの抗血栓作用と出血性合併症の関係

心房細動患者におけるワルファリンの抗血栓療法を検討した無作為化試験において，抗凝固療法の強度（PT-INR）と脳梗塞あるいは頭蓋内出血の発症リスク（オッズ比）との関連が検討された結果，PT-INR が 3.0 を超えると頭蓋内出血が増加し，PT-INR が 2.0 を割ると虚血性脳卒中が増加することが示された．
PT-INR: プロトロンビン時間国際標準比
オッズ比: PT-INR 2.0 のときの脳梗塞あるいは頭蓋内出血の発症リスクとのオッズ比
(Fuster V, et al. Eur Heart J. 2006; 27: 1979-2030 より改変)

　吸収されたワルファリンの 99％はアルブミンなどの血漿蛋白と結合し，遊離型ワルファリン（1％）のみが作用を示す．また，凝固因子の半減期が数日と長く，ワルファリン投与後 36～48 時間経過して，はじめて有効な抗凝固活性を示すので，初回導入時にワルファリンの効果が一定になるまでには時間がかかる．さらに，抗凝固活性を有するプロテイン C もビタミン K 依存性因子であり，ワルファリン導入時にプロテイン C が低下して，凝固能が一過性に亢進し（paradoxical hypercoagulability），脳梗塞を発症することがあるので注意が必要である[14]．そこで，速やかな抗凝固療法が必要な場合は，ワルファリンの効果が治療域になるまでヘパリンの点滴静注を併用することが推奨される．ワルファリンの半減期は約 37 時間と長く，投与を中止しても 2～3 日は抗凝固活性が持続する．ワルファリンは肝臓において代謝され，食生活や併用薬に影響されやすく，投薬量を一定にしても，薬効すなわち PT-INR を一定に保つことが困難な場合が多い．たとえば，納豆などビタミン K を多

表2	DOAC の特徴

＊トロンビンやXa活性の直接阻害薬
＊ワルファリンと比較し，頭蓋内出血は少ないが，消化管出血は多い
＊血液凝固能のモニタリングは不要
＊減量基準や禁忌があり，年齢，体重，腎機能のモニタリングが必要
＊薬効は短時間に発現し，初期導入や観血的手技への対応が容易
＊良好なアドヒアランスが必要
＊食生活や併用薬に影響されない
＊比較的高価
＊保険適応は非弁膜症性心房細動と静脈血栓塞栓症に限定

く含有する食物を摂取するとワルファリンの効果が減弱し，脳梗塞の発症が危惧される．一方，NSAIDs を服用すると，ワルファリンの効果が増強し，出血性合併症を併発することが危惧される．さらに，ワルファリン耐性が存在して，治療域の維持にワルファリンが 5 mg/day 以上必要となることがある．反対に，ワルファリンの標的分子であるビタミンK エポキシド還元酵素複合体サブユニット 1（VKORC1）および代謝を担う CYP2C9 の遺伝子多型により，ワルファリンの感受性が高く，必要量が少なくてすむ場合もある．このようにワルファリンの感受性は個人差が非常に大きいことも問題である．

　ワルファリン治療に際しては，ビタミン K を含む食物の摂取を控えるため，慢性的にビタミン K 欠乏状態に陥る危険性があり，さらにワルファリン自体が凝固因子以外のビタミン K 依存性のいくつかのタンパクの生成も抑制するので，骨粗鬆症や動脈硬化が進展する可能性も危惧されている．この点に関する明らかなエビデンスは現時点でないが，ワルファリン治療による動脈硬化の進展に関する研究も行われている．

2) DOAC 表2

　DOAC には，直接トロンビン阻害薬であるダビガトラン（プラザキサ®）とXa阻害薬であるリバーロキサバン（イグザレルト®），アピキサバン（エリキュース®），エドキサバン（リクシアナ®）がある 図1 ．各薬剤の特徴を 表3 に示した．DOAC に共通する特徴としては，ワルファリンと比較して半減期は短く，薬物血中濃度にピーク期とトラフ期が存在する．ピーク期に適切な量の DOAC があれば，良好な抗凝固作

表3 各種直接作用型経口抗凝固薬（DOAC）の特徴

種類	ダビガトラン	リバーロキサバン	アピキサバン	エドキサバン
標的因子	トロンビン	Ⅹa 因子	Ⅹa 因子	Ⅹa 因子
効用	NVAF	NVAF・VTE	NVAF・VTE	NVAF・VTE
投与回数	2 回	1 回	2 回	1 回
用法・用量	150 mg 1 日 2 回	15 mg 1 日 1 回	5 mg 1 日 2 回	60 mg 1 日 1 回
減量用量	110 mg 1 日 2 回	10 mg 1 日 1 回	2.5 mg 1 日 2 回	30 mg 1 日 1 回
減量基準	CCr 30〜50 mL/min 70 歳以上 消化管出血の既往	CCr 30〜50 mL/min 「CCr 15〜30 mL/min でより慎重に（NVAF）」	80 歳以上 体重 60 Kg 以下 血清 Cr 1.5 mg/dL 以上 （上記の 3 項目のうち 2 項目以上を満たす場合） P-糖蛋白阻害薬の併用	CCr 30〜50 mL/min 体重 60 Kg 以下 P-糖蛋白阻害薬の併用 「CCr 15〜30 mL/min でより慎重に」
禁忌	CCr 30 mL/min 未満 P-糖蛋白阻害薬の併用	CCr 15 mL/min 未満（NVAF） CCr 30 mL/min 未満（VTE） P-糖蛋白阻害薬の併用	CCr 15 mL/min 未満（NVAF） CCr 30 mL/min 未満（VTE）	CCr 15 mL/min 未満（NVAF・VTE）
半減期（時間）	10.7〜11.8	5.7〜8.7	6.12〜8.11	8.6〜9.44
Tmax（時間）	0.5〜2	0.5〜4	3〜3.5	0.5〜3
代謝	プロドラッグ グルクロン酸抱合	主に肝代謝 （CYP3A4, CYP2J2）	主に肝代謝 （CYP3A4/5）	主に肝代謝 （カルボキシエステラーゼ 1・CYP3A4）
P-糖蛋白の基質	○	○	○	○
腎排泄	85%	42%	27%	35%

NVAF: 非弁膜症性心房細動，VTE: 静脈血栓塞栓症

用を呈し，トラフ期には抗凝固効果はなく，患者自身の凝固状態に服する．このように抗凝固活性がリセットされることが，有効血中濃度の範囲が広い理由と考えられる．NVAF 患者において，DOAC はワルファリンと同等もしくはそれ以上の脳梗塞および全身塞栓症の抑制効果があり，一方で頭蓋内出血を含む重篤な出血性合併症はワルファリンと同等か，むしろ低率であるという利点がある[15,16]．ワルファリンは第Ⅶ因子

を強く抑制し，第VII因子と組織因子の結合を阻害するが，DOACは第VII因子を抑制しないので，ワルファリンに比べて出血性合併症が生じにくいと考えられる．さらに，Xa阻害薬は，ピーク期でも微量のトロンビン産生があり，良好な抗血栓作用を呈する濃度でも，出血時間はほとんど延長しない．ただし，消化管出血の合併は，ワルファリンと比較してDOACのほうが高率なので留意しなければならない[15,16]．

DOACでは，用量は固定され，治療域にコントロールするために血液検査を定期的に行う，すなわちモニタリングの必要がなく，簡便である．また，食物や薬物の影響を受けることが少ないことも利点である．ただし，腎機能，年齢，体重，P-糖蛋白阻害薬の併用などで，DOACの薬剤毎に減量基準や禁忌があり，各薬剤の特徴を理解して使用することが肝要である．現時点ではDOAC各々を直接対比したランダム化比較試験が存在しないので，DOACの中でどれが優れているかの判断はできない．どの抗凝固薬を選択するかは，各薬剤の特徴を理解した上でpatient-orientedにケース・バイ・ケースで決定することになる[17]．

NVAF患者においてDOACはワルファリンに比較して利点が多いことは前述したが，最近のReal Worldでの観察研究でも，RCTのデータと同様な結果が報告され，DOACはワルファリンの有効な代替薬であることが実証されている[8]．

また，DOACの利点として，血液凝固能を定期的にモニタリングする必要がないと述べたが，DOACの投与を長期間継続した場合に，患者の加齢が進み，腎機能の悪化や体重減少が起こり，患者の背景が投与開始時と異なり，いつの間にか減量基準や禁忌に陥る危険性がある．実際，DOAC（ダビガトラン）が初めて市販された際に，減量基準を無視して過量投与された例があり，出血性合併症が頻発したために，添付文書に「警告」欄が追加された．反対に，DOAC開始時に減量基準に該当していた患者の体重が増加したり，腎機能が改善したりして，意図せずに投与基準より低用量を服用することになり，脳梗塞の発症率が増大したというReal Worldでの観察研究の結果が報告されている[18]．したがって，DOAC投与中の患者では，年齢，体重，腎機能は，定期的にモニタリングして，減量基準や禁忌に該当するかを適宜確認する必要がある[19]．

表4 ガイドラインに基づく抗凝固療法の選択

リスクプロファイル	推奨される治療法		
	JCS 2013*	ACC/AHA 2014	ESC 2016
リスク因子なし CHA_2DS_2-VASc＝0	抗血栓療法不要	抗血栓療法不要	抗血栓療法不要
CHA_2DS_2-VASc＝1		不要または ASA または OAC	VKA よりも DOAC
CHA_2DS_2-VASc≧2		DOAC または VKA	VKA よりも DOAC
$CHADS_2$＝1	DOAC		
$CHADS_2$≧2	DOAC または VKA		
その他のリスク: 心筋症，65≦年≦74， 血管疾患	考慮可: DOAC または VKA		

*同等レベルの適応がある場合，DOAC が VKA よりも望ましい.
JCS: 日本循環器学会，ACC/AHA: 米国心臓病学会/米国心臓協会，ESC: 欧州心臓病学会，
ASA: アスピリン，OAC: 経口抗凝固薬，VKA: ビタミン K 拮抗薬（ワルファリン），
DOAC: 直接作用型経口抗凝固薬

　　発売当初，DOAC には拮抗薬がなく，出血時の対応に問題があった．しかし，最近，DOAC の拮抗薬が開発され，使用可能になってきている．

3　ワルファリンと DOAC の使い分け

1）保険適用

　　ワルファリンは，NVAF に限らず，あらゆるタイプの血栓塞栓症（静脈血栓症，心筋梗塞，肺塞栓症，脳塞栓症，緩徐に進行する脳血栓症など）の治療および予防に適応がある．一方，DOAC は NVAF と VTE の患者のみに適応がある．したがって，弁膜症や人工弁などの場合は，DOAC には適応がなく，ワルファリンを使用することになる．

2）ガイドラインにおける推奨 表4

　　我が国の脳卒中治療ガイドライン 2015[2]や日本循環器学会の 2013 年のガイドライン[3]では，NVAF 患者で $CHADS_2$ スコアが 2 点以上では DOAC もしくはワルファリンが強く勧められ，1 点では DOAC が推奨

される．なお，$CHADS_2$スコア0点では，両ガイドラインともに，心筋症，年齢65歳以上，血管疾患の合併がある場合に，DOACもしくはワルファリンを考慮しても良いとしている．一方，欧米ではCHA$_2$DS$_2$-VAScスコアが用いられ，ESC 2016[20]では，CHA$_2$DS$_2$-VAScスコアが1点でも，2点以上でも，ワルファリンよりもDOACを推奨している．

　脳梗塞発症リスクが低い，$CHADS_2$スコアが1点以下のNVAF患者は，NVAF全体の60%程度と実臨床では圧倒的に多い．心原性脳塞栓症で入院した症例を解析したところ，発症前の$CHADS_2$スコア0点が9.1%，1点が29.6%で，合計で39.7%と多かった[21]．そこで，$CHADS_2$スコアが1点の患者，あるいは0点でも心筋症，年齢65歳以上，血管疾患の合併がある場合は，ガイドライン[2,3]には抗凝固療法を考慮して良いとの記載であるが，むしろ積極的に抗凝固療法を行うべきと筆者は考える．そして，出血性合併症の少ないDOACが好ましいと考えられるが，これに関するエビデンスはない．

（註）$CHADS_2$スコアは，心不全（C），高血圧（H），高齢（75歳以上）（A），糖尿病（D）が各1点で，脳梗塞またはTIAの既往（S_2）を2点として，合計点数（0～6点）で表され，CHA$_2$DS$_2$-VAScスコアは，心不全（C），高血圧（H），糖尿病（D），血管疾患（V），年齢（65歳以上74歳以下）（A），女性（Sc）が各1点で，年齢（75歳以上）（A_2）と脳梗塞またはTIAの既往（S_2）を2点として，合計点数（0～9点）で表され，いずれのスコアも点数が高いほど脳梗塞の発症リスクが増大する．

3) 新規患者

　NVAF患者に新規に抗凝固療法を開始する場合，ワルファリンと比較してDOACは脳梗塞発症予防効果が同等で出血性合併症が少ない利点があるので，基本的にはDOACが推奨される．ただし，DOACのどれを選択すべきか，現時点で明らかなエビデンスはない．現在使用できる4種類のDOACでは，作用機序が直接トロンビン阻害薬 or Xa阻害薬，服用回数が1日1回 or 1日2回，腎排泄率の割合（ダビガトランが85%と高い）などが，主要な相違点である．実臨床では，肝機能，腎機能，年齢，体重，併用薬，服薬のアドヒアランス，経済面，などの患

者背景を確認し，表3 に示した各種薬剤の特徴を考慮して，patient-oriented に薬剤を選択することになる．

　速やかな抗凝固療法の導入が必要な場合，定期的な血液検査を望まない患者，あるいは納豆などの愛好者にも DOAC が勧められる．アドヒアランスが不良の患者では半減期が短い DOAC よりもワルファリンのほうが影響が少なく，ワルファリンが相対的に勧められるが，抗凝固療法ではアドヒアランスを良好に保つことが基本である．また，高度の腎機能低下（CCr<30 mL/min），低体重（<40 kg）あるいは極端な高体重の場合など，定用量の DOAC では血中濃度が極端に低値あるいは高値になる可能性があるので，ワルファリンが推奨される．ワルファリンには PT-INR を測定して，用量調節をさじ加減できるメリットがある．さらに，経済的な理由でワルファリンを希望する患者もいる．

4) 抗血小板薬との併用に関して

　虚血性心疾患や頸動脈狭窄症などでステントを留置した患者が心房細動を併発した場合，抗血小板薬と抗凝固薬が併用されることになる．ステント留置後は，一般的には抗血小板薬 2 剤併用療法（DAPT: dual antiplatelet therapy）が行われる．NVAF の合併でさらに抗凝固薬が併用されると，抗血栓薬が 3 剤となり，高い出血リスクが懸念される．実際，DAPT＋ワルファリン（3 剤併用群）とクロピドグレル＋ワルファリン（2 剤併用群）を比較した WOEST 試験[22]では，3 剤併用群（44.4%）は 2 剤併用群（19.4%）より出血性合併症の発現率が有意に高かった．したがって，3 剤併用の出血リスクを十分に把握し，できるだけ抗血小板薬を 1 剤にすることが推奨される．また，ステント血栓症の発症率が低いステントを使用して，DAPT 期間を短縮することが望まれる．

　抗血小板薬と抗凝固薬を併用する場合に，ワルファリンと DOAC のどちらを選択すべきかについては十分なエビデンスはない．DOAC は薬効の調節が困難であるが，ワルファリンは用量調節ができるので，ワルファリンを勧める意見もある．しかし，今後，DOAC 服用患者でステント留置術が施行される症例が増えることが想定され，実臨床でのエビデンスの蓄積が待たれる．そして，DOAC 単剤でもステント血栓症が抑制できるステントの開発が望まれる．

118

5) ワルファリン服用患者

　既にワルファリンを服用している NVAF 患者には，ワルファリンと DOAC の相違点，および患者の背景因子を説明し，患者の希望を確認して薬剤を選択することになる．数年来ワルファリン療法を継続し，副作用もなく脳梗塞の発症が予防されてきた患者には DOAC への変更を積極的に推奨はしないが，PT-INR のコントロールが不良である患者には DOAC への変更を勧める．DOAC の利点を説明すると DOAC への変更を希望する患者は実際には多い．そして，定期的な採血の必要がなくなり，納豆が食べられ，さらに，簡単な小手術も最小限の休薬で可能となり，患者の満足度は比較的高い．ただし，DOAC に変更後，会計時の支払が高額になり，再度ワルファリンに戻すように希望した患者もいる．

6) 高齢者

　高齢者では出血リスクが増大するために，すべての抗凝固薬の添付文書には，高齢者は慎重投与と記載されている．NVAF では，加齢に伴い出血リスクが増大するが，それ以上に脳梗塞の発症率が増大する[23]．そして，最近の Real World の報告では高齢者においても，ワルファリンと比較して DOAC は脳梗塞発症予防効果が同等で出血性合併症が少ないことが示された[24]．したがって，健常高齢者ではワルファリンよりも DOAC が推奨されると考えられる．しかし，フレイル，転倒，認知症などの合併や要介護状態で施設入所中の高齢者への抗凝固療法の適応に関しては，RCT のエビデンスはなく，ケース・バイ・ケースでの判断が望まれる．なお，リバーロキサバンとエドキサバンでは年齢による減量基準はないが，ダビガトランは 70 歳以上，アピキサバンは 80 歳以上で，かつ，体重 60 kg 以下あるいは Cr 1.5 以下の場合が，減量基準である．

4 抗凝固療法の基本

　どの抗凝固薬を選択するかの議論よりも，選択した抗凝固薬を**適正に使用**し，患者に十分な説明をして**アドヒアランスを良好に保つ**ことが大

3. ワルファリンおよび DOAC の特徴と使い分け　119

切である．そして，出血性合併症を防ぐために，**厳格な血圧のコント
ロール**を行うことが肝要である．また，**PPI** などの抗潰瘍薬の投与も考
慮すべきである．さらに，**ワルファリンでは PT-INR のモニタリング**を，
DOAC では年齢，体重，腎機能のモニタリングを定期的に行う必要があ
る．

● エビデンス一覧 ●

1. Hylek EM, et al. N Engl J Med. 1996; 335: 540-6[12]

   目的: Case control study により，NVAF 患者に対するワルファリン治療で，
   脳梗塞発症予防効果のある最小の抗凝固能を明らかにする．

   方法: 心房細動を合併してワルファリン治療中に脳梗塞を発症した連続 74 症
   例と，NVAF で抗凝固療法中の外来患者 222 症例を対照とし，PT-INR
   を測定した．

   結果: INR が 2.0 以下になると，急峻に脳梗塞の発症リスクが増大した．

   結論: 以前の研究で，INR が 3.0 以上では脳出血のリスクが増大することが示
   されているので，INR を 2.0〜3.0 にコントロールすることが有用であ
   ることが示された．

2. Yasaka M, et al. Intern Med. 2001; 40: 1183-8[13]

   目的: NVAF 患者における脳梗塞の再発予防で，最適の PT-INR を明らかにす
   る．

   方法: 203 症例を登録し，年齢および PT-INR と脳梗塞および脳出血の発症リ
   スクとの関係を解析した．

   結果: 平均追跡期間 653 日間で，高齢者で脳梗塞も脳出血も発症リスクが高
   く，PT-INR が 1.59 以下，1.60〜1.99，2.00〜2.59，2.60 以上では，
   脳卒中の発症リスクは，それぞれ 8.6%，3.8%，4.9%，25.7% であっ
   た．

   結論: 高齢 NVAF 患者の脳卒中予防には，PT-INR を 1.6〜2.6 にコントロー
   ルすることが妥当である．

3. Ruff CT, et al. Lancet. 2014; 383: 955-62[15]

   目的: NVAF 患者の脳卒中予防におけるワルファリンと DOAC の有効性と安
   全性を比較する．

   方法: 2009 年 1 月から 2013 年 11 月までに行われた第 3 相の 4 つの無作為

対照試験を選び，合計 71,683 症例を対象にメタ解析を行った.

結果: DOAC はワルファリンより 19％だけ，脳卒中や全身塞栓症を減少させた. ワルファリンと比較し，DOAC では主に頭蓋内出血が少なかった. ただし，消化管出血は多かった.

結論: DOAC は NVAF 患者の脳卒中予防において，良好な損益バランスを示した.

4. Ntaios G, et al. Stroke. 2017; 48: 2494-503[8]

目的: NVAF 患者の脳卒中予防におけるワルファリンと DOAC の有効性と安全性をリアルワールドで比較する.

方法: 2017 年 1 月までに得られた，ワルファリンあるいは DOAC（ダビガトラン，リバーロキサバン，アピキサバン）を服用中の NVAF 患者の全国的な観察研究や保険のデータベースを解析し，脳梗塞や全身塞栓症，心筋梗塞，頭蓋内出血，死亡を含む，予後を比較検討した.

結果: 全体で 28 の研究からメタ解析された結果，DOAC はワルファリンより，頭蓋内出血を約 50％減少させ，脳梗塞と全身塞栓症は同等であった. ただし，消化管出血は多かった.

結論: DOAC はリアルワールドでも RCT の結果と同様に，NVAF 患者の脳卒中予防に有用であることが示された.

📚 文献

1) 高嶋修太郎，伊藤義彰，編. 必携脳卒中ハンドブック. 第 3 版. 東京: 診断と治療社; 2017.
2) 日本脳卒中学会 脳卒中ガイドライン委員会，編. 脳卒中治療ガイドライン 2015 ［追補 2017 対応］. 東京: 協和企画; 2017.
3) 日本循環器学会. 心房細動治療（薬物）ガイドライン（2013 年改訂版）. [http://www.j-circ.or.jp/guideline/pdf/JCS2013_inoue_h.pdf]
4) Connolly SJ, Ezekowitz MD, Yusuf S, et al. Dabigatran versus warfarin in patients with atrial fibrillation. N Engl J Med. 2009; 361: 1139-51.
5) Patel MR, Mahaffey KW, Garg J, et al. Rivaroxaban versus warfarin in nonvalvular atrial fibrillation. N Engl J Med. 2011; 365: 883-91.
6) Granger CB, Alexander JH, McMurray JJ, et al. Apixaban versus warfarin in patients with atrial fibrillation. N Engl J Med. 2011; 365: 981-92.
7) Giugliano RP, Ruff CT, Braunwald E, et al. Edoxaban versus warfarin in patients with atrial fibrillation. N Engl J Med. 2013; 369: 2093-

104.

8) Ntaios G, Papavasileiou V, Makaritsis K, et al. Real-world setting comparison of nonvitamin-K antagonist oral anticoagulants versus vitamin-K antagonists for stroke prevention in atrial fibrillation. A systematic review and meta-analysis. Stroke. 2017; 48: 2494-503.

9) Comerota AJ, Ramacciotti E. A comprehensive overview of direct oral anticoagulants for the management of venous thromboembolism. Am J Med Sci. 2016; 352: 92-106.

10) Lim HY, Nandurkar H, Ho P. Direct oral anticoagulants and the paradigm shift in the management of venous thromboembolism. Semin Thromb Hemost. 2018; 44: 261-6.

11) Chimowitz MI, Lynn MJ, Howlett-Smith H, et al. Comparison of warfarin and aspirin for symptomatic intracranial arterial stenosis. N Engl J Med. 2005; 352: 305-16.

12) Hylek EM, Skates SJ, Sheehan MA, et al. An analysis of the lowest effective intensity of prophylactic anticoagulation for patients with nonrheumatic atrial fibrillation. N Engl J Med. 1996; 335: 540-6.

13) Yasaka M, Minematsu K, Yamaguchi T. Optimal intensity of international normalized ratio in warfarin therapy for secondary prevention of stroke in patients with non-valvular atrial fibrillation. Intern Med. 2001; 40: 1183-8.

14) Tepper PG, Liu X, Hamilton M, et al. Ischemic stroke in nonvalvular atrial fibrillation at warfarin initiation. Assessment via a large insurance database. Stroke. 2017; 48: 1487-94.

15) Ruff CT, Giugliano RP, Braunwald E, et al. Comparison of the efficacy and safety of new oral anticoagulants with warfarin in patients with atrial fibrillation: a meta-analysis of randomised trials. Lancet. 2014; 383: 955-62.

16) Wang KL, Lip GY, Lin SJ, et al. Non-vitamin K antagonist oral anticoagulants for stroke prevention in Asian patients with nonvalvular atrial fibrillation: meta-analysis. Stroke. 2015; 46: 2555-61.

17) López-López JA, Sterne JAC, Thom HHZ, et al. Oral anticoagulants for prevention of stroke in atrial fibrillation: systematic review, network meta-analysis, and cost effectiveness analysis. BMJ. 2017; 359: j5058.

18) Shinoda N, Mori M, Tamura S, et al. Risk of recurrent ischemic stroke with unintended low-dose oral anticoagulant therapy and optimal timing of review. J Stroke Cerebrovasc Dis. 2018; 27: 1546-51.

19) Rottenstreich A, Zacks N, Kleinstern G, et al. Direct-acting oral anticoagulant drug level monitoring in clinical patient management. J Thromb Thrombolysis. 2018; 45: 543-9.

20) Kirchhof P, Benussi S, Kotecha D, et al. 2016 ESC Guidelines for the

management of atrial fibrillation developed in collaboration with EACTS. Eur Heart J. 2016; 37: 2893-962.

21）田口芳治，高嶋修太郎，道具伸浩，他．非弁膜症性心房細動に起因した心原性脳塞栓症発症時の抗血栓療法の状況に関する検討．脳卒中．2011; 33: 551-8.

22）Dewilde WJ, Oirbans T, Verheugt FW, et al. Use of clopidogrel with or without aspirin in patients taking oral anticoagulant therapy and undergoing percutaneous coronary intervention: an open-label, randomised, controlled trial. Lancet. 2013; 381: 1107-15.

23）Yamashita Y, Hamatani Y, Esato M, et al. Clinical characteristics and outcomes in extreme elderly (age≥85 years) Japanese patients with atrial fibrillation: the Fushimi AF registry. Chest. 2016; 149: 401-12.

24）Chao TF, Liu CJ, Lin YJ, et al. Oral anticoagulation in very elderly patients with atrial fibrillation: a nationwide cohort study. Circulation. 2018; 138: 37-47.

〈高嶋修太郎〉

Ⅱ. 抗血小板療法・抗凝固療法を究める

4

抗凝固療法と抗血小板療法の併用

Summary

>>> 抗凝固療法と抗血小板療法の併用は最も強力な抗血栓療法の組み合わせであり，出血のリスクも非常に高い．投与対象，薬剤選択および投与数，投与期間について細心の注意を払いながら実施する必要がある．

>>> 両治療法併用の適応としては，抗血小板療法では制御できない動脈硬化性病変および心原性脳塞栓症に動脈硬化性疾患（ステント治療を含む）の合併例が想定される．

>>> 今後は急性期を含めて，直接阻害型経口抗凝固薬を基本とし，アスピリン以外の抗血小板薬を1剤併用した治療法が主体となってくると予想される．

1 血栓止血学的にみた，抗凝固療法と抗血小板療法の併用

1) 血栓の組成で考える

①2つの血栓

　同じ抗血栓薬であっても，ワルファリンに代表される抗凝固療法とアスピリンに代表される抗血小板療法ではその作用機序が大きく異なるのは周知の通りである．

　通常，動脈壁で動脈硬化やその他の外力によって内膜に損傷が起こり，血小板の血管壁への付着・凝集が端緒となり血栓形成が始まる．ま

た動脈の狭窄部位では，ゴムホースを指でつまんだように，流速が急激に速くなり，血液が攪拌されやすい．これもまた，血小板活性化の引き金になる．動脈内の血栓形成を予防するためには，その第一段階と考えられる血小板凝集を抑制することが理論的である．しかし，すべて動脈血栓症なので心筋梗塞同様に脳梗塞にも全例抗血小板薬を投与すればよいと言うものではない．心筋梗塞に類似した病態と考えらえるアテローム血栓性脳梗塞の他にも，心原性脳塞栓症やラクナ梗塞という異なる病型が存在するからである．脳梗塞を起こす血栓は頭頸部の動脈その場所に形成されるばかりではなく，その上流から遊離血栓として飛来することも多い．つまり形成部位（原産地）と血栓症発症部位（消費地）が同一ではない症例が存在することを考慮しなければならない．ほぼ「地産地消」の冠動脈疾患とは様相が全く異なるのである．

②心原性脳塞栓症の異質性

現在，心原性脳塞栓症の原因のほとんどは非弁膜症性心房細動であり，血栓の「原産地」は左心房，特に左心耳とされている．ここから血栓の一部または全部が脳に流れ着く．心房細動では左心房が拡大しており，肺静脈から戻ってくる血液は，健常なら素通りしてしまうはずが，大きく緩やかに渦を巻くようになる．左心耳は盲端状の無用の構造物で，ここでは血流は淀んでほとんど動かなくなる．このような環境は動脈の血流とは程遠く，静脈に近いかそれ以上である．「動脈血が静脈化」しているので，強い血小板の賦活化が起こる状況にあらず，血中の組織因子の活性化から直接凝固系カスケードが発動されて血栓形成が起こると考えられている．通常動脈内の血栓では凝固系カスケードは血小板凝集に引き続いて活性化されるが，第1段階をスキップして強い凝固系の活性化が起こり，フィブリン凝固（第I因子）の網を大量に含む巨大な血栓を形成することになる．ただし，非弁膜症性心房細動以外の塞栓源となりうる心疾患での血栓形成機序はそこまで簡単ではない．弁膜上や心室内の血流は急速であり，血小板の活性化も同時に起こりうる環境であると理解するべきであろう．心室瘤はまた異なる血流環境を形作るはずである．

③動脈硬化病変における凝固系

もう一つ忘れてはならないのは，凝固系カスケードの活性化は心原性

4．抗凝固療法と抗血小板療法の併用 ● 125

脳塞栓症のみならずアテローム血栓性脳梗塞でも続発することである．急速な動脈血流であっても，高度狭窄や閉塞部位の直前は血流が徐々に停滞するため，動脈硬化病変でも凝固系の活性化は続発しうる．血小板凝集を阻止しても，狭窄病変が改善するわけではないことを認識する必要がある．抗血小板薬は左房内の血栓予防には無力と考えられるが，抗凝固薬はアテローム血栓性脳梗塞にも理論的には応用可能な余地があると筆者は考えている．

　非心原性脳梗塞に対する抗凝固療法単独のエビデンスは多くない．かなり以前に WARSS[1] と WASID[2,3] というアスピリンとワルファリンの有効性，安全性の比較検証試験が行われた．結果としてアスピリンに勝る結果は導き出せなかったが，有効性については遜色がなかった．逆に言えば，抗血栓作用としては抗凝固療法が抗血小板療法を代替しうる可能性を示唆したとも言える．ワルファリンよりも出血合併症がはるかに少ない直接阻害型経口抗凝固薬（DOAC: direct oral anticoagulant）であれば，さらに良好な結果が期待できそうであるが，データの蓄積はこれからである．

2) 病態で考える

　このように考えた場合，抗血小板療法の適応病態は大きく2つあると思われる．一つは乱流を起こしうる程度の一定以上の口径をもつ頭蓋内外の主幹動脈の狭窄症例，血小板が凝集しやすい高度な動脈硬化（内膜障害，粥腫）症例，もう一つはステントに代表される動脈内への血管内異物の挿入時である．

　抗血小板療法と抗凝固療法を併用する病態も2つ．血小板活性化が強い病態と心房細動が混在している場合，そして抗血小板療法だけでは血栓形成を抑止できない動脈硬化性病変の場合であると考えられる．前者の代表的な病態が心房細動症例に各種ステントを留置する場合か，ステントがすでに留置されている症例に心房細動が発症した場合である．後者の場合は急性期の重症アテローム血栓性脳梗塞症例と慢性期に抗血小板療法だけでは制御できない頭蓋内外から動脈弓の重度主幹動脈狭窄病変が該当する．

　心房細動とステント留置合併例の検証については，脳卒中領域から眺

めるといくつか問題がある．心房細動の多くは一時予防症例であり二次予防に特化したデータがないこと，ステント留置も冠動脈がほとんどあり，頸動脈のデータが欠如していることである．したがってここでは冠動脈ステントと心房細動合併例についてのみ言及せざるを得ない．

2 併用する場合の両治療法の投与設定は？

1) そもそも用量設定がなされている病態が非常に限られている

さまざまなガイドラインを紐解くとき，筆者が最も違和感を抱くのが抗血栓薬のくだりである．そもそも抗血栓薬はその強度によって全く異なる結果をもたらす可能性の高い薬剤であるが，ほとんどの記載が，薬剤そのものの投与の是非に終始している．これはおかしい．強いワルファリン療法とごく弱いワルファリン療法では意味がまったく異なるのは明らかである．アテローム血栓性脳梗塞にワルファリンを投与する場合，心房細動と同じ治療域で投与して良いはずがない．例えば前述した2つの非心原性脳梗塞を対象とした WARSS 試験（目標 INR＝1.4-2.8)[1]と WASID 試験（INR＝2.0-3.0)[3]では組み入れ基準が異なるものの，特に安全性の結果は乖離している．凝固系の活性化の程度に対応して投与量を決めるのが科学的であるが，EBM（Evidence based medicine）の世界では，その議論がすっぽり抜け落ちているのである．これは人種差にも言えることであり，抗血小板薬プラスグレルが欧米の1/4 の量で冠動脈疾患に対して我が国で認可されたのは記憶に新しい[4,5]．

脳梗塞急性期の場合，経口投与には制限が多く，経静脈的投与が確実な方法であるが，抗凝固療法で静脈投与が可能なものは，ヘパリン系薬剤とアルガトロバンのみである．急性期のヘパリンの投与は海外では推奨されておらず，アルガトロバンは我が国を中心に数か国でしか発売されていないため，投与量以前にエビデンスはほとんどないのが現状である．筆者らは，以前に抗血小板薬オザグレルと少量ヘパリンの併用療法の有効性について報告しているが，その際のヘパリンも凝固抑制というよりも凝固能是正目的として1日10,000 単位という少量を使用した[6]．

4. 抗凝固療法と抗血小板療法の併用 ● 127

2) 併用する抗血小板薬は 1 剤か 2 剤か

　一般的に冠動脈ステント，頸動脈ステント留置に際しては一定期間抗血小板薬を 2 剤（DAPT: dual antiplatelet therapy）投与する．これに抗凝固薬を加えれば TATT（triple antithrombotic therapy）ということになる．循環器内科領域ではこれまで TATT やむなしという姿勢を取っていた．しかしオランダで行われた WOEST 試験[7,8)]が 2013 年に発表されてから様相が異なってきた．WOEST 試験ではアスピリンとクロピドグレルの TATT よりもクロピドグレル 1 剤との併用（DATT: double antithrombotic therapy）の方が安全性はもとより有効性も高いことが報告され世間を驚かせた．TATT 群に大出血が多かったためにその後治療が中断し，結果として塞栓症イベントも高くなった可能性も指摘されており，他試験の結果を待つ必要があるが，これ以降 TATT の期間をなるべく短期間とし，早期に DATT に持ち込むような機運が高まったのも事実である．

　抗凝固薬をワルファリンから DOAC に変更した場合はどうだろうか？　先に述べた通り，DOAC の最大の強みは出血合併症が少ないことである．ワルファリンとの併用の場合はなるべく少なく，短くという方向性であったが，DOAC 併用の場合にはある程度は DAPT を効かせておいても大丈夫という意見もある一方で，効果としては DATT で十分ではないかとの反論も理解できる．心房細動を合併した冠動脈疾患例に対するワルファリンの TATT と DOAC を用いた DATT を直接比較した研究が 2 篇報告されている．リバーロキサバンを用いた PIONEER AF-PCI 試験[9,10)]とダビガトランを用いた RE-DUAL PCI 試験[11,12)]である．いずれの試験もワルファリンによる TATT と DOAC による DATT を比較した試験で，ワルファリンの TATT については，6 か月以内に抗血小板薬を 1 剤減らしてアスピリン抜きの DATT とするプロトコールになっている．そもそも TATT と DATT を比較する試験なので不公平感は拭えないが，少なくとも DOAC であればステント留置直後から DATT を行っても，血栓症イベントは増加しないことが確認された．

　頸動脈ステントについては今後の試験を待つ必要あるが，冠動脈に倣ってこれからは DATT が主流となることが予想される．

3) どのくらい続けるのか

　冠動脈ステントの領域では，TATT はもちろん DATT であっても可能な限り併用期間を短縮させ，抗凝固療法単独にする必要性が指摘されている．この議論には「地域差」があり，欧州ではなるべく短期間で抗凝固療法単剤に持ち込むことが強く提唱されているが，北米や我が国では消極的な意見が多い．具体的には，欧州であれば極力 6 か月以内に単剤に，その他の地域では 1 年を目安にしている場合が多い．冠動脈疾患以上に脳血管障害では脳出血のリスクが高いので，併用は最低限に留めることが望ましい．私見であるが，当初から DOAC-DATT を行う場合でもアスピリンの併用は行うべきではない．

● エビデンス一覧 ●

1. WARSS 試験[1]

   目的: 非心原性脳梗塞再発予防におけるアスピリンとワルファリンの比較検証

   対象: 発症 30 日以内の非心原性脳梗塞症例 2206 例，平均年齢約 63 歳，平均観察期間 2 年

   治療: アスピリン 330 mg 1 日 1 回もしくは目標治療域 INR＝1.4-2.8 のワルファリンを無作為二重盲検で前向きに比較．米国で実施

   結果: 一次エンドポイント（脳梗塞再発＋死亡）に両群で有意差なし．大出血にも有意差はなかった（アスピリン群年間 1.49％，ワルファリン群 2.22％）．

   結論: 非心原性脳梗塞再発予防について，アスピリンとワルファリンには有効性，安全性ともに差がない．

2. WASID 試験[2,3]　14 ページ参照

3. WOEST 試験[7,8]

   目的: 抗凝固療法適応症例にステント留置を行った場合，併用する抗血小板薬は 1 剤と 2 剤どちらが有用かを 1 年間検証

   対象: 1 年以上のワルファリン療法を必要とする待機的ステント治療の必要な重度冠動脈疾患 573 例，平均年齢 70 歳

   治療: ワルファリンによる抗凝固療法（目標治療域は適宜，心房細動は 7 割）に加えて，クロピドグレル 75 mg 単剤もしくはクロピドグレルとアス

4. 抗凝固療法と抗血小板療法の併用 ● 129

ピリン 325 mg 2 剤併用する．無作為前向きオープンラベル試験, オランダ, ベルギーで実施

結果: 一次エンドポイント（1 年間のすべての出血）は DATT 群が TATT 群よりも有意に少なかった．心血管イベント＋死亡についても, DATT 群で有意に少なかった．

結論: ワルファリンによる抗凝固療法に併用する抗血小板薬は 1 剤のみの方が好ましい可能性がある．

4. PIONEER AF-PCI 試験[9,10]

目的: 心房細動合併の待機的ステント留置対象症例について, ワルファリンによる TATT 療法とリバーロキサバンによる DATT 療法および TATT 療法の 1 年間の安全性, 有効性を比較検証

対象: 心房細動合併の待機的ステント留置症例 2124 例, 平均年齢 70 歳, 平均観察期間の記載なし

治療: ワルファリン TATT 群（INR＝2.0-3.0＋アスピリン 75 mg＋$P2Y_{12}$阻害薬）

リバーロキサバン DATT 群（15 mg 1 回＋$P2Y_{12}$阻害薬）およびリバーロキサバン TATT 群（2.5 mg 2 回＋アスピリン 75 mg＋$P2Y_{12}$阻害薬）の 3 群で比較．$P2Y_{12}$阻害薬選択, DAPT 併用期間は主治医判断．無作為化前向き PROBE 試験, 日本を含む全世界で実施

結果: 一次エンドポイント（1 年間の大出血および臨床的重要出血）はワルファリン TATT 群と比較して, リバーロキサバンの DATT 群, TATT 群は同等に有意に低率であった．心血管イベントは 3 群間で差はなかった．

結論: ワルファリンによる TATT に比較して, リバーロキサバン 1 回の DATT, 少量 2 回の TATT は出血合併症少なく, 有効性は同等であった．

5. RE-DUAL PCI 試験[11,12]

目的: 心房細動合併の待機的ステント留置対象症例について, ワルファリンによる TATT 療法と 2 用量のダビガトランによる DATT 療法の 1 年間の安全性, 有効性を比較検証

対象: 急性冠動脈症候群を含めた心房細動合併ステント留置症例 2725 例, 平均年齢は 70 歳, 平均観察期間 14 か月

治療: ワルファリンの TATT（INR＝2.0-3.0＋アスピリン 100 mg 以下＋$P2Y_{12}$阻害薬）, ダビガトランの DATT（150 または 110 mg 1 日 2 回＋

P2Y$_{12}$阻害薬）の3群で比較．P2Y$_{12}$阻害薬選択は主治医判断，ワルファリンTATT群のアスピリンは3か月以内に中止．前向き無作為化非劣性検証PROBE試験，日本を含む全世界で実施（米国とその他の地域で若干プロトコールが異なる）

結果: 一次エンドポイント（大出血および臨床的重大出血）はダビガトランDATT群では110 mg群で非劣性および優越性が，150 mg群で非劣性が認められた．心血管イベント＋死亡では，ダビガトランDATT統合群とワルファリンTATT群で非劣性が確認された．

結論: ダビガトランDATT群の安全性はワルファリンTATT群と同等以上であり，有効性でも非劣性であった．

📖 文献

1) Mohr JP, Thompson JL, Lazar RM, et al. A comparison of warfarin and aspirin for the prevention of recurrent ischemic stroke. N Engl J Med. 2001; 345（20）: 1444-51.

2) Design, progress and challenges of a double-blind trial of warfarin versus aspirin for symptomatic intracranial arterial stenosis. Neuro-epidemiology. 2003; 22: 106-17.

3) Chimowitz MI, Lynn MJ, Howlett-Smith H, et al. Comparison of warfarin and aspirin for symptomatic intracranial arterial stenosis. N Engl J Med. 2005; 352: 1305-16.

4) Saito S, Isshiki T, Kimura T, et al. Efficacy and safety of adjusted-dose prasugrel compared with clopidogrel in Japanese patients with acute coronary syndrome: the PRASFIT-ACS study. Circ J. 2014; 78: 1684-92.

5) Isshiki T, Kimura T, Ogawa H, et al. Prasugrel, a third-generation P2Y12 receptor antagonist, in patients with coronary artery disease undergoing elective percutaneous coronary intervention. Circulation. 2014; 78: 2926-34.

6) 上田雅之, 濱本　真, 長尾毅彦, 他. 高齢者脳血栓症急性期に対するオザグレル, ヘパリン併用療法の検討. 脳卒中. 1996; 18: 118-23.

7) Dewilde W, Berg JT. Design and rationale of the WOEST trial: What is the Optimal antiplatElet and anticoagulant therapy in patients with oral anticoagulation and coronary StenTing（WOEST）. Am Heart J. 2009; 158: 713-8.

8) Dewilde WJ, Oirbans T, Verheugt FW, et al. Use of clopidogrel with or without aspirin in patients taking oral anticoagulant therapy and undergoing percutaneous coronary intervention: an open-label,

4. 抗凝固療法と抗血小板療法の併用

randomised, controlled trial. Lancet. 2013; 381: 1107-15.

9) Gibson CM, Mehran R, Bode C, et al. An open-label, randomized, controlled, multicenter study exploring two treatment strategies of rivaroxaban and a dose-adjusted oral vitamin K antagonist treatment strategy in subjects with atrial fibrillation who undergo percutaneous coronary intervention (PIONEER AF-PCI). Am Heart J. 2015; 169: 472-8.

10) Gibson CM, Mehran R, Bode C, et al. Prevention of bleeding in patients with atrial fibrillation undergoing PCI. N Engl J Med. 2016; 375: 2423-34.

11) Cannon CP, Gropper S, Bhatt DL, et al. Design and rationale of the RE-DUAL PCI trial: a prospective, randomized, phase 3b study comparing the safety and efficacy of dual antithrombotic therapy with dabigatran etexilate versus warfarin triple therapy in patients with nonvalvular atrial fibrillation who have undergone percutaneous coronary intervention with stenting. Clin Cardiol. 2016; 39: 555-64.

12) Cannon CP, Bhatt DL, Oldgren J, et al. Dual antithrombotic therapy with dabigatran after PCI in atrial fibrillation. N Engl J Med. 2017; 377: 1513-24.

〈長尾毅彦〉

Ⅲ. 特殊な状況・疾患における抗血栓療法を
究める

1

抗血栓療法中の出血性事象への
対処法

Summary

>> 抗血栓療法中の脳出血の治療原則は，高頻度で起きうる血腫拡大を停止
させ神経徴候進行を防ぐことである．高度の高血圧があれば降圧療法を
行う．凝固止血系異常がある症例への止血治療を第2とする．

>> 脳出血前使用の血栓・塞栓症予防のための抗血栓薬の再開については，
その基盤疾患の再発や死亡を低減するベネフィットと頭蓋内出血再発の
リスクをてんびんにかける必要がある．

>> 脳梗塞後の抗血小板療法や抗凝固療法を中止しての観血的処置や手術は
一定の脳や冠動脈の血栓症や死亡のリスクの伴うことを手術担当診療科
や麻酔科と議論することが必要である．また出血の対処が容易な処置や
小手術の施行時には抗血栓薬の内服続行が勧められる．

>> 脳梗塞超急性期治療において，直接作用型経口抗凝固薬の最終服用後4
時間以内であることが確認できた場合にはアルテプラーゼ静注血栓溶解
療法は適応外であり，各抗凝固薬の効果を緊急是正して後に静注血栓溶
解療法を行うことは推奨されない．例外的にダビガトラン服用中におけ
るイダルシズマブを用いた中和療法が考慮される．

1. 抗血栓療法中の出血性事象への対処法 ● 133

1 抗血栓療法中脳内出血の治療と抗血栓薬再開のめど

1）脳出血血腫拡大と症状進行

　脳内出血急性期での症状進行，すなわち意識レベル低下や片麻痺進行などの神経学的重症化は発症して数時間から24時間以内，特に6時間以内に持続的または断続的に観察されることが多い．すなわち，3時間以内に搬入された症例・重症例・血腫量が多い症例・抗血栓薬治療中の症例に高頻度で起きる．また搬入後24時間以内の症状進行は血腫拡大や脳室への血腫穿破によるとされている．さらに発症1〜3日に血腫の周囲に発生する脳浮腫による第2相の症状進行である．その後も重度であればあるほど高頻度に上部消化管出血，呼吸器・尿路・胆肝膵・消化管などの感染症，症候性てんかんや非けいれん性てんかん重積発作，強い麻痺に伴う下肢深部静脈血栓症や肺塞栓症などの全身状態悪化，等のさまざまな全身状態悪化による第3相の症状進行がある．血腫拡大による大血腫は長期転帰不良・死亡に直結するため，できるだけ早く速く確実に止血することが治療の基本原則である．

2）降圧療法の目標

　高血圧に対する治療について，現時点での脳卒中治療ガイドライン2015［追補2017］によると，「できるだけ早期に収縮期血圧を140mmHg未満に降下させ，7日間維持することを考慮しても良い」となっており，推奨グレードはC1（行うことを考慮しても良いが十分な科学的根拠がない）とされている．これはINTERACT2研究の降圧目標を180mmHg未満の標準治療と比較して140mmHg未満の強化治療群が機能転帰のシフト解析で統計学的に優位に改善させたという結果を軸に記載されている[1]．また本邦のニカルジピン静脈投与による迅速に160mmHg未満に降圧させたSAMURAI-ICH研究においても厳格降圧が神経徴候悪化，有害事象において有益であること，副次項目の血腫拡大，3か月後の死亡・機能不良においても有益であったことが示した[2,3]．以上から，1時間以内に収縮期血圧を180mmHg以上の場合160mmHg未満まで，150mmHg以上の場合140mmHg未満に低下させ，その後

発症 24 時間の収縮期血圧を 130～139 mmHg に目標設定し，発症 7 日まで 24 時間にわたる安定的な降圧療法を経口降圧薬へ調整することが実践的であると筆者は考える．このエビデンスレベルは INTERACT2 を含む4つのランダム比較試験のシステマティックレビューによるものでレベル 1 であるので[4]，抗血栓薬中の脳内出血で上記の基準血圧を超えている場合に応用するべきと考える．

3) 降圧療法の実際

脳出血急性期に用いる降圧薬として，迅速な降圧が得られる，カルシウム拮抗薬（第 1 選択ニカルジピン，頻拍症例では塩酸ジルチアゼム）や冠動脈疾患合併例では硝酸薬（ニトログリセリン）の微量点滴静注が推奨される．現場では，血管拡張作用による再出血の危惧や頭蓋内圧亢進時における急激な降圧による脳虚血，および脳浮腫進行に注意を払い，血圧降下スピードと意識レベルを観察しながら投与するといい．想定外の過度の降圧は，大動脈弁狭窄症などの心臓流出路障害による急性心不全，冠動脈灌流低下による急性心筋虚血，腎動脈狭窄による腎糸球体虚脱からの腎前性腎不全が起きうる．なお，ATACH2 研究の標準治療群と強化治療群との 3 か月後の死亡と重大な機能障害に差がなく，副次評価項目である血腫拡大，症状進行，治療による有害事象にも差がなかったため[5]，筆者はカルシウム拮抗薬自体のクラス効果が有用性を若干損なっているかもしれないと予測している．なお，降圧強化療法における安全性において血腫周囲の脳血流量にペナンブラ様の低灌流の危惧は ICH ADAPT 試験により否定されている[6]．

4) 通常脳内出血への止血療法

通常の高血圧性脳出血急性期で血液凝固系に異常がない場合，血液凝固因子を含めた血液製剤の投与は行わない．血液製剤リコンビナント第Ⅶ因子投与の臨床試験の有用性がないことが示され，むしろ血栓症が増加するためである[7]．血管強化薬（カルバゾクロムスルホン酸ナトリウム）や抗プラスミン薬（トラネキサム酸）の使用を科学的に比較した大規模試験はないが使用してもいい．血腫の急激な固形化は，内視鏡的血腫除去術や閉塞性水頭症の場合不利となることが考えられるが，実地臨

床上あまり問題にならない.

5) 抗凝固薬中和療法

　抗血栓療法中に合併した脳内出血は，原則抗血栓薬の中止を行う．ワルファリンは凝固外因系の第Ⅶ因子を抑制しているため血管外に漏出した出血を止血する凝固システムが上流で中絶されている．ワルファリンの中和作業に対してはこの第Ⅶ因子および第Ⅱ，Ⅸ，Ⅹ因子を含んだ新鮮凍結血漿に比べて，これらの因子が濃縮されたプロトロンビン複合体投与は，迅速に PT-INR を 1.35 ないし 1.2 未満まで中和でき，血腫拡大や死亡率の頻度を低下させることができる[8]．輸液量増加による心負荷や感染症の危惧があり，解凍時間および点滴絶対量の多さから治療完了までの時間の遅延という点が不利であるが，新鮮凍結血漿が第二選択となる．両者ともこの中和療法の翌日に起きうる PT-INR 再上昇というリバウンド現象を予防のため必ずビタミン K を併用する．また，直接経口抗凝固薬ダビガトラン，Ⅹa 阻害薬（リバロキサバン，アピキサバン，エドキサバン）内服中の脳内出血に関しては，それぞれ抗ダビガトラン中和抗体療法イダルシツマブが保険適応となり[8]，近い将来デコイ療法アンデキサネットα（2018 年春の時点で未発売）が考慮される．また，このプロトロンビン複合体によるワルファリン中和治療は来院後早ければ早いほど成績がいいことが示されているため，時間との勝負である[9]．また，添付文書上ダビガトランとリバロキサバン内服後早期の場合には経口活性炭クレメジンによる除去も考慮してもいいと記載されている．活性炭 50 g およびソルビトール 96 g を 240 mL の水に懸濁したものを経口もしくは径鼻チューブから投与する．

6) 血小板輸血療法

　一方，抗血小板療法中の脳内出血の止血のため，血小板輸血を行い止血して，生命予後や機能転帰を改善させることができるかどうかランダム化試験 PATCH 研究では，有用性が乏しいとされた[10]．本邦でも緊急血小板輸血が可能なインフラを整えた施設でも行い，有用であると示した研究はない．

7) 抗血栓薬再開のタイミング

　また，抗凝固療法中の頭蓋内出血後，血栓・塞栓症予防のため，ワルファリンないし直接経口抗凝固薬をどのタイミングで再開するかは，ランダム化臨床研究がなく十分な科学的根拠はないと言える．少なくとも塞栓症のリスクを考慮する必要があり，人工弁の場合中止後 2〜7 日以降再開せざるを得ない．下肢深部静脈血栓症による肺塞栓症は脳内出血症例，特に強い片麻痺を呈している症例で間欠的下肢空気圧迫法を行うフットポンプを予防的に行い，肺塞栓血栓症出現場合は 2〜7 日以降再開している．また，心房細動による塞栓症既往の場合は 7〜8 週間の待機が，再出血と塞栓症の総合的利点の点から示されている[11]．現実的には，個々の症例の塞栓症のリスクに参考となる CHADS$_2$ スコアを参考にして中止後 1〜4 週間の再開がされよう．ワルファリンよりも直接経口抗凝固薬が出血性合併症が少ないため選択するほうがいい．一方，抗血小板薬が虚血性心疾患や脳卒中予防に対して処方されていた場合，その再開の是非や時期は十分証明されていない[11]．少なくとも亜急性期心筋梗塞や狭心症，冠動脈ステント治療 3 か月または半年未満の症例では再開することを議論してもいい．また冠動脈ステント留置を脳出血後の症例に行わなければならない状況に至った場合は Bare Metal Stent が Drug-Eluting Stent よりも抗血小板薬が単剤で済むため，循環器内科医と議論するべきである．内頸動脈狭窄症へのステント留置症例に対しても抗血小板薬を単独にかつシロスタゾールを頭蓋内出血の危惧が少ないため選択されよう．

8) 脳浮腫治療

　脳浮腫薬は，中等度の意識障害，浮腫によるテント上中央線変位が少なくとも 1 cm 以上ある場合，テント下病変で脳幹の偏倚，第四脳室の偏倚狭細化の場合考慮する．意識清明，血腫量 10 mL の小出血には投与しない．また，超急性期は血腫による頭蓋内圧亢進により止血されていることを考慮し，血腫拡大が停止を確認後，脳浮腫が出現し症状進行してから，すなわち発症 18〜48 時間以降から脳浮腫薬を点滴開始するのが抗血栓療法治療中の脳内出血症例への筆者のコツとしている．

1．抗血栓療法中の出血性事象への対処法　● 137

表1 超急性期治療

○降圧

1. ニカルジピン塩酸塩（ニカルジピン 25 mg, ペルジピン注射）: 血圧上昇時は収縮期血圧値 160 mmHg 未満を目標に 5 分間隔で測定し 1〜3 mL 投与, その後 1〜10 mL/時間で投与する.
2. 塩酸ジルチアゼム（塩酸ジルチアゼム 50 mg, ヘルベッサー）: 生理食塩水 50 mL に 3 バイアル 150 mg を溶解, 体重 50 kg に対して 1 mL/時間で開始, 1〜10 mL/時間で調整する.
3. ニトログリセリン（ミオコール点滴静注, ミリスロール注 50 mg/100 mL）0.5〜5 μg/kg/分の投与量で調整する.

○抗凝固薬中和

1. 新鮮凍結血漿-LR「日赤」240 ［血液 400 mL 相当に由来する血漿 1 袋］: ワルファリンにより PT-INR が 1.6 以上および 2.6 以上の延長があれば, それぞれ 6, 10 単位投与する. 解凍時間による治療の遅延, 感染症や容量負荷による心不全の危惧がある. 2 単位を少なくとも 1 時間をかけて投与している.
2. ケイセントラ静注用 500 単位・1000 単位: PT-INR2〜3 以上 25 単位/体重 kg, 例えば体重 60 kg で 1500 単位, 体重 100 kg 超え症例は 2500 単位投与する. また, INR4〜6 の場合 35 単位/kg, INR 6 以上の場合 50 単位/kg 投与する. 溶解液は 500 単位当たり 20 mL セットとなっている. 注入速度は 180 単位/kg/時間以下とし, 体重 70 kg 以上の症例では流速 504 mL/時間となる.
3. メナテトレノン・ビタミン K: （ケイツー N 静注 10 mg）10〜20 mg を点滴静注する.
4. 遺伝子組み換えイダルシツマブ（プリズバインド静注液 2.5 g）: ダビガトラン（プラザキサ）内服症例における止血していることが断定できない急性期において, 1 バイアル 2.5 g/50 mL, 2 バイアルを 10〜20 分かけて点滴静注する.

○深部静脈血栓症・肺塞栓予防

- フォンダパリヌクス（アリクストラ）: 体重 50 kg 未満 5 mg, 体重 50〜100 kg で 7.5 mg を 1 日 1 回皮下注射する. 腎排泄であり腎疾患症例には注意を要する. 1 週間以上の継続投与後経口抗凝固薬（エドキサバン, アピキサバン, リバロキサバン, ワルファリン）へ変更する. この場合の用量は脳塞栓予防のためと下肢深部静脈血栓・肺塞栓予防のためと異なるため高用量か標準量で行うかは脳出血再発による死亡や機能転帰不良と肺塞栓による死亡とをバランスにとることになる.

9）下肢深部静脈血栓症

　　また, 脳出血後決して頻度の低くない完全麻痺側の下肢の深部静脈血栓症予防に対して弾性ストッキングの有用性は乏しく, 間欠的空気圧迫法すなわちフットポンプによる発症予防を行い, できるだけ抗血栓薬を使用する機会をさけることは重要である. 肺塞栓症発症後は出血性合併症のリスクの少ない抗凝固薬で治療導入する. 類低分子ヘパリン薬としてアンチトロンビンⅢを介するが, 出血リスクの少ないフォンダパリヌクスを考慮する. 経口摂取可能となれば直接経口抗凝固薬エドキサバン, リバーロキサバン, アピキサバンへ切り替えるといい.

138

10）妊娠周産期脳出血

　妊娠高血圧症候群に伴う脳出血では基質的な脳血管障害，動静脈奇形や動静脈瘻が存在することが多いが，妊娠高血圧に関連する脳出血においては，血小板や血液凝固系の異常を合併し出血傾向が認められる症例が混在する[12]．病態（HELLP症候群，DIC，TTP）に応じて血小板，プロトロンビン複合体，新鮮凍結血漿などの血液製剤やリコビナント・トロンボモヂュリンの投与や躊躇することなく血漿交換を病態に応じて考慮する．

2 観血的処置のための抗血栓薬の一時中断や中和，またその再開について

1）術前抗血栓薬中止

　脳血管障害既往抗血栓薬服用中の患者における観血的手技や外科手術時の抗血栓薬中止の目安は，脳梗塞発症時期とその病型分類，ステント治療を含めた外科術後の経過期間など条件により異なる．抜歯や体表小手術，内視鏡的生検など止血操作が容易な手技においては抗血栓薬を中止しないことを最初に強調したい．また，脳梗塞発症直後から3か月以内の外科手術は周術期の脳梗塞再発や心血管事象発症率は高いため，当該外科手術により得られる患者利点との総合評価を行う必要がある．脳梗塞を既往とする症例は，再発予防のため抗血栓薬，ラクナ梗塞やアテローム血栓性脳梗塞に対して抗血小板薬，心原性脳塞栓症に対して抗凝固薬が投与されている．手術のため抗血栓薬を休薬することにより，再発のリスクが高まり，脳梗塞からの時期により約3～12％の割合で周術期に脳梗塞を発症する危惧があると報告されている[13]．一般に抗血栓薬未投与における再発のリスクは心原性脳塞栓症が最も高く，不安定なプラークを有するアテローム血栓性脳梗塞や血行力学的脳梗塞，安定期アテローム血栓性脳梗塞，そしてラクナ梗塞の順に低くなると思われ，観血的手術時における生体内の凝固亢進・易血栓傾向や脱水，遷延する血圧低下は脳梗塞・一過性脳虚血発作の発症率を高めるためと考えられる．また，脳梗塞後抗血栓薬を中止して非心臓手術以外のすべての一般

外科手術を受けるまでの期間が短いほど，たとえ侵襲度の高低に関わらず高くなるとされる．脳梗塞/心筋梗塞や心臓死を含めた重篤な有害心脳血管イベントはそれぞれ，術後3か月以内12%/18%，6か月以内4.5%/7.3%，1年以内1.8%/4.1%，1年以上で1.4%/3.3%であり，脳卒中非既往例では0.08%/0.4%であったことから，発症3か月以内の術後脳梗塞や循環器疾患イベントの高さは看過できない[13]．また，周術期死亡率は脳梗塞非既往例0.6%に対して，脳梗塞発症3か月以内の手術は7.7%に至ったと報告されている．そのため，脳梗塞後または脳血管手術（内頸動脈内膜剥離術，頭蓋外内動脈吻合術，頸動脈血管形成ステント留置術）から発症3か月以内の手術は回避できるものであれば待機することを推奨する．悪性腫瘍の場合，術前に化学療法・放射線治療などによる腫瘍の縮小を計る．以上から，高度の出血リスクを有する手術（完全な止血機能を要する大手術，心臓外科手術，脳外科手術，腹部手術，重要臓器に関連する手術，腰椎麻酔など）およびそれ以下の中等度の手術に関して，予定されている外科手術により患者さんが得られるベネフィットと，合併症としての脳梗塞や心血管イベントのリスクを鑑み，総括的臨床利点 net clinical benefit を考慮した手術適応およびその時期を決定することが肝要である．

2）抗血小板療法

　抗血小板薬はその生物薬理学的半減期から，シロスタゾール（プレタール®）は4日前に，アスピリン（バイアスピリン®）は7日前に，チクロピジン（パナルジン®）とクロピドグレル（プラビックス®）は術前7〜14日前に休薬して手術を計画する．抗凝固薬ヘパリン・低分子ヘパリンや抗血小板作用のあるオザグレルナトリウムによるブリッジングの有用性は示されていない．脳卒中治療ガイドライン 2015［追補 2017］では，我が国の歯科三学会合同の「科学的根拠に基づく抗血栓療法患者の抜歯に関するガイドライン 2010 年版」や 2012 年に改訂された日本消化器内視鏡学会の「脳血栓薬服用者に対する消化器内視鏡診療ガイドライン」を引用して，エビデンスレベルを4としながらも出血時の対処が容易な処置や小手術の施行時は，抗血小板薬の内服続行が勧められている．出血高危険度の消化管内視鏡治療の場合は，血栓塞栓症の発症リ

スクが高い症例では，アスピリンまたはシロスタゾールへの置換を考慮すると記載されている．休薬期間はチクロピジンとクロピドグレルは5〜7日間，アスピリンとシロスタゾールは1日間としている．このエビデンスレベルは4であり，手術侵襲の指標として術中術後出血のリスクが高い場合は十分な休薬期間をおくことが安全である．

3）抗凝固療法

　　抗凝固薬を服薬中の症例では，年齢や全身状態や合併症，手術侵襲による出血のリスクの高リスクまたは中リスクに分けて対応する必要がある．ワルファリン（ワーファリン®）は3〜4日前より休薬，止血検査でPT-INRをモニターし，INR値が1.6以下になる前にヘパリン10,000単位/日を点滴持続静注開始し，ワルファリンは中止のまま，ヘパリン持続注射を手術3〜6時間前に中止する．ダビガトラン（プラザキサ®）は出血中等度リスク手術では24時間，高リスク手術では48〜96時間以内の内服分から中止する．なお腎機能としてクレアチニンクリアランスが30〜50 mL/分とダビガトランの腎排泄遅延がある症例では中等度出血リスクでは48時間以内，高リスク手術では96時間以内の内服を中止する．最終のダビガトランを中止してから12時間後からヘパリン10000単位/日の点滴持続静注を代替療法として開始し手術3時間前に中止する．リバロキサバン（イグザレルト®），エドキサバン（リクシアナ®）は手術24時間以内の内服分から中止する．腎機能に関わらずヘパリンによるブリッジングを一般には必要としない．しかし翌日の手術開始時間により最終内服から36時間以上を隔てる場合はヘパリンブリッジングを考慮する．アピキサバン（エリキュース®）は中等度出血リスク手術では24時間，高度出血リスク手術では48時間以内の内服分から中止する．腎機能に関わらず，最終のアピキサバンを中止してから12時間後からヘパリンブリッジングを開始し手術3〜6時間前に中止する．脳梗塞発症3か月以内の症例（特にアテローム血栓性脳梗塞や心原性脳塞栓症）は抗血栓薬内服中でも再発率は高く，脳血管外科手術後1〜3か月以内は抗血栓薬中止により，脳梗塞発症率が高いため，可能な限りこの期間を過ぎてからの待機手術を奨める．

4) ヘパリンブリッジング

　術後管理として，意識障害，言語障害や片麻痺の症状に注意して観察する．脱水を予防するべく適切な量の輸液を行う．手術後は，患者の臨床状態に問題がなく出血がないことを確認してから可及的速やかに抗血栓薬を再開する．抗血小板薬は術前投与量を経口再開する．抗凝固薬ワルファリンを再開する場合術前と同量を1日1回夕食後に投与，ヘパリンは10000単位/日で持続静脈投与を同日日勤帯から開始し，数日後血液凝固検査PT-INR値が1.6を超えた時点でヘパリンを中止して，抗凝固作用の安定すなわち2〜3日後再検査を行い退院とする．BRIDGE研究では手術期のワルファリン中止と低分子ヘパリンによるブリッジング治療による外科治療の有用性を調べるランダム化前向き臨床研究であるが，虚血性脳卒中や全身性塞栓症の発症予防に有効と言えず，さらに術後出血が増加したと報告され注意を喚起する[14]．すくなくとも周術期脳塞栓症を最小限のリスクとするためには，可能な症例では抗凝固療法を術前にワルファリンから直接経口抗凝固薬に変更して，前日朝まで内服を継続し，処置当日の内服を中止，処置をトラフ期に行い，内服は出血がないことを確認して再開すると脳卒中治療ガイドライン2015［追補2017］に記載されている．しかし，本稿では直接経口抗凝固薬の中止におけるヘパリンブリッジングの考慮，また再開に関しては直接経口抗凝固薬ダビガトラン，リバロキサバン，アピキサバン，エドキサバンを選択し，ヘパリンブリッジングなしで再開することを推奨したい．ワルファリンの代替薬としてヘパリンの調節方法であるが，生食14 mLにヘパリン10000単位（10 mL）合計24 mLとし，シリンジポンプを装着し時間当たり1.0 mLの速度で開始．投与開始翌日以降のAPTT値がヘパリン投与前の1.1以上1.5倍未満に延長するように適宜調節する．初期投与量は10000単位/日（体格年齢などから8000〜12000単位で調整）を点滴持続静注し，APTT値をみながら2000（1000〜3000）単位/日ずつ増減する．週に2〜4回は凝固止血検査を行い，週に最低1〜2回は末梢血のヘモグロビン値で貧血の進行，血小板数測定によりヘパリン誘導性血小板減少症の出現，生化学検査で肝機能障害を確認する．なお，BRIGDE研究では本来中止する必要のない内視鏡手術なども含ま

れており，低分子ヘパリン皮下注という本邦では保険適応がない抗凝固
薬使用であること，また直接経口抗凝固薬の応用もされていないことか
ら[12]，術中術後の出血合併症が増加する理由から，ヘパリンブリッジン
グは有害であると決めつけないほうがいいと筆者は考える．

3 脳梗塞超急性期アルテプラーゼ・機械的血栓除去術のための抗凝固薬の中和について

1）抗凝固療法中患者への脳梗塞急性期再開通治療

　脳梗塞超急性期アルテプラーゼ・機械的血栓除去術における抗凝固療
法中の症例は治療後出血性合併症の危険が高く，アルテプラーゼ適正使
用指針においても，原則慎重投与である．また，投与前に血液凝固指標
を用いて禁忌項目として安全な治療ができるようにしている．日本脳卒
中学会脳卒中医療向上・社会保険委員会「抗凝固療法中患者への脳梗塞
急性期再開通治療に関する推奨」作業部会より，抗凝固療法中患者への
脳梗塞急性期再開通治療に関する推奨文が示された．直接作用型経口抗
凝固薬のうちダビガトランや従来型経口抗凝固薬ワルファリンへの中和
薬が新たに国内で承認されるなど，抗凝固療法をめぐる環境が大きく変
化し，さらに主幹動脈閉塞による急性期脳梗塞患者への機械的血栓回収
療法に科学的根拠が蓄積されて静注血栓溶解療法を含めた急性期再開通
治療戦略も変わりつつある．このため抗凝固薬服薬患者への治療適応の
見直しがされ，直接作用型経口抗凝固薬の最終服用後 4 時間以内である
ことが確認できた場合には静注血栓溶解療法の適応外とみなしたこと，
および各抗凝固薬の効果を緊急是正して後に静注血栓溶解療法を行うこ
との適否に言及された（http://www.jsts.gr.jp/img/guideline20171222.pdf）．

2）ビタミン K 阻害薬

　ワルファリン内服中症例では PT-INR が 1.7 を超えている場合，ヘパ
リン投与中症例における APTT が前値の 1.5 倍，目安として 40 秒を超
えている場合，アルテプラーゼ投与禁忌として，それぞれプロトロンビ
ン複合体製剤や硫酸プロタミンによる中和による上記指標の是正の後に
再開通療法（アルテプラーゼや機械的血栓回収療法）は推奨されない．

治療中に脳梗塞再発をしていることは凝固能が非常に亢進していることが予想され中和薬による病態悪化を想定しないといけないからだ.

3) 直接経口抗凝固薬

　ダビガトラン内服症例では,その抗凝固能の指標とされるAPTTが前値の1.5倍,目安として40秒を超えている場合,アルテプラーゼ投与禁忌である.またダビガトランの最大血中濃度到達時間は1〜4時間であるので,服薬直後のAPTT値は正常範囲を示すため,服用後4時間以内の場合凝固指標に関わらずアルテプラーゼは禁忌である.しかし,この条件での適応外であっても特異的中和薬であるイダルシズマブを用いて中和することを併用してのアルテプラーゼ投与やその後の血管内治療のハイブリッド治療を考慮しても良い.具体的には,まずイダルシズマブを5g静脈投与,その後アルテプラーゼを開始,この時点で採血を行い凝固マーカーが延長していた場合はアルテプラーゼ持続投与を中止する.また,血管内治療単独症例では術中頭蓋内出血合併症や鼠径穿刺部の血腫を認めた場合イダルシズマブを投与する.

　一方,Ｘa阻害薬(リバロキサバン,アピキサバン,エドキサバン)服用中でPT-INRが1.7以上,APTTが前値の1.5倍,目安として40秒を超えている場合,アルテプラーゼ投与禁忌である.またこの指標を満たさなくとも服薬後4時間以内が確認できた場合はアルテプラーゼ投与禁忌である.さらに他抗凝固薬の中和薬を転用しての抗凝固能の是正を試みた後にアルテプラーゼ治療に進むことは推奨されない.一般に抗凝固療法中の患者への機械的再開通療法はその有効性が危険性を上回るかどうかを慎重に判断した上で,承認されているデバイスの添付文書に従って施行することが推奨されると記載されている.

4) 機械的再開通療法

　現在,本邦の脳梗塞超急性期治療はペナンブラ救援による死亡率や機能転帰改善を目指し,中大脳動脈水平部や内頸動脈,脳底動脈本幹閉塞で神経学的欠損が中等度以上であれば,機械的再開通療法までを考えながらアルテプラーゼによる血栓溶解療法は来院から注射開始まで25〜35分とされているが,病歴,服薬状況,血液凝固検査結果を迅速に判断

し，治療開始する必要があるが，救急の現場での慎重な判断は時として容易ではない．

まとめ

以上，抗血栓療法中の脳内出血の対応と抗血栓薬の再開について，観血的処置のための抗血栓薬の中止と再開の実際，アルテプラーゼによる脳梗塞超急性期血栓溶解療法における抗凝固療法の中和の是非について記述した．治療指針を遵守しながら，現場で安心安全な医療を提供するにあたり，日々症例ごとに診断と治療に最適な応用を施し，その転帰について必ず振り返り作業を行い，診断と治療のプロトコールを微調整し続けることが重要である．

*C*olumn

脳内出血超急性期においてこの症例は血腫拡大するかどうか画像的に判断できないだろうか？　多忙で重症例が次から次へと搬送される神経救急の現場において，有用となる CT 所見を述べる．血腫拡大を予測させる画像所見として，造影剤の血腫内への漏れ CTA spot sign，血腫の二層化 blend sign，血腫内の低吸収域 black hole sign，血腫周囲の離れ島サイン island sign などがあり，超急性期担当医に緊張を高める指標となるが，これらのサインが陽性であれば必ず血腫拡大するものではない．破綻した脳実質穿通枝動脈からの出血は持続的に認めるのではなく，断続的であるというのが CTA spot sign 陰性であっても血腫拡大がありうる．現時点では，画像所見は参考にして，時間との戦いである初期治療に全力を尽くすのが基本である．参考文献を列挙する．

- Demchuk AM, Dowlatshahi D, Rodriguez-Luna D, et al. Prediction of haematoma growth and outcome in patients with intracerebral haemorrhage using the CT-angiography spot sign（PREDICT）: a prospective observational study. Lancet Neurol. 2012: 11; 307-14.
- Sporns PB, Schwake M, Schmidt R, et al. Computed tomographic blend sign is associated with computed tomographic angiography spot sign and predicts secondary neurological deterioration after intracerebral hemorrhage. Stroke. 2017; 48: 131-5.
- Li Q, Zhang G, Xiong X, et al. Black hole sign. Novel imaging marker that predicts hematoma growth in patients with intracerebral hemorrhage. Stroke.

2016; 47: 1777-81.
- Boulous G Morotti A, Charidimou A, et al. Association between hypodensities detected by computed tomography and hematoma expansion in patients with intracranial hemorrhage. JAMA Neurol. 2016; 73: 961-8.
- Li Q, Liu Q-J, Yang W-S, et al. An imaging predictor for early hematoma expansion and poor outcome in patients with intracerebral hemorrhage. Stroke. 2017; 48: 3019-25.

● エビデンス一覧 ●

1. INCH 試験 [8]

目的: ワルファリン内服中の脳内出血における中和療法について検討した.

対象: ワルファリン内服中の発症 12 時間以内の脳内出血で PT-INR が 2.0 以上の 18 歳以上の 50 症例

治療: 医師主導型多施設共同ランダム化オープンラベル試験で新鮮凍結血漿またはプロトロンビン複合体を画像診断後 1 時間に静脈投与開始する.

結果: 主要評価項目である PT-INR が投与 3 時間以内に 1.2 未満になった割合が, 新鮮凍結血漿群とプロトロンビン複合体群とでそれぞれ 9% と 67%, 死亡率も 35% と 19% となった.

結論: プロトロンビン複合体は迅速にワルファリンによる抗凝固能を中和し, 死亡率を低下させた. なお, 機能的転帰に関しての評価は症例数が少ないという限界がある研究である.

文献

1) Anderson CS, Heeley E, Huang Y, et al; INTERACT2 Investigators. Rapid blood-pressure lowering in patients with acute intracerebral hemorrhage. N Engl J Med. 2013; 368: 2355-65.

2) Koga M, Toyoda K, Yamagami H, et al; Stroke Acute Management with Urgent Risk-factor Assessment and Improvement Study Investigators. Systolic blood pressure lowering to 160 mmHg or less using nicardipine in acute intracerebral hemorrhage: a prospective, multicenter, observational study (the Stroke Acute Management with Urgent Risk-factor Assessment and Improvement-Intracerebral Hemorrhage study). J Hypertens. 2012; 30: 2357-64.

3) Sakamoto Y, Koga M, Yamagami H, et al; SAMURAI Study Investigators. Systolic blood pressure after intravenous antihypertensive treatment and clinical outcomes in hyperacute intracerebral hemorrhage: the stroke acute management with urgent risk-factor assessment and improvement-intracerebral hemorrhage study. Stroke. 2013; 44: 1846-51.

4) Tsivgoulis G, Katsanos AH, Butcher KS, et al. Intensive blood pressure reduction in acute intracerebral hemorrhage: a meta-analysis. Neurology. 2014; 83: 1523-9.

5) Qureshi, AI, Palesch YY, Barsan WG, et al; ATACH-2 Trial Investigators and the Neurological Emergency Treatment Trials Network. Intensive blood-pressure lowering in patients with acute cerebral hemorrhage. N Engl J Med. 2016; 375: 1033-43.

6) Butcher KS, Jeerakathil T, Hill M, et al. The intracerebral hemorrhage acutely decreasing arterial pressure trial. Stroke. 2013; 44: 620-6.

7) Mayer SA, Brun NC, Begtrup K, et al. Efficacy and safety of recombinant activated factor Ⅶ for acute intracerebral hemorrhage. N Engl J Med. 2008; 358: 2127-37.

8) Steiner T, Poli S, Griebe M, et al. Fresh frozen plasma versus prothrombin complex concentrate in patients with intracranial haemorrhage related to vitamin K antagonists (INCH): a randomised trial. Lancet Neurol. 2016; 15: 566-73.

9) Pollack CV Jr, Reilly PA, Eikelboom J, et al. Idarucizumab for dabigatran reversal. N Engl J Med. 2015; 373: 511-20.

10) Kuramatsu JB, Gerner ST, Schellinger PD, et al. Anticoagulant reversal, blood pressure levels, and anticoagulant resumption in patients with anticoagulation-related intracerebral hemorrhage. JAMA. 2015; 313: 824-36.

10) Platelet transfusion versus standard care after acute stroke due to spontaneous cerebral haemorrhage associated with antiplatelet therapy (PATCH): a randomised, open-label, phase 3 trial. Lancet. 2016; 387: 2605-13.

11) Pennlert J, Overholser R, Asplund K, et al. Optimal timing of anticoagulant treatment after intracranial hemorrhage in patients with atrial fibrillation. Stroke. 2017; 48: 314-20.

12) Yoshida K, Takahashi JC, Takenobu Y, et al. Stroke associated with pregnancy and puerperium. A nationwide study by the Japan Stroke Society. Stroke. 2017; 48: 276-82.

13) Jorgensen ME, Torp-Pedersen C, Gislason GH, et al. Time elapsed after ischemic stroke and risk of adverse cardiovascular events and mortality following elective noncardiac surgery. JAMA. 2014; 312: 269-77.

14) Douketis JD, Spyropoulos AC, Kaatz S, et al; BRIDGE Investigators. Perioperative bridging amicoagulation in patients with atrial fibrillation. N Engl J Med. 2015; 373: 823-33.

〈大槻俊輔〉

Ⅲ. 特殊な状況・疾患における抗血栓療法を
　　究める

2

脳微小出血，アミロイド血管症を合併した症例での抗血栓療法

Summary

>> 脳微小出血（cerebral microbleeds: CMBs）は微小血管障害のマーカーである．脳血管障害既往を有する患者において保有率が高い一方で，将来的な脳血管障害発症のリスク因子でもある．

>> 現在のところ，CMBs に基づいた抗血栓療法選択については急性期・慢性期ともに確立されたエビデンスは乏しい．CMBs を有する症例においては，不要な抗血栓療法は避けるとともに，比較的出血リスクの低い薬剤選択や厳格な血圧管理が重要である．

1　脳微小出血とは？

1）定義

　脳微小出血 (cerebral microbleeds: CMBs) は毛細血管の破綻によって生じた血液の漏出である．画像所見では，血管周囲に生じるヘモジデリン沈着を反映し，T2*強調画像あるいは SWI (susceptibility-weighted imaging)における 10 mm 以下の小さな円形の低信号病変として定義される．1996 年に Offenbach らが脳出血患者における頭部 MRI 検査所見として報告し，その後 1999 年に Fazekas らによって病理学的に証明された[1,2]．

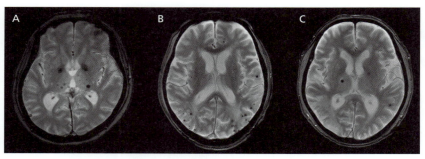

図1 頭部MRI検査（T2*強調画像）における脳微小出血（CMBs）
分布によって基底核中心のDeep CMBs（A），皮質・皮質下を中心としたLobar CMBs（B），それらの混在したMixed CMBs（C）に分類される．

2）病態

　CMBsの主要な原因は高血圧あるいはアミロイドアンギオパチーである．高血圧による微小血管障害では穿通枝などの細動脈硬化が背景となり，アミロイドアンギオパチーはアミロイドβ蛋白が小血管の血管壁へ沈着することによって，それぞれ血管障害が惹起される．高血圧の場合には基底核領域を中心としたいわゆる"deep CMBs"との関連が認められ，一方アミロイドアンギオパチーの場合には皮質・皮質下を中心とした"lobar CMBs"が主体となる 図1 ．さらに，これらの病態は相互に交絡しながらCMBs発症に影響を与え，抗血栓療法などの様々な要素に修飾される 図2 [3]．

3）頻度・リスク因子

　脳血管障害既往例におけるCMBs保有率は高い．およそ9000例のレビューによれば，健常群でのCMBs保有率が5％程度であるのに対し，脳梗塞患者での保有率は33.5％，脳出血患者においては60％であったと報告されている[4]．他の血管疾患との比較においても，心筋梗塞や末梢動脈疾患を有する症例に比して，脳梗塞症例におけるCMBs保有率は高い[5]．また脳卒中病型別の比較では，脳出血症例およびラクナ梗塞の

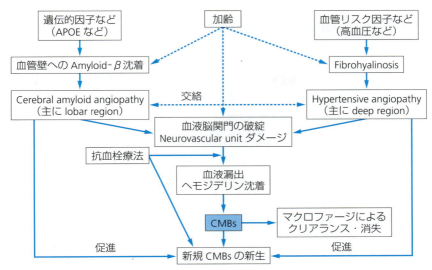

図2 脳微小出血（CMBs）の発症機序
(Stroke. 2014; 45: 2811-7 より改変)

症例で，他の脳梗塞や健常群と比較してCMBsが多かったことが報告されており，脳微小血管障害が原因となる2つの病型との関連が示された[6]．

CMBsの重要なリスク因子として加齢があげられる．大規模な疫学研究であるRotterdam研究では，年齢別のCMBs保有率は45〜50歳の症例が6.5%であったのに対して，年齢に比してその頻度は高くなり，80歳以上では35.7%まで上昇する[7]．その他には高血圧症や抗血小板療法はdeep CMBsに主に関連し，総コレステロール値低値，Apolipoprotein E（APOE）ε4についてはlobar CMBsとの関連が指摘されている[8]．

2　脳微小出血と脳血管障害発症リスク

CMBsは微小血管障害のマーカーとして，将来的な脳血管障害を予測し得る重要な所見である．患者背景別にそのリスクについて述べる．

1) 脳血管障害既往がない症例

　海外では前述の Rotterdam 研究において，45 歳以上の 4759 例を対象に平均 4.9 年の follow が行われ，ベースラインの CMBs 評価とその後の脳血管障害発症との関連について検討されている．観察期間中に 93 例（2.0%）が脳卒中を発症し，うち 72 例が脳梗塞，11 例が脳出血であった．ベースラインに CMBs を有していた場合，新規の脳血管障害発症リスクが増加し（HR 1.93, 95%CI: 1.25-2.99），分布別では CAA 関連 CMBs（lobar±cerebellar）が脳出血（HR 5.27, 95%CI: 1.38-20.23）についてのみリスクであった一方で，CAA 非関連 CMBs は脳梗塞（HR 3.05, 95%CI: 1.65-5.63）・脳出血（HR 5.92, 95%CI: 1.07-32.86）のいずれにもリスクであった．さらに CMBs 数の増加は，分布によらず脳血管障害発症リスクを増加させ，同研究で脳出血を生じた CMBs 保有患者は全例で multiple に CMBs を有していた[9]．

　本邦では，卜蔵らが脳血管障害既往のない 2102 例を対象に平均 3.6 年の follow-up を行った結果を報告している．観察期間中に脳卒中を発症したのは 44 例（2.1%）で，うち 30 例が脳梗塞・TIA，10 例が脳出血，4 例がくも膜下出血であった．同研究でも CMBs を有することは脳梗塞（HR 4.48, 95%CI: 2.20-12.2）・脳出血（HR 50.2, 95%CI: 16.7-150.9）の発症のリスクであり，特に後者に関して顕著な結果であった．さらに，脳出血を生じた CMBs 保有例はいずれも deep CMBs あるいは mixed CMBs（deep+lobar CMBs の合併）の症例であった[10]．

2) 脳梗塞・TIA 症例

　2016 年に発表された脳梗塞・TIA 症例を対象とした前向きコホート試験 15 研究 5068 例のメタ解析では，観察期間中の脳梗塞再発率について CMB 無し群が 5.6% であったのに対し CMBs を有する群は 9.6% と高かった（pooled RR 1.8, 95%CI: 1.4-2.5）．さらに脳出血発症率についても CMB 無し群が 0.58% であったのに対し CMBs を有する群は 4.3% と高かった（pooled RR 6.3, 95%CI: 3.5-11.4）．加えて CMBs の数に比例して各イベント発症率は上昇し，CMBs 数が 5 個以上

表1 脳梗塞・TIA 患者における脳微小出血（CMBs）の数・分布と脳卒中イベントリスク

	脳梗塞			脳出血		
	イベント発生率	絶対リスク増加率	リスク比(95%CI)	イベント発生率	絶対リスク増加率	リスク比(95%CI)
CMB あり	115/1284 (9)	3.4	1.8 (1.4-2.5)	49/1142 (4.3)	3.8	6.3 (3.5-11.4)
1 CMB	31/433 (7.2)	1.8	1.8 (1.0-3.1)	8/354 (2.3)	1.7	4.6 (1.9-10.7)
2-4 CMBs	44/433 (10.2)	4.8	2.4 (1.3-4.4)	9/383 (2.3)	1.8	5.6 (2.4-13.3)
≧5 CMBs	34/342 (10.5)	5.1	2.7 (1.5-4.9)	24/274 (8.8)	8.2	14.1 (6.9-29.0)
Lobar CMBs のみ	31/332 (9.3)	3.9	2.0 (1.4-2.9)	12/332 (3.6)	3.2	10.5 (4.5-24.3)
Deep CMBs のみ	29/437 (6.6)	1.2	1.6 (1.0-2.7)	6/437 (1.4)	1	3.3 (1.3-8.5)
Mixed CMB	44/411 (10.7)	5.3	2.6 (1.5-4.3)	25/411 (6.1)	5.7	11.1 (5.5-22.6)

脳梗塞・TIA 患者では，CMBs を有する場合は脳梗塞再発・脳出血のいずれのリスクも上昇する．さらに CMBs が 5 個以上の場合や Lobar CMBs では，脳出血リスクが著しく増加する．
(Wilson D, et al. Neurology. 2016; 87: 1501-10)

の場合は CMB 無し群に対する脳梗塞再発のリスク比は 2.73 倍，脳出血発症のリスク比は 14.1 倍であった．分布については lobar CMBs あるいは mixed CMBs が脳血管障害リスクと関連し，CMB 無し群に対して，脳梗塞再発については lobar CMBs のリスク比が 2.0 倍，mixed CMBs のリスク比が 2.6 倍であり，脳出血発症については strictly lobar CMBs のリスク比が 10.5 倍，mixed CMBs のリスク比が 11.1 倍であった**表1**[11]．また別のメタ解析において Asian cohort と Western cohort を層別化して検討した場合，CMBs は脳出血発症については Asian cohort のほうが Western cohort よりも強く関連し，対照的に脳梗塞再発については Western cohort のみで統計学的に有意な関連がみられた[12]．

TIA 症例のみを対象とした検討はあまり多くはないが，500 例の多施設前向きコホート研究では，ベースラインの CMBs 保有率は 8.6%程度と他の脳血管障害を対象とした研究に比して低値に留まったものの，ABCD2 スコアや大脳白質病変の有無などの因子を含めた多変量解析で

2. 脳微小出血，アミロイド血管症を合併した症例での抗血栓療法 ● 153

も脳梗塞再発の独立した予測因子であった（HR 3.66, 95%CI: 1.47-9.09）[13]．出血については症例数がすくなく（2%）十分な検討はできていないものの，TIA 症例における CMBs については脳梗塞リスク因子としての側面も重要であると考えられる．

　心房細動を合併した脳梗塞・TIA 症例群については，2017 年に発表されたメタ解析が発表されている．CMBs の存在は頭蓋内出血と関連し（OR 2.68, 95%CI: 1.19-6.01），5 個以上の場合はより強いリスク因子であったことが報告されている（OR 5.50, 95%CI: 2.07-14.66）CMBs の分布については lobar CMBs（OR 2.88, 95%CI: 1.14-7.23）あるいは mixed CMBs（OR 2.91, 95%CI: 0.99-8.54）で頭蓋内出血リスクとの関連がみられた．また一方で，CMBs の有無や数，分布などと脳梗塞再発リスクとの関連は認められなかった[14]．

3）脳出血症例

　脳出血患者における脳出血再発と CMBs の関連については 10 研究 1306 例のメタ解析が行われている．同研究では脳アミロイドアンギオパチー（cerebral amyloid angiopathy: CAA）関連脳出血群と CAA 非関連脳出血群に分け検討しているが，CAA 関連脳出血群では，観察期間中の脳出血再発率について CMB 無し群が 11.3%であったのに対し CMB を有する群は 28.7%と高かった（OR 2.7, 95%CI: 1.4-5.1）．また CAA 非関連脳出血群においても CMB 無し群が 1.2%であったのに対し CMBs を有する群は 4.6%と高かった（OR 2.48, 95%CI: 1.0-5.9）．CMBs の増加については，いずれの群でも脳出血再発リスクと関連し，10 個を超える場合の CMB 無し群に対する脳出血再発のオッズ比は，CAA 関連群では 3.4 倍，CAA 非関連群では 5.7 倍であった[15]．脳出血患者においても，CMBs は脳出血再発に関連した重要なマーカーであり，特に CAA 関連脳出血群に対しては注意が必要である．

3　血栓溶解療法との関連

　CMBs とアルテプラーゼ静注療法に関するランダム比較試験はないが，過去のメタ解析では CMBs を有する群でアルテプラーゼ投与後の頭蓋内出血が多くなることが示されている[16-18]．出血イベントが生じる部

位に関しては，虚血部の出血性梗塞のみならず虚血部位とは別の remote ICH の発症についてもリスクであり[17]，症候性頭蓋内出血を生じた症例のうち CMBs に一致した出血は 35% であったという報告もある[18]．症候性頭蓋内出血の発症と有意に関連するか否かは報告によって異なるものの，CMBs の増加によってリスクが上昇することは共通しており，5〜10 個を超える症例の場合には注意が必要であると考えられる．

本邦の「rt-PA 静注療法適正治療指針　第二版」では，「現時点では微小出血の存在を治療適応の判断基準とする根拠に乏しい」とされている．2018 年に改訂された米国心臓協会および米国脳卒中協会（AHA/ASA）のガイドラインにおいても発症時の MRI 検査において CMBs が 1〜10 個の症例に対するアルテプラーゼ静注療法は理にかなっているとされているが（エビデンスレベル II a），一方で 10 個以上の CMBs を有する症例については投与による治療効果を考慮して検討するよう記載されている（エビデンスレベル II b）．アルテプラーゼ静注療法に際して，CMBs 評価目的のみに積極的に MRI 検査を追加する必要性は現状では乏しいと考えられるが，臨床的な必要性から頭部 MRI 検査を行う場合には T2*強調画像により CMBs 評価を追加することは出血リスクを評価するうえで有用かもしれない．

4　脳微小出血と抗血栓療法

1）抗血栓療法と脳微小出血の増加

Lovelock らによる 1460 例の脳出血患者および 3817 例の脳梗塞・TIA 患者に関するメタ解析では，脳出血患者の発症時の CMBs 保有率は脳梗塞・TIA 患者に比して高く，抗血栓療法なし（OR 2.8, 95%CI : 2.3-3.5），抗血小板薬使用群（OR 5.7, 95%CI: 3.4-9.7），抗凝固療法使用群（OR 8.0, 95%CI: 3.5-17.8）の順にその差は大きかったことが報告されている[19]．ただし脳卒中患者は全体に CMBs の保有率が高く，抗血栓療法がどの程度影響しているかを判断することは観察研究のみでは難しい．

新規の CMBs の発症・増加のリスクに関する研究もいくつか行われている．Rotterdam 研究では MRI による平均 3.9 年の観察でおよそ 7%

2. 脳微小出血，アミロイド血管症を合併した症例での抗血栓療法 ● 155

の症例に新規 CMBs が認められ，抗血小板療法の内服が新規 CMBs の出現・増加と関連したと報告されている[20]．急性期の minor Stroke/TIA 症例に対する抗血小板薬 2 剤併用療法の有効性を示した CHANCE 試験のサブ解析では，アスピリン・クロピドグレル併用療法群とアスピリン単剤治療群の間で新規 CMBs の出現に有意差がなかったことが報告されており，急性期の短期的な抗血小板薬併用療法においては，CMBs 発症に関するリスクは単剤に比しても高くないと考えられる[21]．抗凝固療法については，単施設からの平均 5.3 年の前向き観察研究で CMBs を有する症例に対するワルファリン投与は新規 CMBs のリスクであったとする報告がある[22]．一方で抗凝固療法と新規 CMBs について関連がないとする報告もある．168 例の脳出血患者を対象とした検討では平均 3.4 年で新規 CMBs は 48％と高頻度であり，抗血小板療法は non-lobar 脳出血群でのみ新規 CMBs リスク（OR 2.89, 95％CI: 1.14-7.32）であり，抗凝固療法については関連が認められなかった[23]．NOAC の使用については，心房細動患者に対するアピキサバンとアスピリン使用による効果を比較した AVERROES 試験のサブ解析では，脳卒中・TIA 既往を有する症例が 15％程度含まれているが，平均 1 年の観察期間で 2 群の新規 CMBs の発症に差はなかった（アピキサバン群 7.0％ vs アスピリン群 7.2％，HR 0.92, 95％CI: 0.53-1.60）[24]．これは同試験における両群の脳出血リスクに差がないとする結果に矛盾しないものであった．また，本邦における心房細動患者 69 例に対する 1 年間の前向き観察研究からは，ワルファリン使用群では 27％程度の症例で CMBs の増加が認められたのに対し，NOAC 使用群では認めなかったことが報告されている[25]．

2) 脳微小出血を有する症例に対する抗血栓療法

Lovelock らによるメタ解析では，抗血栓療法を行った症例において発症時の CMBs が将来的な脳出血リスクを大きく上昇させる（OR 12.1, 95％CI: 3.4-32.5）ことが報告されている[19]．また Soo らは，急性期脳梗塞 908 例についての前向き観察研究において，CMBs 増加により脳出血発症および死亡率が上昇することを示し，CMBs が 5 個以上存在する場合には抗血栓療法により期待される予防効果よりも脳出血・

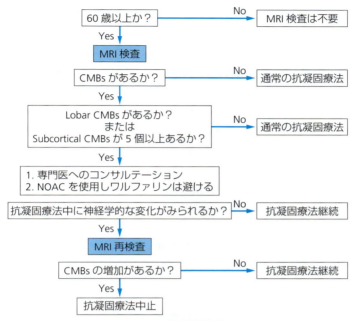

図3 心房細動を有する患者に対する抗凝固療法のアルゴリズム

(Fisher M. Front Neurol. 2013; 4: 137 より改変)

死亡リスクのほうが上回る可能性を指摘している[26].

　抗血小板薬については不必要な使用は避け，使用する場合にも可能であればシロスタゾールなどのより脳出血リスクがすくない薬剤選択が重要であると考えられる．超急性期の抗血小板療法に関しては，前述のCHANCE試験のサブ解析や，症候性の頭蓋内・外主幹動脈狭窄症例に対するステント留置術後のアスピリン・クロピドグレル併用療法において，症候性頭蓋内出血の発症リスクはCMBsの有無に関連しなかったという報告もあり[27]，少なくとも短期的な抗血小板薬併用療法についてはCMBsを考慮しなくてもよいかもしれない．

　心房細動患者に対する抗凝固療法について，FischerらはCMBsの評価に基づいたアルゴリズムを提唱している 図3[28]．症例が60歳以上の場合は頭部MRI検査によるCMBs評価を行い，数や分布に基づいて方針を決定した上で，さらに抗凝固療法導入後のCMBsの増加については

2. 脳微小出血，アミロイド血管症を合併した症例での抗血栓療法 ● 157

抗凝固療法中止を支持している．また Diener らは，①lobar ICH の既往があり lobar CMBs を複数有する症例，②若年性脳出血の家族や認知症の家族歴があり CAA を示唆する MRI 所見を有する症例，③抗血小板薬併用中で lobar CMBs を複数有する症例などでは推奨されないとしている[29]．

心房細動を合併した脳梗塞・TIA 患者については，5 つのランダム比較試験（RE-LY 試験，ARISTOTLE 試験，ROCKET-AF 試験，ENGAGE-AF 試験，AVERROES 試験）について検討され，CMBs 数（5 個以上も含む）や CMBs の分布によらず，NOAC やコントロール良好なワルファリン使用（INR 2-3）については脳梗塞予防効果が脳出血リスクを上回るとしている[30]．

3) 抗血栓療法使用に関するまとめ

CMBs を有する症例は抗血栓療法の有無に関わらず脳出血発症リスクが高く，特に 5 個以上の多発 CMBs や mixed CMBs の場合には注意が必要である．現在のところ CMBs に基づいて抗血栓療法を避けることには明確なエビデンスはないが，CMBs を有する症例に対して抗血栓療法が必要な場合には，比較的出血リスクの低い薬剤の選択や厳格な血圧管理が重要であり，頭部 MRI 検査での CMBs の増加なども参考に，注意深く経過観察を行っていくべきである．

● エビデンス一覧 ●

1. 脳梗塞症例における CMBs と脳血管障害リスクのメタ解析[11]

目的: 脳梗塞・TIA の既往症例において，CMBs の存在と脳梗塞，脳出血の関係を明らかにする．

対象: 前向き検討法を用いた 15 試験（5,068 症例）をメタ解析した．

治療: 介入は本解析には含まれない．

結果: CMBs（＋）の 9.6％で，CMBs（－）の 5.6％で脳梗塞の再発を認めた（RR 1.8, 95%CI: 1.4-2.5）．一方，CMBs（＋）の 4.3％で，CMBs（－）の 0.58％で脳出血を認めた（RR 6.3, 95%CI: 3.5-11.4）．CMB の数が 1 個，2～4 個，5 個以上と増加すると，脳梗塞のリスクは 1.8 倍，2.4 倍，

2.7 倍と増加し，脳出血のリスクも 4.6 倍，5.6 倍，14.1 倍と増加した．
結論: CMBs は脳梗塞の再発，脳出血の発症のいずれとも相関した．CMBs の個数が増えたときのリスクの増加率は，脳梗塞よりも脳出血の方が高かった．

2. 脳出血症例における CMBs と脳血管障害リスクのメタ解析[15]，
3. CMBs と急性期血栓溶解療法に関するメタ解析[17]，
4. CMBs と抗血栓療法に関するメタ解析[19]，
5. Rotterdam 研究[7,9]，6. Framingham 研究[8]

📚 文献

1) Offenbacher H, Fazekas F, Schmidt R, et al. MR of cerebral abnormalities concomitant with primary intracerebral hematomas. AJNR Am J Neuroradiol. 1996; 17: 573-8.
2) Fazekas F, Kleinert R, Roob G, et al. Histopathologic analysis of foci of signal loss on gradient-echo T2*-weighted MR images in patients with spontaneous intracerebral hemorrhage: evidence of microangiopathy-related microbleeds. AJNR Am J Neuroradiol. 1999; 20: 637-42.
3) Wang Z, Soo YO, Mok VC. Cerebral microbleeds: is antithrombotic therapy safe to administer? Stroke. 2014; 45: 2811-7.
4) Cordonnier C, Al-Shahi Salman R, Wardlaw J. Spontaneous brain microbleeds: systematic review, subgroup analyses and standards for study design and reporting. Brain. 2007; 130: 1988-2003.
5) Kwa VI, Franke CL, Verbeeten B Jr, et al. Silent intracerebral microhemorrhages in patients with ischemic stroke: Amsterdam Vascular Medicine Group. Ann Neurol. 1998; 44: 372-7.
6) Kato H, Izumiyama M, Izumiyama K, et al. Silent cerebral microbleeds on T2*-weighted MRI: correlation with stroke subtype, stroke recurrence, and leukoaraiosis. Stroke. 2002; 33: 1536-640.
7) Poels MM, Vernooij MW, Ikram MA, et al. Prevalence and risk factors of cerebral microbleeds: an update of the Rotterdam scan study. Stroke. 2010; 41: S103-6.
8) Romero JR, Preis SR, Beiser A, et al. Risk factors, stroke prevention treatments, and prevalence of cerebral microbleeds in the Framingham heart study. Stroke. 2014; 45: 1492-4.
9) Akoudad S, Portegies ML, Koudstaal PJ, et al. Cerebral microbleeds are associated with an increased risk of stroke: The Rotterdam Study. Circulation. 2015; 132: 509-16.
10) Bokura H, Saika R, Yamaguchi T, et al. Microbleeds are associated

2. 脳微小出血，アミロイド血管症を合併した症例での抗血栓療法 ● 159

with subsequent hemorrhagic and ischemic stroke in healthy elderly individuals. Stroke. 2011; 42: 1867-71.

11) Wilson D, Charidimou A, Ambler G, et al. Recurrent stroke risk and cerebral microbleed burden in ischemic stroke and TIA: a meta-analysis. Neurology. 2016; 87: 1501-10.

12) Charidimou A, Kakar P, Fox Z, et al. Cerebral microbleeds and recurrent stroke risk: systematic review and meta-analysis of prospective ischemic stroke and transient ischemic attack cohorts. Stroke. 2013; 44: 995-1001.

13) Lim JS, Hong KS, Kim GM, et al. Cerebral microbleeds and early recurrent stroke after transient ischemic attack: results from the Korean Transient Ischemic Attack Expression Registry. JAMA Neurol. 2015; 72: 301-8.

14) Charidimou A, Karayiannis C, Song TJ, et al. Brain microbleeds, anticoagulation, and hemorrhage risk: meta-analysis in stroke patients with AF. Neurology. 2017; 89: 2317-26.

15) Charidimou A, Imaizumi T, Moulin S, et al. Brain hemorrhage recurrence, small vessel disease type, and cerebral microbleeds: a meta-analysis. Neurology. 2017; 89: 820-9.

16) Charidimou A, Shoamanesh A; International META-MICROBLEEDS Initiative. Clinical relevance of microbleeds in acute stroke thrombolysis: comprehensive meta-analysis. Neurology. 2016; 87: 1534-41.

17) Charidimou A, Turc G, Oppenheim C, et al. Microbleeds, cerebral hemorrhage, and functional outcome after stroke thrombolysis: individual patient data meta-analysis. Stroke. 2017; 48: 2084-90.

18) Tsivgoulis G, Zand R, Katsanos AH, et al. Risk of symptomatic intracerebral hemorrhage after intravenous thrombolysis in patients with acute ischemic stroke and high cerebral microbleed burden. A meta-analysis. JAMA Neurol. 2016; 73: 675-83.

19) Lovelock CE, Cordonnier C, Naka H, et al. Antithrombotic drug use, cerebral microbleeds, and intracerebral hemorrhage: a systematic review of published and unpublished studies. Stroke. 2010; 41: 1222-8.

20) Akoudad S, Darweesh SK, Leening MJ, et al. Use of coumarin anticoagulants and cerebral microbleeds in the general population. Stroke. 2014; 45: 3436-9.

21) Wang Z, Xu C, Wang P, et al. Combined clopidogrel-aspirin treatment for high risk TIA or minor stroke does not increase cerebral microbleeds. Neurol Res. 2015; 11: 993-7.

22) van Etten ES, Auriel E, Haley KE, et al. Incidence of symptomatic hemorrhage in patients with lobar microbleeds. Stroke. 2014; 45:

2280-5.

23) Pasquini M, Benedictus MR, Boulouis G, et al. Incident cerebral microbleeds in a cohort of intracerebral hemorrhage. Stroke. 2016; 47: 689-94.

24) O'Donnell MJ, Eikelboom JW, Yusuf S, et al. Effect of apixaban on brain infarction and microbleeds: AVERROES-MRI assessment study. Am Heart J. 2016; 178: 145-50.

25) Saito T, Kawamura Y, Sato N, et al. Non-vitamin K antagonist oral anticoagulants do not increase cerebral microbleeds. J Stroke Cerebrovasc Dis. 2015; 24: 1373-7.

26) Soo YO, Yang SR, Lam WW, et al. Risk vs benefit of anti-thrombotic therapy in ischaemic stroke patients with cerebral microbleeds. J Neurol. 2008; 255: 1679-86.

27) Soo YO, Siu DY, Abrigo J, et al. Risk of intracerebral hemorrhage in patients with cerebral microbleeds undergoing endovascular intervention. Stroke. 2012; 43: 1532-6.

28) Fisher M. MRI screening for chronic anticoagulation in atrial fibrillation. Front Neurol. 2013; 4: 137.

29) Selim M, Diener HC. Atrial fibrillation and microbleeds. Stroke. 2017; 48: 2660-4.

30) Shoamanesh A, Charidimou A, Sharma M, et al. Should patients with ischemic stroke or transient ischemic attack with atrial fibrillation and microbleeds be anticoagulated? Stroke. 2017; 48: 3408-12.

〈木下直人　細見直永〉

Ⅲ. 特殊な状況・疾患における抗血栓療法を
究める

3

透析患者における抗血栓療法

Summary

>>> 重度腎機能障害，透析患者は血栓症のリスクのみならず，出血のリスク
も極めて高い．また死亡に直結する合併症も多発する．抗血栓療法の投
与は，他の合併症を含めた生命予後予測，梗塞・出血リスクを加味した
非常に微妙なバランスの上にあることを認識すべきである．

>>> 生命予後への影響が大きいため，抗血栓療法の是非の決定は慎重にする
必要がある．

>>> 変動の大きい血圧の徹底した管理が頭蓋内出血を抑制し，予後を大きく
左右する．透析日と非透析日の差異についても，十分な注意を払うべき
である．

>>> 抗血小板療法は腎機能低下例でも比較的安全に使用できるが，むしろ効
果減弱に注意が必要である．

>>> 透析症例への抗凝固療法は多くのガイドラインで推奨されていないこと
を認識し，徹底した合併症管理を行う条件で投与を検討する必要がある．

1 透析症例の一般予後

1) 血栓症イベント

透析に至る長い経過の慢性腎臓病（chronic kidney disease: CKD）
は強い血栓症のリスクである[1,2]．加えて近年の透析に至る最大の基礎

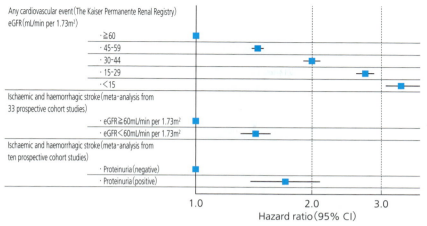

図1 腎機能障害と脳卒中リスク

(Toyoda K, et al. Lancet Neurol. 2014; 13: 823-33[1]より)

　腎疾患は糖尿病性腎症であるので，そもそも糖尿病関連病変が全身に蔓延していることは想像に難くない[3]．さらに，CKDは心房細動の発症リスクでもあり，心房細動はCKDの増悪因子であるという指摘も多い[4,5]．考えてみれば，CHA_2DS_2-VAScスコアの各因子はすべて腎臓にも悪影響を及ぼすのは明らかである[6]．CKDといえばeGFRやCrClなどの腎機能指数に注目しがちであるが，蛋白尿の程度も別個に脳梗塞の危険因子となる[7-11]．動脈硬化性病変の悪化，心房細動増加の両面から腎機能の悪化とともに，脳梗塞は増加の一途を辿る．また，脳梗塞発症後も予後が悪い．生半可な対応では脳梗塞の発症を抑止できない．ましてや透析症例はその終末像であるから言うに及ばない．最近は腎性貧血に対するエリスロポエチン投与が普及し，貧血の改善とともに血液粘稠度が上昇することが脳梗塞誘発に加担しているとの指摘もある[12]．さらに透析中は除水をかけることが多いために循環動態が不安定になりやすく，血行力学性の脳梗塞が起こりやすいとの意見もあるが，通常透析中は臥床しているので，食事の際や終了直後に頭部挙上するときには注意が必要である．

2) 出血イベント

　一方, CKD 症例は経過とともに出血合併症の頻度も増加する. 特に頭蓋内出血の増加が目立つ. 糖尿病性腎症であれ, 高血圧による腎硬化症であれ, 腎不全に至る病態が細動脈障害としての糸球体機能低下であるので, 同様の病態と思われる脳小動脈病変 (small vessel disease: SVD) が同時に進行していることが想定される[13]. SVD の代表的疾患として高血圧性脳出血が知られており, その発症率が増加することは想像に難くない. 重度 CKD 症例では脳内微小出血 (cerebral microbleeds: CMBs) が多いこともその証左である[14-16]. 加えて透析を始めると, 透析前後や透析日と非透析日の血圧変動が大きくなるために, 突発的な血圧上昇が起こりやすいことも脳出血発症の誘因となりうる[17]. 非透析日の血圧が高くても, 透析担当医は透析日の血圧を指標に降圧治療が行っていることも一因と考えられる. また, 血腫も腎機能悪化とともに大型化し発症後も増大する傾向があるが[18,19], 必ずしも抗凝固療法実施中 (すなわち透析中) に多発しているわけではなく, 抗凝固療法と脳出血の関係は単純ではない.

　脳卒中の内容については人種差が認められており[20], 我が国では脳出血が脳梗塞の 4 倍[21,22], 欧米では脳梗塞が脳出血の 4~6 倍多いとされており[23,24], 発症率そのものも我が国では 2 倍も高い. 21 世紀に入って我が国でも脳出血は減少傾向であるものの[25], 特に脳出血に関しては, 欧米のデータの解釈は慎重であるべきである.

3) 死亡率

　透析症例の予後項目の中でもっとも問題となるのは, 高い死亡率であろう. 特に透析導入からの数年の死亡率が際立って高い. また, 脳出血による死亡率が高いことも看過できず, 死亡率は 50% に上るとする報告もある. この高い死亡率と抗凝固療法実施の是非がしばしば議論されるが, 死亡に及ぼす抗凝固療法の影響については慎重に解釈すべきである. アウトカムに死亡を含めると, 経口抗凝固薬投与中の透析患者の死因が抗凝固療法と関連がないことも多く, 脳梗塞の予防効果が相殺されてしまう可能性があるからである. 純粋な脳梗塞予防効果を抽出した研

究は意外に少ない．我が国で行われた代表的な心房細動の前向き登録研究である J-RHYTHM 研究のサブ解析では，抗凝固療法を行うことによってほとんどのイベント発症率が大きく抑制されていることが報告されている[26]．

2 透析患者における抗血栓療法

1) 抗血小板療法

透析症例に対する抗血小板療法に関してはいくつかのメタ解析が報告されているが，有用性については結果が一致していない[27,28]．基本的に腎機能の悪化とともに抗血小板薬の効果は減弱する傾向にあり[29]，アスピリンよりクロピドグレル，クロピドグレルよりもプラスグレル[30]やチカグレロール[31-33]などの次世代抗血小板薬のほうが効果は維持されるようである[34]．したがって，抗血小板薬の 2 剤併用でも大きな出血合併症率の増加は報告されていない[35-37]．血圧などの合併症が厳格に管理されていることを前提に，透析症例まで通常の用法用量で投与が可能と考えられる[38]．しかしながら前述した微小出血合併例では，脳出血のリスクについて十分に勘案する必要があることは言うまでもない．

2) 抗凝固療法

透析症例での抗凝固療法は議論の多いテーマである[39]．梗塞リスクと出血リスクがいずれも極めて高く，施行するにせよ，しないにせよイベントが多発するので結論が出しづらい．前述したように，特に死亡を含めた複合エンドポイントにすると，成績が一気に悪くなり，ほとんどの研究で有効性がないと結論されてしまう．

これまで透析症例に対する抗凝固療法に関しては，数多くのレビューやメタ解析も報告されているが，同じような研究を総括しているにも関わらず，結論は有用，有害の真二つに割れている[40-50]．

個々の最近の主な研究を見てみると，Kai らの報告（アジア人は 1割）[51]では，ワルファリン療法が出血性脳卒中を増やすことなく脳梗塞を予防したとされている一方，台湾からの報告では脳梗塞予防効果は認められていない[52]．前述した我が国での J-RHYTHM 研究のサブ解析で

3. 透析患者における抗血栓療法 ● 165

表1 各国ガイドラインの末期腎不全患者に対する抗凝固療法の扱い

ガイドライン	年	推奨
NKF-KDOQI ガイドライン	2005	2001 年の AHA のガイドラインに準拠すること（レベル C） <ワルファリンおよびアスピリンの使用を推奨> ただし，出血リスクが高いので慎重なモニタリングが必要
KDIGO ガイドライン	2011	CKD-5D 症例に対するワルファリンによるルーチンの抗凝固療法を推奨したこれまでの記載を撤回する
日本透析医学会	2011	安易にワルファリン治療を行うべきではないが，有益と判断される場合には，PT-INR<2.0 に維持することが望ましい
米国神経学会	2014	ガイドラインに掲載すべきエビデンスがない（レベル U）
AHA/ACC/HRS ガイドライン	2014	心房細動を合併した CKD-5D 症例に対する脳梗塞予防としてワルファリンを推奨する（レベル B）
カナダ心臓病学会ガイドライン	2016	心房細動を合併した CKD-5D 症例（GFR<15 mL/min）に対するワルファリンもしくはアスピリンによる脳梗塞予防は推奨しない

(Am J Kidney Dis. 2017; 70: 859-68 より筆者加筆修正)

は透析症例ではないものの，中等度以上の腎機能障害症例において血圧をはじめとした厳格な内科管理を行えば抗凝固療法が非常に有用と感じられる結果である[26]．このような差異は，ランダム化試験がほとんどないために抗凝固療法施行例に大きなバイアスがかかっていることが大きな要因と思われる．抗凝固療法施行例では，出血合併症のみならず，無治療群と比較しても血栓塞栓症が多発する結果が多いことがその傍証であると考えられる．しかしながら，臨床現場では現時点で国内外の多くのガイドラインは透析症例へのワルファリン投与は推奨していないことを認識しておく必要があろう **表1**．

　直接阻害型経口抗凝固薬（direct oral anticoagulant: DOAC）はどうであろうか？　ワルファリンと効果は同等に，出血合併症を大きく抑制できるこの薬剤は期待が持てる[53-57]．しかしながら，ダビガトランを筆頭に大半の DOAC には多かれ少なかれ腎排泄性があり，腎障害症例は開発試験の段階では除外症例となっていた．したがって中等度以上の腎障害症例，透析症例に関するランダム化試験が存在しない．DOACの腎障害の症例に対する開発試験のメタ解析[58]では，クレアチニンクリアランスが 30 mL/min までは DOAC の方が有用性は高いと考えられる．ダビガトランに関しては，米国では腎機能障害症例に対して，75 mg 1

日2回の投与が認められているが，我が国では適応外である．これとて，特に別個に試験を行ったわけではなく，手持ちのデータからの薬理学的なシミュレーションにより認可に至った特異なケースである．腎障害末期，透析症例ではさらに極端にデータが少なくなり，科学的に結論を出すことは現時点では困難である．近年，米国では心房細動合併透析症例に対して，腎排泄率の最も低いDOACであるアピキサバンの投与が認可されたが，ダビガトランと同様に新たなエビデンスが出たわけではなく，シミュレーションだけで議論された．加えて我が国ではそのような効能追加の動きはない．逆に腎排泄率の最も高いダビガトランは，透析による除去率は最も高い．詳細な薬物動態の検討を行えば，腎機能がほぼ廃絶している透析症例での使い途が開けるかもしれないが，どの薬剤であれ，やはり現時点では透析症例へのDOAC投与は控えるべきであろう．

📖 文献

1) Toyoda K, Ninomiya T. Stroke and cerebrovascular diseases in patients with chronic kidney disease. Lancet Neurol. 2014; 13: 823-33.
2) Masson P, Webster AC, Hong M, et al. Chronic kidney disease and the risk of stroke: a systematic review and meta-analysis. Nephrol Dial Transplant. 2015; 30: 1162-9.
3) Tanaka K, Watanabe T, Takeuchi A, et al. Cardiovascular events and death in Japanese patients with chronic kidney disease. Kidney Int. 2017; 91: 227-34.
4) Iguchi Y, Kimura K, Kobayashi K, et al. Relation of atrial fibrillation to glomerular filtration rate. Am J Cardiol. 2008; 102: 1056-9.
5) Watanabe H, Watanabe T, Sasaki S, et al. Close bidirectional relationship between chronic kidney disease and atrial fibrillation: the Niigata preventive medicine study. Am Heart J. 2009; 158: 629-36.
6) Beyer-Westendorf J, Kreutz R, Posch F, et al. The CHA2DS2-VASc score strongly correlates with glomerular filtration rate and predicts renal function decline over time in elderly patients with atrial fibrillation and chronic kidney disease. Int J Cardiol. 2018; 253: 71-7.
7) Sandsmark DK, Messe SR, Zhang X, et al. Proteinuria, but not eGFR, predicts stroke risk in chronic kidney disease: chronic renal insufficiency cohort study. Stroke. 2015; 46: 2075-80.
8) Konno S, Munakata M. Moderately increased albuminuria is an inde-

pendent risk factor of cardiovascular events in the general Japanese population under 75 years of age: the Watari study. PloS One. 2015; 10: e0123893.

9) Tanaka F, Komi R, Makita S, et al. Low-grade albuminuria and incidence of cardiovascular disease and all-cause mortality in nondiabetic and normotensive individuals. J Hypertens. 2016; 34: 506-12.

10) Ishigami J, Grams ME, Naik RP, et al. Hemoglobin, albuminuria, and kidney function in cardiovascular risk: the ARIC (atherosclerosis risk in communities) study. J Am Heart Assoc. 2018; 7: e007209.

11) Matsushita K, Coresh J, Sang Y, et al. Estimated glomerular filtration rate and albuminuria for prediction of cardiovascular outcomes: a collaborative meta-analysis of individual participant data. Lancet Diabet Endocrinol. 2015; 3: 514-25.

12) Vinhas J, Barreto C, Assuncao J, et al. Treatment of anaemia with erythropoiesis-stimulating agents in patients with chronic kidney disease does not lower mortality and may increase cardiovascular risk: a meta-analysis. Nephron Clini Pract. 2012; 121: c95-101.

13) Georgakis MK, Chatzopoulou D, Tsivgoulis G, et al. Albuminuria and cerebral small vessel disease: a systematic review and meta-analysis. J Am Geriatr Soc. 2018; 66: 509-17.

14) Watanabe A. Cerebral microbleeds and intracerebral hemorrhages in patients on maintenance hemodialysis. J Stroke Cerebrovasc Dis. 2007; 16: 30-3.

15) Shima H, Ishimura E, Naganuma T, et al. Cerebral microbleeds in predialysis patients with chronic kidney disease. Nephrol Dial Transplant. 2010; 25: 1554-9.

16) Naganuma T, Takemoto Y, Shoji T, et al. Cerebral microbleeds predict intracerebral hemorrhage in hemodialysis patients. Stroke. 2015; 46: 2107-12.

17) Sakamoto N, Ishikawa E, Aoki K, et al. Clinical outcomes of intracerebral hemorrhage in hemodialysis patients. World Neurosurg. 2014; 81: 538-42.

18) Molshatzki N, Orion D, Tsabari R, et al. Chronic kidney disease in patients with acute intracerebral hemorrhage: association with large hematoma volume and poor outcome. Cerebrovasc Diseases. 2011; 31: 271-7.

19) Shimoyama T, Kimura K, Shibazaki K, et al. Maintenance hemodialysis independently increases the risk of early death after acute intracerebral hemorrhage. Cerebrovasc Dis. 2013; 36: 47-54.

20) Wetmore JB, Ellerbeck EF, Mahnken JD, et al. Atrial fibrillation and risk of stroke in dialysis patients. Ann Epidemiol. 2013; 23: 112-8.

21) Kawamura M, Fijimoto S, Hisanaga S, et al. Incidence, outcome, and

risk factors of cerebrovascular events in patients undergoing maintenance hemodialysis. Am J Kidney Dis. 1998; 31: 991-6.

22) Iseki K, Fukiyama K. Clinical demographics and long-term prognosis after stroke in patients on chronic haemodialysis. the Okinawa dialysis study (OKIDS) group. Nephrol Dial Transplant. 2000; 15: 1808-13.

23) Sozio SM, Armstrong PA, Coresh J, et al. Cerebrovascular disease incidence, characteristics, and outcomes in patients initiating dialysis: the choices for healthy outcomes in caring for ESRD (CHOICE) study. Am J Kidney Dis. 2009; 54: 468-77.

24) Power A, Chan K, Singh SK, et al. Appraising stroke risk in maintenance hemodialysis patients: a large single-center cohort study. Am J Kidney Dis. 2012; 59: 249-57.

25) Toyoda K, Fujii K, Fujimi S, et al. Stroke in patients on maintenance hemodialysis: a 22-year single-center study. Am J Kidney Dis. 2005; 45: 1058-66.

26) Kodani E, Atarashi H, Inoue H, et al. Impact of creatinine clearance on outcomes in patients with non-valvular atrial fibrillation: a sub-analysis of the J-RHYTHM Registry. Eur Heart J Qual Care Clin Outcomes. 2018; 4: 59-68.

27) Hiremath S, Holden RM, Fergusson D, et al. Antiplatelet medications in hemodialysis patients: a systematic review of bleeding rates. Clin J Am Soc Nephrol. 2009; 4: 1347-55.

28) Alexopoulos D, Panagiotou A. Oral antiplatelet agents and chronic kidney disease. Hellenic J Cardiol. 2011; 52: 509-15.

29) Aksu HU, Oner E, Celik O, et al. Aspirin resistance in patients undergoing hemodialysis and effect of hemodialysis on aspirin resistance. Clin Appl Thromb Hemost. 2015; 21: 82-6.

30) Baber U, Chandrasekhar J, Sartori S, et al. Associations between chronic kidney disease and outcomes with use of prasugrel versus clopidogrel in patients with acute coronary syndrome undergoing percutaneous coronary intervention: a report from the PRO-METHEUS study. JACC Cardiovasc Interv. 2017; 10: 2017-25.

31) Jeong KH, Cho JH, Woo JS, et al. Platelet reactivity after receiving clopidogrel compared with ticagrelor in patients with kidney failure treated with hemodialysis: a randomized crossover study. Am J Kidney Dis. 2015; 65: 916-24.

32) Kim JS, Woo JS, Kim JB, et al. The pharmacodynamics of low and standard doses of ticagrelor in patients with end stage renal disease on hemodialysis. Int J Cardiol. 2017; 238: 110-6.

33) Wang H, Qi J, Li Y, et al. Pharmacodynamics and pharmacokinetics of ticagrelor vs. clopidogrel in patients with acute coronary syn-

dromes and chronic kidney disease. Br J Clin Pharmacol. 2018; 84: 88-96.

34) Jain N, Reilly RF. Oral P2Y12 receptor inhibitors in hemodialysis patients undergoing percutaneous coronary interventions: current knowledge and future directions. Semin Dial. 2016; 29: 374-81.

35) Woo JS, Kim W, Lee SR, et al. Platelet reactivity in patients with chronic kidney disease receiving adjunctive cilostazol compared with a high-maintenance dose of clopidogrel: results of the effect of platelet inhibition according to clopidogrel dose in patients with chronic kidney disease (PIANO-2 CKD) randomized study. Am Heart J. 2011; 162: 1018-25.

36) Zhou Y, Pan Y, Wu Y, et al. Effect of estimated glomerular filtration rate decline on the efficacy and safety of clopidogrel with aspirin in minor stroke or transient ischemic attack: CHANCE substudy (clopidogrel in high-risk patients with acute nondisabling cerebrovascular events). Stroke. 2016; 47: 2791-6.

37) Ikeme JC, Pergola PE, Scherzer R, et al. Post hoc analyses of randomized clinical trial for the effect of clopidogrel added to aspirin on kidney function. Clin J Am Soc Nephrol. 2017; 12: 1040-7.

38) Chen CY, Lee KT, Lee CT, et al. Effectiveness and safety of antiplatelet in stroke patients with end-stage renal disease undergoing dialysis. Int J Stroke. 2014; 9: 580-90.

39) Kessler M, Moureau F, Nguyen P. Anticoagulation in chronic hemodialysis: progress toward an optimal approach. Semin Dial. 2015; 28: 474-89.

40) Olesen JB, Lip GY, Kamper AL, et al. Stroke and bleeding in atrial fibrillation with chronic kidney disease. N Engl J Med. 2012; 367: 625-35.

41) Wakasugi M, Kazama JJ, Tokumoto A, et al. Association between warfarin use and incidence of ischemic stroke in Japanese hemodialysis patients with chronic sustained atrial fibrillation: a prospective cohort study. Clin Exp Nephrol. 2014; 18: 662-9.

42) Friberg L, Benson L, Lip GY. Balancing stroke and bleeding risks in patients with atrial fibrillation and renal failure: the Swedish Atrial Fibrillation Cohort study. Eur Heart J. 2015; 36: 297-306.

43) Li J, Wang L, Hu J, et al. Warfarin use and the risks of stroke and bleeding in hemodialysis patients with atrial fibrillation: a systematic review and a meta-analysis. Nutr Metab Cardiovasc Dis. 2015; 25: 706-13.

44) Wong CX, Odutayo A, Emdin CA, et al. Meta-analysis of anticoagulation use, stroke, thromboembolism, bleeding, and mortality in patients with atrial fibrillation on dialysis. Am J Cardiol. 2016; 117:

1934-41.

45) Tan J, Liu S, Segal JB, et al. Warfarin use and stroke, bleeding and mortality risk in patients with end stage renal disease and atrial fibrillation: a systematic review and meta-analysis. BMC Nephrol. 2016; 17: 157.

46) Van Der Meersch H, De Bacquer D, De Vriese AS. Vitamin K antagonists for stroke prevention in hemodialysis patients with atrial fibrillation: a systematic review and meta-analysis. Am Heart J. 2017; 184: 37-46.

47) Harel Z, Chertow GM, Shah PS, et al. Warfarin and the risk of stroke and bleeding in patients with atrial fibrillation receiving dialysis: a systematic review and meta-analysis. Can J Cardiol. 2017; 33: 737-46.

48) Tsai C, Marcus LQ, Patel P, et al. Warfarin use in hemodialysis patients with atrial fibrillation: a systematic review of stroke and bleeding outcomes. Can J Kidney Health Dis. 2017; 4: 2054358 117735532.

49) Kumar S, de Lusignan S, McGovern A, et al. Ischaemic stroke, haemorrhage, and mortality in older patients with chronic kidney disease newly started on anticoagulation for atrial fibrillation: a population based study from UK primary care. BMJ. 2018; 360: k342.

50) Potpara TS, Ferro CJ, Lip GYH. Use of oral anticoagulants in patients with atrial fibrillation and renal dysfunction. Nat Rev Nephrol. 2018; 14: 337-51.

51) Kai B, Bogorad Y, Nguyen LN, et al. Warfarin use and the risk of mortality, stroke, and bleeding in hemodialysis patients with atrial fibrillation. Heart Rhythm. 2017; 14: 645-51.

52) Chen JJ, Lin LY, Yang YH, et al. Anti-platelet or anti-coagulant agent for the prevention of ischemic stroke in patients with end-stage renal disease and atrial fibrillation--a nation-wide database analyses. Int J Cardiol. 2014; 177: 1008-11.

53) Chan KE, Giugliano RP, Patel MR, et al. Nonvitamin K anticoagulant agents in patients with advanced chronic kidney disease or on dialysis with AF. J Am Coll Cardiol. 2016; 67: 2888-99.

54) Di Lullo L, Ronco C, Cozzolino M, et al. Nonvitamin K-dependent oral anticoagulants (NOACs) in chronic kidney disease patients with atrial fibrillation. Thromb Research. 2017; 155: 38-47.

55) Lutz J, Jurk K, Schinzel H. Direct oral anticoagulants in patients with chronic kidney disease: patient selection and special considerations. Int J Nephrol Renovasc Dis. 2017; 10: 135-43.

56) Feldberg J, Patel P, Farrell A, et al. A systematic review of direct oral anticoagulant use in chronic kidney disease and dialysis patients

3. 透析患者における抗血栓療法 ● 171

with atrial fibrillation. Nephrol Dial Transplant. 2018 Mar 2. Epub 2018/03/07.
57) Shroff GR, Stoecker R, Hart A. Non-vitamin K-dependent oral antico-agulants for nonvalvular atrial fibrillation in patients with CKD: prag-matic considerations for the clinician. Am J Kidney Dis. 2018 May 2. Epub 2018/05/08.
58) Ando G, Capranzano P. Non-vitamin K antagonist oral anticoagu-lants in atrial fibrillation patients with chronic kidney disease: a sys-tematic review and network meta-analysis. Int J Cardiology. 2017; 231: 162-9.

〈長尾毅彦〉

Ⅲ. 特殊な状況・疾患における抗血栓療法を
究める

4

Trousseau 症候群に対する
抗血栓療法

Summary

》》Trousseau 症候群とは，原著では「悪性腫瘍に合併する反復性・遊走性
血栓性静脈炎」を指すが，最近では「悪性腫瘍（腺がん，造血器腫瘍な
ど）による凝固能亢進状態（DIC）を基盤とした静脈血栓塞栓症（VTE）
および非細菌性血栓性心内膜炎（NBTE）などによる全身性動脈塞栓症」
という一連のスペクトラムとして理解される.

》》原因となる悪性腫瘍は，造血器腫瘍を除けば，肺がん，膵がん，胃がん，
卵巣がん（ムチン産生腫瘍）などの腺がんが圧倒的に多いため，本症候
群が疑われれば，逆にこれらの悪性腫瘍を念頭に検索を行うことが重要
である.

》》頭部 MRI では境界明瞭な大小不同の多発性塞栓症を呈することが多く，
脳梗塞合併例では，CA125 や CA19-9 などのムチン腫瘍マーカーの診
断的意義が高い. 病理では約半数に NBTE が認められるが，経胸壁心エ
コーでの検出率は低い. 約半数に VTE が認められる.

》》治療では，原病が進行している場合も多く，有効で安全な治療法は未だ
確立していないが，ワルファリンの効果は不確実で，欧米では低分子ヘ
パリン（ダルテパリン）皮下注（本邦未承認）が標準治療として用いら
れる. 従来，本邦では未分画ヘパリン静注や皮下注が用いられることが
多かったが，VTE 合併例では経口活性化第Ⅹ因子（Ⅹa）阻害薬が有用
である可能性がある.

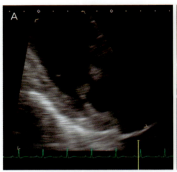 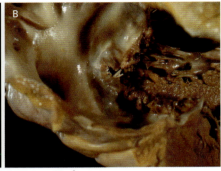

図1 非細菌性血栓性心内膜炎（NBTE）
A．前立腺がん患者の経胸壁心エコーで見られた僧帽弁の巨大疣贅
B．卵巣がん患者の僧帽弁に付着した器質化血栓の肉眼病理所見

1 概念の変遷

　1865年，フランスの内科医Armand Trousseauは，胃がん患者に認められた遊走性血栓性静脈炎を"phlegmasia alba dolens"として初めて記載し，担がん患者では血栓性静脈炎や静脈血栓症を高率に合併することを報告した．しかし，その2年後，自らが胃がんに伴う血栓性静脈炎を患い，病態を察して数か月のうちに亡くなったとされる．

　Trousseauの遊走性血栓性静脈炎の発見から70年余り経た1936年，Gross & Friedbergは担がん患者では非細菌性血栓性心内膜炎（non-bacterial thromboendocarditis: NBTE）図1を合併しやすいことを報告した．一方，1950年MacDonaldらは，NBTEを有する剖検例78例のうち36%が担がん患者であり，担がん患者では高率にNBTEを合併することを明らかにした．また，本症候群では静脈血栓症のみならず，脳梗塞を含む全身の動脈塞栓症をきたすことが明らかとなり，1960年BarronらはNBTEが脳梗塞の重要な原因であるとした．さらに，本邦のKuramotoら[1]も，NBTEを有する剖検例217例のうち，悪性腫瘍を51.2%に，汎発性血管内血液凝固症候群（disseminated intravascular coagulation: DIC）の合併を41.9%に認めたことから，担がん患者における脳梗塞の発症にNBTEが重要な役割を果たしているとした．

近年，静脈血栓症およびNBTEの発症機序には，凝固能亢進状態あるいはDICが関与していることが明らかにされた．また，どのような悪性腫瘍でも本症候群を合併するわけではなく，肺がん，膵がん，卵巣がん（特に，ムチン産生腫瘍）などの腺がん，あるいは造血器腫瘍でその頻度が高いことが報告されている．

2 Trousseau 症候群の定義

現在でも，欧米では「肺がん，膵がん，胃がんなどのがん患者の胸部や上肢の表在静脈に見られる反復性・遊走性血栓症」のことを"Trousseau sign of malignancy"と呼ぶ．すなわち，狭義の Trousseau 症候群とは，「悪性腫瘍に合併する反復性・遊走性血栓性静脈炎」のことを指す．しかし，静脈血栓症は表在静脈に留まらず，深部静脈血栓症あるいは肺塞栓症を含めた静脈血栓塞栓症（VTE）を発症することが多い．

また，静脈血栓症のみならず，全身性動脈塞栓症（特に脳梗塞）を発症することも多く，その発症機序の一部にNBTEが関わっている．しかし，これらの動静脈血栓症およびNBTE発症の基盤には，悪性腫瘍に伴う凝固能亢進状態が基盤となっていることは明らかである．このため，今日では Trousseau 症候群を，「悪性腫瘍（腺がん，造血器腫瘍など）による凝固能亢進状態（DIC）を基盤として発症した静脈血栓塞栓症（VTE）あるいは非細菌性血栓性心内膜炎（NBTE）などによる全身性動脈塞栓症」という一連のスペクトラムとして捉える学者が多い[2]．

また，本症候群の動脈塞栓症では，脳がその標的臓器となることが多い．その理由として，脳は血流が豊富であるため，NBTEなどによる心原性塞栓症の標的臓器になりやすいこと，また，組織因子やトロンボプラスチンが多く，トロンボモジュリンが少ないため，血栓症を生じやすいことが挙げられる．このため，我が国では，「悪性腫瘍に合併した脳梗塞」を広く Trousseau 症候群と呼ぶ傾向があるが，その基盤に悪性腫瘍による凝固能亢進が存在することが重要である．

3 検査所見

頭部 MRI では境界明瞭な大小不同の多発性塞栓症を呈することが多く，脳梗塞合併例では，CA125 や CA19-9 などのムチン腫瘍マーカー

Column

非細菌性血栓性心内膜炎（NBTE） 図1

心内膜炎には細菌性のほか，悪性腫瘍や全身性エリテマトーデス，抗リン脂質抗体症候群などの膠原病でもみられる．特に，悪性腫瘍を有する患者では，悪液質となる終末期にみられることから，"cachectic (marantic) endocarditis" あるいは "terminal endocarditis" とも呼ばれる．その生成機序は，膠原病では免疫複合体沈着による内皮障害が中心であるのに対し，悪性疾患では凝固能亢進が主な原因であるとされる[4]．また，NBTE による疣贅（vegetation）は，大動脈弁および僧帽弁に最も多く認められる[5]．

の診断的，病態生理学的意義が高い[3]．病理では約半数に NBTE が認められるとされるが，経胸壁心エコー（transthoracic echocardiography: TTE）での検出率は低く，経食道心エコー（transesophageal echocardiography: TEE）が診断に有用である．また，約半数に VTE が認められる．

4 担がん患者における脳梗塞発症機序

我が国は諸外国に比し頭部 MRI の保有台数が多く，脳梗塞の発症を機に，初めて悪性腫瘍が発見されることも多い．しかし，高齢者では脳梗塞発症リスクも高く，全身状態，悪性腫瘍による凝固能亢進の有無を検討して診断する必要がある．

担がん患者が脳梗塞を発症する機序を 表1 にまとめた．従来，脳梗塞は両側性に多発し，NBTE による心原性脳塞栓症が多いとされているが（27％）[6]，実際には生前に TTE で NBTE が検出される症例は少ない．このため，凝固能亢進により心腔内（あるいは動脈内）で形成された微小血栓が塞栓となり，組織トロンボプラスチンが豊富な脳血管を閉塞する機序も推定されている．また，Cestari ら[7]によれば，脳梗塞を合併した担がん患者 96 例において，臨床的に TOAST 分類を行ったところ，明らかな塞栓症とされたのは54％で，他の46％は非塞栓性サブタイプであり，このうち22％はアテローム血栓性が疑われたという．

担がん患者では，悪性腫瘍そのものによる凝固能亢進のほか，長期臥床，脱水による過粘稠症候群（hyperviscosity syndrome）により下肢

表1 担がん患者における脳梗塞発症機序

非細菌性血栓性心内膜炎（NBTE）による心原性脳塞栓
汎発性血管内液凝固（DIC）による微小血栓・塞栓
卵円孔を介する下肢深部静脈血栓の閉塞
脱水による低灌流状態（hypoperfusion）
過粘稠症候群（hyperviscosity syndrome）
脳静脈・静脈洞血栓症（venous thrombosis）
細菌性塞栓（septic infarction）
腫瘍塞栓（tumor embolism）
薬剤性血管炎
加齢によるアテローム血栓症

(Graus F, et al. Medicine. 1985; 64 (1): 16-35[6]などより作成)

深部静脈血栓が生じやすい．また，開存した卵円孔を介して奇異性脳塞栓症を生じたと考えられる症例も報告されている．さらに，末期がんの患者では，脱水による低灌流状態（hypoperfusion），脳静脈・静脈洞血栓症（venous thrombosis），免疫力低下に起因する細菌性塞栓，腫瘍塞栓，抗がん剤投与に伴う血管炎，加齢による動脈硬化など，様々な要因が加わって脳梗塞を発症する可能性がある[6]．したがって，担がん患者の脳梗塞を治療する場合，悪性腫瘍に伴う凝固能亢進を疑うのみならず，全身状態の悪化に伴う様々な病態を検討する必要がある．

5 脳梗塞を発症しやすい悪性腫瘍

NBTEは心原性脳塞栓症の原因となることから，NBTEを合併しやすい悪性腫瘍は脳梗塞も発症しやすい可能性がある．Lopezら[4]は，14の病理学的報告のメタアナリシス（全82676剖検例）を行い，NBTE合併（1.3%）における悪性腫瘍の合併頻度は52.5%と高率であった．さらに，合併した悪性腫瘍の内訳は，肺がん，膵がん，胃がん，大腸/直腸がん，胆嚢/胆管がん，白血病，卵巣がん，前立腺がんの順に多かった．すなわち，NBTEの原因となる悪性腫瘍には，白血病などの造血器腫瘍もあるが，そのほとんどが腺がんであった．

一方，脳梗塞やTIAを発症して神経内科にコンサルトされる担がん患者の内訳は，NBTEを合併しやすい悪性腫瘍とは少し異なっている[8]．すなわち，脳梗塞またはTIAを発症して神経内科にコンサルトされる患

4. Trousseau症候群に対する抗血栓療法 ● 177

表2 担がん患者の凝固能亢進機序

1. 組織因子（TF）の曝露: TF-VIIa複合体形成（外因系凝固カスケード活性化）
2. ビタミンK依存性システイン・プロテアーゼの放出: 直接第X因子を活性化
3. 第VIII因子およびフィブリノゲンの増加: XaおよびVaによるプロトロンビン活性化
4. ムチン産生: シアル酸残基による直接的なプロトロンビン活性化，セレクチンを介する血小板凝集，単球の血管内皮への粘着を促進
5. PAI-I産生: フィブリンを溶解するプラスミンを産生するt-PAを阻害
6. サイトカイン（IL-1，IL-6，IL-8，TNF，TGF，ICAM）放出: 単球・血小板・内皮細胞などの活性化
7. 腫瘍細胞へのフィブリン沈着

ICAM: 細胞間接着分子，IL-1，6，8: インターロイキン-1，6，8，PAI-I: プラスミノゲン・アクチベーター・インヒビター-I，t-PA: 組織プラスミノゲン・アクチベーター，TGF: トランスフォーミング増殖因子，TNF: 腫瘍壊死因子
（文献2，12，13などより作成）

者数の各科の全コンサルト数に占める割合は，婦人科系腫瘍が20.6％と最も高く，次いで腎/生殖尿路系腫瘍，消化器系腫瘍，リンパ腫，前立腺がん，肺がん，乳がんの順であった．したがって，卵巣がん，子宮がんなどの婦人科系腫瘍は，必ずしもNBTEの合併頻度は高いとはいえないが，脳梗塞を起こしやすい特徴を有しているといえる．

Sackら[9]の報告では，本症候群を合併した悪性腫瘍全体に占める卵巣がんの割合は3.8％に過ぎなかった．しかし，59例の卵巣がん患者を検討したPlannerら[10]の報告では，凝固能亢進を44％と高頻度に認めた．さらに，Evansら[11]も，凝固能亢進をきたした卵巣がん患者4例を報告した．すなわち，卵巣がんではNBTEを合併する頻度はそれほど高くないものの，腫瘍自体が産生するムチンやサイトカインなどが直接凝固能亢進に関与している可能性がある．

6 担がん患者における凝固能亢進機序

担がん患者における凝固能亢進機序は十分には解明されていないが，**表2**のような多様な機序が推定されている．また，本症候群を発症する悪性腫瘍の多くが腺がんであることから，サイトカインなどにより産生され，血中に分泌されたムチン自体が，シアル酸残基により直接プロトロンビンを活性化したり，セレクチンを介して白血球を活性化したり，血小板の凝集や内皮細胞への接着を促進する可能性が推定されている[12]．

表3 凝固能亢進（DIC）に対する治療薬

薬剤	投与法・注意点
①ヘパリンナトリウム （ノボ・ヘパリン注®）	10,000〜30,000 単位/日を持続点滴 aPTT を前値の 1.5 倍程度にコントロール AT Ⅲ欠乏があれば，補充が必要 ヘパリン起因性血小板減少症（HIT）に注意
②ヘパリンカルシウムキット （ヘパリンカルシウム皮下注シリンジ 「モチダ」®）	1 回 5000 単位を 1 日 2 回皮下注 VTE 予防にも 在宅医療導入可能
③ダルテパリンナトリウム （フラグミン®）	1 日量 75 IU/kg を 24 時間かけて点滴静注 VTE 予防に対する適応はない
④メシル酸ガベキサート （エフオーワイ®）	約 1000 mg（20〜39 mg/kg）を 500 mL 以上の輸液に 溶解し，24 時間かけて点滴静注 （高濃度で血管壁を障害するため，100 mg あたり 50 mL 以上の輸液に溶解）
⑤ナファモスタットメシル酸塩 （フサン®）	1 日量（0.06〜0.2 mg/kg/hr）を 5％ブドウ糖 1 L に溶 解し，24 時間かけて点滴静注
⑥遺伝子組換えトロンボモジュリン （リコモジュリン®）	1 日 1 回 380 U/kg を約 30 分かけて点滴静注 高価

7 凝固能亢進（DIC）に対する治療

　本症候群では，既に原発の悪性腫瘍が進行していることも多く，基本的に予後は不良であり，有効な治療選択肢も限られていることが多い．治療の可否は，いかに早く悪性腫瘍を診断し，DIC をコントロールできるかどうか，また心原性脳塞栓症や VTE を予防できるかどうかにかかっている．特に NBTE を有する症例では，心原性脳塞栓症を発症するリスクが高いため，早期の抗凝固療法の導入が望まれるが，消化管腫瘍などで出血がある場合には困難である．したがって，DIC や NBTE の有無を見極め，脳梗塞と腫瘍による出血のリスク評価を慎重に行った上で，原疾患や社会的状況を勘案した総合的な治療方針を立てる必要がある．

　表3 に凝固能亢進（DIC）に対する治療薬を挙げた．ヘパリンは，まずアンチトロンビン（AT）Ⅲと結合してその構造を変化させ，さらにトロンビンおよび活性化第Ⅹ因子（Ⅹa）と結合し，これらの凝固因子を阻害して DIC を改善する．このため，DIC が進行し ATⅢ活性が 70％

4. Trousseau 症候群に対する抗血栓療法 ● 179

以下に低下している場合には，まずATⅢを補充する必要がある．また，血小板や凝固因子の消費が顕著である場合，これらの補充を行う必要がある．担がん患者では，ワルファリンはわずか19％の患者にしか抗血栓効果を示さなかったのに対し，長期の未分画ヘパリン投与は65％の患者に有効であったと報告されている[9]，その理由は明らかではないが，腫瘍細胞が産生するムチンがセレクチンを介して血小板凝集，単球の血管内皮への粘着を促進するのを，ヘパリンが直接ブロックするといった多面的作用を有していることが一因と考えられている[12]．通常のヘパリンナトリウムは皮下からの吸収は不良で，血中半減期が短いため，持続点滴が必要で，在宅での投与継続は困難であった．しかし，皮下注が可能なヘパリンカルシウム（5,000単位　1日2回）が導入され，在宅医療に移行する症例も増えてきている．使用上の注意点としては，ヘパリン起因性血小板減少症（HIT）をきたすことがあり，血小板数のフォローアップが肝要である．また，ヘパリンは原病の悪性腫瘍の状況によっては致死的出血を引き起こす可能性もあり，あくまで全身状態を勘案して投与する必要がある．

　低分子ヘパリン（low molecular weight heparin: LMWH）は糖鎖が短く，ATⅢとは結合するがトロンビンとは結合せず，Xaのみに結合してその作用を阻害する．また，LMWHは皮膚の基質蛋白，血液成分とは結合しにくく，比較的血中半減期も長いため，皮下注にも適している[11,13]．本邦では，DICに対して静注のみの保険適用があり，VTEに対する適用はないが，米国胸部学会（ACCP）の血栓治療ガイドライン（2016年）[21]では，がんの合併を有するVTEに対しては，LMWHがワルファリンより推奨されている（グレード2B）．さらに，LMWHには，未分化ヘパリンにはない血管新生抑制作用，腫瘍増殖抑制効果が期待されている．しかし，固形がん385例を対象にダルテパリンとプラセボの効果を比較したFAMOUS（Fragmin Advanced Malignancy Outcome Study）試験[22]では，ダルテパリン群で1年後の生存率の改善は見られなかった．

　メシル酸ガベキサート（エフオーワイ®）およびナファモスタットメシル酸塩（フサン®）は，ATⅢ非依存性に抗トロンビン活性を発揮する合成プロテアーゼインヒビターで，本邦でDICに対して汎用されてい

る．しかし，がん合併患者では DIC 改善効果は不十分であることも多く，メシル酸ガベキサートには血管障害性があるため，濃度および投与量が規定されている．

　トロンボモジュリンは，トロンビンと結合し，プロテイン C を活性化することにより凝固亢進状態を改善するため，出血の副作用が少ないと考えられる．遺伝子組換えトロンボモジュリンα（リコモジュリン®）は本邦で開発され，2008 年に上市された薬剤で，DIC を合併した肺がん31 例（腺がん 16 例）での有効性が報告されている[23]．また，DIC を合併した肺腺がん患者にトロンボモジュリン製剤を投与し，血小板数とD-dimer を回復させた後，化学療法と手術を施行した症例が報告されている[24]．本製剤は高価であるため，慢性的な投与は難しいが，このような短期的な使用は有効であると思われる．

8　脳梗塞再発予防のための治療

　前述の通り，本症候群の脳梗塞の多くは心原性脳塞栓症である可能性が高く，少なくともその一部は NBTE に起因するものであるが，実際の臨床では経胸壁あるいは経食道心エコーで NBTE が証明できる症例は少ない．したがって，その多くは，いわゆる「塞栓源を特定できない塞栓性脳卒中（embolic stroke of undetermined source: ESUS）」の一つに分類される．現在，ESUS に関しては，直接トロンビン阻害薬であるダビガトランとアスピリンを比較する RE-SPECT ESUS が進行中であるが，Xa 阻害薬であるリバーロキサバンとアスピリンを比較したNAVIGATE ESUS 試験[25]では，リバーロキサバンの有効性は得られなかった．したがって，現時点で脳梗塞を合併した本症候群に対して有効性が証明された治療法は存在しない．しかし，自験例では脳梗塞合併例の約 50％に下肢静脈血栓症が認められるため，まず下肢静脈エコーでVTE が証明されれば，これに対する治療を行うことは合理的と考えられる．

9　VTE 再発予防のための治療

　VTE の再発予防のための治療薬を 表4 に，これらの作用機序を 図2 にまとめた．ワルファリンは，ビタミン K 依存性のⅡ，Ⅶ，Ⅸ，Ⅹ因子

4. Trousseau 症候群に対する抗血栓療法 ● 181

表4 VTE 再発予防のための薬剤

薬剤	投与法・注意点
①ワルファリンカリウム （ワーファリン®）	INR 2-3（70 歳以上は 1.6〜2.6）にコントロール 枯渇したプロテイン S/C の生成阻害の可能性 薬剤相互作用のため，抗がん剤の使用困難
②ヘパリンナトリウム （ノボ・ヘパリン注®）	10,000〜30,000 単位/日を持続点滴 aPTT を前値の 1.5 倍程度にコントロール
③ヘパリンカルシウムキット （ヘパリンカルシウム皮下注シリンジ 「モチダ」®）	1 回 5000 単位を 1 日 2 回皮下注 在宅医療導入可能
④フォンダパリヌクスナトリウム （アリクストラ® 皮下注）	Xa を選択的阻害する合成ペンタサッカライド プレフィルドシリンジで 1 日 1 回皮下注 ACCP ガイドラインで，急性期 VTE に対してグレード IA に推奨 HIT を発症しにくい 本邦では，「急性肺血栓塞栓症および急性深部静脈血栓 症」「VTE 発現リスクの高い下肢整形外科手術・腹部手術 施行患者」のみに保険適用
⑤直接経口 Xa 阻害薬 　エドキサバン 　（リクシアナ®） 　リバーロキサバン 　（イグザレルト®） 　アピキサバン 　（エリキュース®）	VTE 担がん患者を対象とした Hokusai-VTE cancer のエビデンスあり NVAF の用量と同じ維持量（60/30 mg） VTE 患者を対象とした EINSTEIN-VTE，ESUS を対象と した NAVIGATE-ESUS のうち PFO（＋）患者のサブス タディで有効性 VTE 患者を対象とした AMPLIFY で優越性
（参考） ⑥ダルテパリンナトリウム （フラグミン® 皮下注）本邦未承認	はじめの 1 か月 200 IU/kg，その後 150 IU/kg を 1 日 1 回皮下注 グローバル標準薬だが VTE 予防では未承認
⑦エノキサパリンナトリウム （クレキサン® 皮下注）	「下肢整形外科手術および VTE 発症リスクの高い腹部手 術施行例」のみで保険適用 HIT を生じる可能性あり
⑧ダビガトラン （プラザキサ®）	直接経口抗トロンビン薬 本邦では VTE に対する保険適用なし

　の産生抑制により抗凝固効果を発揮し，ACCP 血栓治療ガイドライン[21]
では，がんを有さない VTE に対しては，ワルファリン（グレード 2B）
は LMWH（グレード 2C）よりも高い推奨度を有している．しかし，前
述の通り，がんを合併する VTE に対しては，ワルファリンの効果は不
確実であるとされ，ACCP 血栓治療ガイドライン[21]でも LMWH が推奨
されている（グレード 2B）．DIC では持続的にトロンビンが生成され，

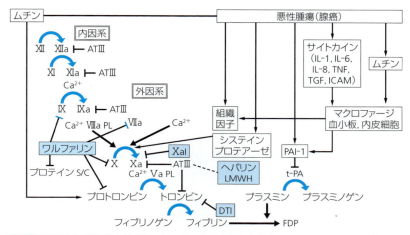

図2 凝固能亢進機序と治療 (野川 茂. 日本血栓止血学会誌. 2016; 27: 18-28[3]より)
ATⅢ: アンチトロンビンⅢ, DTI: 直接トロンビン阻害薬, FDP: フィブリン分解産物, ICAM: 細胞間接着分子, IL-1, 6, 8: インターロイキン-1, 6, 8, LMWH: 低分子ヘパリン, PAI-1: プラスミノゲン・アクチベーター・インヒビター-1, TGF: トランスフォーミング増殖因子, TNF: 腫瘍壊死因子, t-PA: 組織プラスミノゲン・アクチベーター, Xal: 活性化第Ⅹ因子阻害薬 (経口Ⅹa阻害薬, フォンダパリヌクス)

慢性的にプロテインSおよびCが消費されるが, ワルファリンはこれらのビタミンK依存性の生理的抗凝固因子をさらに枯渇させる方向に働くため, 逆説的に血栓形成を促進する可能性も指摘されている. また, チトクロームP450 (CYP) を介する薬剤相互作用のため, 抗がん剤の併用は事実上困難である.

フォンダパリヌクス (アリクストラ® 皮下注) は, Ⅹaを選択的阻害する合成ペンタサッカライドで, HITを発現しにくい. 本邦では, 2007年にVTE発現リスクの高い「下肢整形外科手術施行患者」に対して, 2008年に「腹部手術施行患者」に対して, 2011年に「急性肺血栓塞栓症および急性深部静脈血栓症」に対して, 保険適用を取得した. 腹部大手術症例に対するVTE予防効果を検討したPEGUSUS試験[26]では, ダルテパリンと同等以上の効果があり, さらに, がんを合併した患者のサブスタディでは, ダルテパリンよりVTE発現が少なかった. このため, ACCP血栓治療ガイドライン[21]では, 急性期VTEに対してグレードⅠ

A に推奨されている．

エノキサパリンナトリウム（クレキサン®）は，未分化ヘパリンに酵素処理を施して低分子化したヘパリノイドで，トロンビンの抑制作用は少なく，Xa 因子抑制が主な作用である．半減期が長く，1 日 2 回の皮下注で VTE 発症抑制効果が認められるが，本邦では「下肢整形外科手術例」および「VTE 発症リスクの高い腹部手術施行例」のみで保険適用がある．

近年，直接経口抗凝固薬（direct oral anticoagulant: DOAC），特に Xa 阻害薬の VTE 予防に対する有効性が報告され，本邦でもエドキサバン，リバーロキサバン，アピキサバンの 3 剤の VTE 予防に対する保険適用が承認されている．Hokusai-VTE 試験[27]では，急性期 VTE 患者 8292 例を対象として，エドキサバンとワルファリンの有効性が比較され，エドキサバンのワルファリンに対する症候性 VTE 再発率おける非劣性，安全性が証明された．このスタディでは，担がん患者 771 例のサブグループ解析が行われ，症候性 VTE 再発はエドキサバン群でワルファリン群に比し低値で，大出血または臨床的に重要な出血もエドキサバン群で少なかった（エビデンス 1）[28]．さらに，ごく最近担がん患者の VTE 再発予防におけるエドキサバンとダルテパリンの国際共同無作為化比較試験（RCT）である Hokusai-VTE Cancer 試験[29]の結果が報告され，VTE 再発および大出血の複合エンドポイントにおいて，エドキサバンのダルテパリンに対する非劣性が証明された（エビデンス 2）．同様に，がん関連 VTE の再発予防におけるリバーロキサバンとダルテパリンの RCT が行われ（SELECT-D，エビデンス 3）[30]，リバーロキサバン群ではダルテパリン群に比し，VTE 再発は少なかったが，臨床的に重要な出血が増加した．これらの結果からは，VTE を合併した本症候群における VTE 再発予防には，本邦では承認されていないダルテパリン皮下注と同等以上に経口 Xa 阻害薬が有効であったが，大出血は増加した．

これらの RCT の結果を，そのまま脳梗塞再発予防に当てはめることはできないが，少なくとも非弁膜症性心房細動（NVAF）合併例や卵円孔を有する例では，Xa 阻害薬が有効である可能性が高い．また，左心耳などの血流速度が遅い部位における血栓形成には VTE と同様の機序が関与していると考えられるため，ダルテパリン皮下注が使用できない

本邦においては，Ｘa阻害薬をトライしてみる価値はあるのではないか
と思われる．

● エビデンス一覧 ●

1. Hokusai-VTE試験 がん患者サブグループ解析[28]

目的: VTEは担がん患者によくみられる合併症であるが，最近Hokusai-VTE
試験において，エドキサバンのワルファリンに対する非劣性が示され
た．VTEを有する担がん患者におけるエドキサバンのワルファリンに対
する有効性と安全性を，事前に計画したHokusai-VTE試験のがん患者
サブグループ解析として検討した．

対象: Hokusai-VTE試験に登録された急性症候性VTE患者8292例うち，担
がん患者771例を対象とした．

治療: 無作為化後，非経口抗凝固薬（低分子ヘパリン/未分画ヘパリン）を投与
した後，エドキサバン群（378例）ではエドキサバン60 mg（用量調整
基準該当例: 30 mg），1日1回，ワルファリン群（393例）ではワル
ファリン（PT-INR: 2.0-3.0）を投与した．

結果: 12か月後の症候性VTEの再発は，エドキサバン群で14例（4%）に，
ワルファリン群で28例（7%）に認められた．臨床的に重要な出血は，
エドキサバン群で47例（12%）に，ワルファリン群で74例（19%）
に認められた．大出血は，エドキサバン群で10例（3%）に，ワルファ
リン群で13例（3%）に認められた．

結論: エドキサバンは，担がん患者におけるVTE治療において，ワルファリン
より有効で，安全である可能性がある．

2. Hokusai-VTE Cancer試験[29] 図3

目的: 低分子ヘパリンはがん関連VTEの標準治療とされているが，エドキサバ
ンのダルテパリンに対する非劣性を検証した．

対象: VTEを合併した担がん患者1046例を，エドキサバン群（522例）お
よびダルテパリン群（524例）に無作為に割り付けた．

治療: エドキサバン群では，少なくとも5日は低分子ヘパリンを使用し，その
後はエドキサバン60 mg（用量調整基準該当例は30 mg），1日1回
で，ダルテパリン群では，最初の1か月は200 IU/kg/日で，その後は
150 IU/kg/日とし，12か月治療した．

4. Trousseau症候群に対する抗血栓療法 ● 185

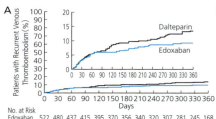
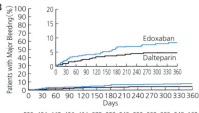
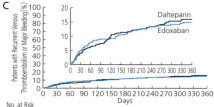

図3 Hokusai-VTE Cancer 試験

VTE 再発（A）は，エドキサバン群よりダルテパリン群で多く，大出血（B）はダルテパリン群よりエドキサバン群で多く認められた．両者の複合エンドポイント（C）では，エドキサバン群のダルテパリン群に対する非劣性が示された．
(Raskob GE, et al. N Engl J Med. 2018; 378（7）: 615-24[29]より)

> 結果: 修正 ITT 解析を行ったところ，VTE 再発は，エドキサバン群で 7.9％に，ダルテパリン群で 11.3％に認められ，大出血はエドキサバン群で 6.9％に（特に上部消化管出血 3.3％と多かった），ダルテパリン群で 4.0％に認められた．主要エンドポイント（VTE 再発と大出血の複合エンドポイント）はエドキサバン群で 12.8％，ダルテパリン群で 13.5％であった．
>
> 結論: エドキサバンは VTE を合併した担がん患者の VTE 再発および大出血の複合エンドポイントにおいて，ダルテパリンに比し非劣性であった．

3. SELECT-D (anticoagulation therapy in selected cancer patients at risk of recurrence of venous thromboembolism) 試験[30]

> 目的: 長期の LMWH 皮下注ががんを有する VTE 患者の標準治療となっているが，経口 Xa 阻害薬であるリバーロキサバンが代替薬となりうるかどうかを検討した．
>
> 対象: 活動性を有するがんを有する VTE 患者 406 例をダルテパリン群，リバーロキサバン群に各々 203 例ずつ無作為に割り付けた．

治療: ダルテパリン群では，最初の 1 か月は 200 IU/kg/日で，その後 2〜6 か月は 150 IU/kg/日で，リバーロキサバン群では，最初の 3 週は 15 mg，1 日 2 回，その後の 6 か月は 20 mg，1 日 1 回で治療した.

結果: VTE 再発（主要エンドポイント）はダルテパリン群で 11％に，リバーロキサバン群で 4％に認められた．一方，安全性評価項目のうち，大出血はダルテパリン群で 4％に，リバーロキサバン群で 6％に，臨床的に重要な出血は各々 4％，13％に認められた.

結論: リバーロキサバンでは，ダルテパリンに比し，VTE 再発は少なかったが，臨床的に重要な出血が多かった.

📖 文献

1) Kuramoto K, Matsushita S, Yamanouchi H. Nonbacterial thrombotic endocarditis as a cause of cerebral and myocardial infarction. Jap Circ J. 1984; 48（9）: 1000-6.
2) Callander N, Rapaport SI. Trousseau's syndrome. West J Med. 1993; 158（4）: 364-71.
3) 野川　茂. がんと脳梗塞—トルーソー症候群の臨床. 日本血栓止血学会誌. 2016; 27: 18-28.
4) Lopez JA, Ross RS, Fishbein MC, et al. Nonbacterial thrombotic endocarditis: a review. Am Heart J. 1987; 113（3）: 773-84.
5) Biller J, Challa VR, Toole JF, et al. Nonbacterial thrombotic endocarditis. A neurologic perspective of clinicopathologic correlations of 99 patients. Arch Neurol. 1982; 39（2）: 95-8.
6) Graus F, Rogers LR, Posner JB. Cerebrovascular complications in patients with cancer. Medicine. 1985; 64（1）: 16-35.
7) Cestari DM, Weine DM, Panageas KS, et al. Stroke in patients with cancer: incidence and etiology. Neurology. 2004; 62（11）: 2025-30.
8) Chaturvedi S, Ansell J, Recht L. Should cerebral ischemic events in cancer patients be considered a manifestation of hypercoagulability? Stroke. 1994; 25（6）: 1215-8.
9) Sack GH Jr, Levin J, Bell WR. Trousseau's syndrome and other manifestations of chronic disseminated coagulopathy in patients with neoplasms: clinical, pathophysiologic, and therapeutic features. Medicine. 1977; 56（1）: 1-37.
10) Planner RS, O'Sullivan EF, Campbell JJ, et al. The hypercoagulable state and pulmonary embolism in patients with ovarian carcinoma. Aust N Z J Obstet Gynaecol. 1978; 18（3）: 209-12.
11) Evans TR, Mansi JL, Bevan DH. Trousseau's syndrome in association

with ovarian carcinoma. Cancer. 1996; 77 (12): 2544-9.

12) Varki A. Trousseau's syndrome: multiple definitions and multiple mechanisms. Blood. 2007; 110 (6): 1723-9.

13) Walsh-McMonagle D, Green D. Low-molecular-weight heparin in the management of Trousseau's syndrome. Cancer. 1997; 80 (4): 649-55.

14) Gonmori H, Maekawa T, Kobayashi N, et al. The role of tissue thromboplastin in the development of DIC accompanying neoplastic diseases. Bibliotheca haematologica. 1983; (49): 23-39.

15) Falanga A, Gordon SG. Isolation and characterization of cancer procoagulant: a cysteine proteinase from malignant tissue. Biochemistry. 1985; 24 (20): 5558-67.

16) Nanninga PB, van Teunenbroek A, Veenhof CH, et al. Low prevalence of coagulation and fibrinolytic activation in patients with primary untreated cancer. Thromb Haemost. 1990; 64 (3): 361-4.

17) Pineo GF, Regoeczi E, Hatton MW, et al. The activation of coagulation by extracts of mucus: a possible pathway of intravascular coagulation accompanying adenocarcinomas. J Lab Clin Med. 1973; 82 (2): 255-66.

18) Donati MB. Cancer and thrombosis: from Phlegmasia alba dolens to transgenic mice. Thromb Haemost. 1995; 74 (1): 278-81.

19) Ornstein DL, Zacharski LR, Memoli VA, et al. Coexisting macrophage-associated fibrin formation and tumor cell urokinase in squamous cell and adenocarcinoma of the lung tissues. Cancer. 1991; 68 (5): 1061-7.

20) Dvorak HF. Thrombosis and cancer. Hum Pathol. 1987; 18 (3): 275-84.

21) Kearon C, Akl EA, Ornelas J, et al. Antithrombotic Therapy for VTE Disease: CHEST Guideline and Expert Panel Report. Chest. 2016; 149 (2): 315-52.

22) Kakkar AK, Levine MN, Kadziola Z, et al. Low molecular weight heparin, therapy with dalteparin, and survival in advanced cancer: the fragmin advanced malignancy outcome study (FAMOUS). J Clin Oncol. 2004; 22 (10): 1944-8.

23) Nakano K, Sugiyama K, Satoh H, et al. Effect of thrombomodulin alfa on disseminated intravascular coagulation in patients with lung cancer. Intern Med. 2017; 56 (14): 1799-806.

24) Yoshii Y, Numata T, Ishitobi W, et al. Lung adenocarcinoma complicated by Trousseau's syndrome successfully treated by a combination of anticoagulant therapy and chemotherapy. Intern Med. 2014; 53 (16): 1835-9.

25) Hart RG, Sharma M, Mundl H, et al. Rivaroxaban for stroke preven-

tion after embolic stroke of undetermined source. N Engl J Med. 2018; 378 (23): 2191-201.

26) Agnelli G, Bergqvist D, Cohen AT, et al. Randomized clinical trial of postoperative fondaparinux versus perioperative dalteparin for prevention of venous thromboembolism in high-risk abdominal surgery. Br J Surg. 2005; 92 (10): 1212-20.

27) Buller HR, Decousus H, Grosso MA, et al. Edoxaban versus warfarin for the treatment of symptomatic venous thromboembolism. N Engl J Med. 2013; 369 (15): 1406-15.

28) Raskob GE, van Es N, Segers A, et al. Edoxaban for venous thromboembolism in patients with cancer: results from a non-inferiority subgroup analysis of the Hokusai-VTE randomised, double-blind, double-dummy trial. Lancet Haematol. 2016; 3 (8): e379-87.

29) Raskob GE, van Es N, Verhamme P, et al. Edoxaban for the treatment of cancer-associated venous thromboembolism. N Engl J Med. 2018; 378 (7): 615-24.

30) Young AM, Marshall A, Thirlwall J, et al. Comparison of an oral factor Xa Inhibitor with low molecular weight heparin in patients with cancer with venous thromboembolism: results of a randomized trial (SELECT-D). J Clin Oncol. 2018; 36 (20): 2017-23.

〈野川 茂〉

Ⅲ. 特殊な状況・疾患における抗血栓療法を
究める

5

抗リン脂質抗体症候群，高ホモシステイン血症，先天性血栓性素因への抗血栓療法

Summary

>>> 抗リン脂質抗体症候群，高ホモシステイン血症，先天性血栓性素因は，比較的まれであるが，脳梗塞の原因となりうると考えられている．若年性脳梗塞や，動脈硬化リスクのない症例では本症を念頭に置いて精査する必要がある．

>>> 頻度としては動脈硬化性のものに比べて少ないため，多数例を対象としたRCTのデータはほとんどない．そのため治療については，脳卒中治療ガイドライン2015でも，病態を考慮すれば積極的に実施すべき治療であってもグレードCになっている．

1 抗リン脂質抗体症候群

　　抗リン脂質抗体症候群は，動静脈血栓症，習慣性流産などの多彩な臨床像を呈する凝固異常症である．1985年，Hughesらによって独立した疾患概念として提唱されており，近年，若年性脳梗塞の原因の1つとして注目されている．

　　本症ではリン脂質あるいはリン脂質とタンパクの複合体に対する自己抗体（抗リン脂質抗体）が出現する．これまで様々な抗リン脂質抗体が報告されているが，診断基準に含まれているのが，血液検査のループスアンチコアグラント，抗カルジオリピン抗体，抗 β_2-Glycoprotein I（β_2-GPI）抗体である **表1** [1]．抗リン脂質抗体症候群は，動脈硬化を基盤としない後天的な血栓症の原因として最も多いが，血栓発症のメカニズム

表1 抗リン脂質抗体症候群診断基準

臨床基準の1項目以上が存在し，かつ検査項目のうち1項目以上が存在するとき，抗リン脂質抗体症候群とする．

臨床基準
1. 血栓症
   画像診断，あるいは組織学的に証明された明らかな血管壁の炎症を伴わない動静脈あるいは小血管の血栓症
2. 妊娠合併症
   (a) 妊娠10週以降の胎児奇形のない1回以上の子宮内胎児死亡
   (b) 妊娠高血圧症，子癇もしくは胎盤機能不全などによる1回以上の妊娠34週未満の早産
   (c) 妊娠10週未満の3回以上連続する原因不明習慣性流産

検査基準
1. International Society of Thrombosis and Hemostasis のガイドラインに基づいた測定法で，ループスアンチコアグラントが12週間以上の間隔をおいて2回以上検出される．
2. 標準化されたELISA法において，中等度以上の力価の（>40 GPL or MPL，または>99 パーセンタイル）IgG型またはIgM型のaCLが12週間以上の間隔をおいて2回以上検出される．
3. 標準化されたELISA法において，中等度以上の力価（>99 パーセンタイル）のIgG型またはIgM型の抗 β_2-GPI抗体が12週間以上の間隔をおいて2回以上検出される．

(Miyakis S, et al. J Thromb Haemost. 2006; 4: 295-306[1]より改変)

は血管内皮機能障害，β_2-GPI の凝固系に対する影響，酸化LDLを介した動脈硬化の進展，単球，血小板に対する活性化作用などが考えられている．

　抗リン脂質抗体症候群における動脈血栓症の中で90％以上は脳梗塞，TIAなどの脳血管障害であり，抗リン脂質抗体は，脳梗塞のリスクとなるかについては肯定的な報告が多い．1993年の抗リン脂質抗体が初発の脳梗塞の危険因子となるかを検討したAPASS（The Antiphospholipid Antibodies and Stroke Study）からの報告では，脳梗塞患者における抗リン脂質抗体陽性の頻度は9.7％で相対危険度は2.31であった[2]．Hessらの報告でも，脳卒中患者のIgG抗カルジオリピン抗体の陽性率は，8.2％と健常コントロールに比べ高値である[3]．北川らの報告では，高血圧，糖尿病，脂質異常症，心疾患などの危険因子を認めない脳梗塞症例では，抗カルジオリピン抗体の陽性群が36.4％で，抗体陰性群における15.3％に比べて，有意に高かった[4]．また524例の脳梗塞と1,020例の正常対照例の検討では，抗カルジオリピン抗体の陽性頻度は脳梗塞症例で34％，対照例では11％で，抗体陽性者は対照例に比べリスクは4倍であり，脳梗塞の独立した危険因子であるとしている[5]．

5. 抗リン脂質抗体症候群，高ホモシステイン血症，先天性血栓性素因への抗血栓療法

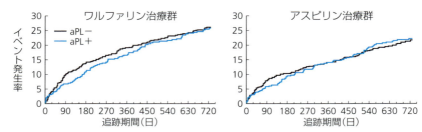

図1 抗リン脂質抗体（aPL）陽性，陰性群における，アスピリン，ワルファリン各投与下でのイベント発生率

右がアスピリン群で左がワルファリン群での累積イベント発生率を示す．いずれの治療群でも抗リン脂質抗体陽性（aPL＋）と陰性群（aPL－）でイベント発生率に差を認めなかった．（Levine SR, et al. JAMA. 2004; 291: 576-84[13]より改変）

　1.4年間の経過観察で，抗リン脂質抗体陽性者の脳梗塞再発率が9.4％，TIAの再発が6.3％であったという報告がある[6]．さらに，抗カルジオリピン抗体の抗体価が高値の場合，低値の症例と比べ，再発性の血栓症や死亡が多く，予後が悪いといわれている[7]．一方で，抗リン脂質抗体は，脳梗塞の独立した危険因子にはならないという否定的な報告もある[8,9]．

　抗リン脂質抗体陽性者の脳梗塞の再発予防では，抗凝固療法が行われることが多い．高用量ワルファリン（international normalized ratio: INR 3.0以上）が低用量ワルファリン（INR 3.0未満）およびアスピリンに比べて，より有効である[10,11]という報告がある．また，アスピリン単独投与とアスピリン＋ワルファリン併用療法の再発予防効果を比較した小規模ランダム化試験では，ワルファリン併用群のほうが抗リン脂質抗体症候群の脳梗塞再発予防に優れていた[12]．一方で，低用量ワルファリン（INR 1.4～2.8，平均2.0）とアスピリン（325 mg/日）の効果に差がなく，ワルファリンを第一選択とする根拠はないとする報告がある 図1 [13]．副腎皮質ステロイドは，一時的にループスアンチコアグラント，抗カルジオリピン抗体を低下させるが，脳梗塞の再発予防効果は明らかではない．ただし，SLE合併例，抗カルジオリピン抗体高値例では試みられている[12,14]．また血漿交換，ガンマグロブリン療法も症例によって使用されることがあるが，明確なエビデンスはない．

表2 脳卒中治療ガイドライン[15]における推奨文

1. 抗リン脂質抗体陽性者の脳梗塞の再発予防に，第一選択としてワルファリンが使用されるが，十分な科学的根拠がない（グレード C1）．
2. 抗リン脂質抗体陽性者の脳梗塞の再発予防において全身性エリテマトーデス（SLE）合併例では副腎皮質ステロイドの投与を考慮してもよい（グレード C1）．
3. 高ホモシステイン血症には，葉酸を使用することを考慮しても良いが，それが脳梗塞再発予防に有効か否かには十分な科学的根拠がない（グレード C1）．
4. 先天性血栓性素因に対する脳梗塞の再発予防では，INR 2.0〜3.0 のワルファリン療法などを行うことを考慮しても良いが，十分な科学的根拠がない（グレード C1）．
5. Trousseau 症候群に伴う脳梗塞の再発予防では，原疾患の治療に加え抗凝固療法を行うことを考慮する（グレード C1）．

　　大規模臨床試験のエビデンスはないものの，以上のような結果から，脳卒中治療ガイドライン 2015 では，**表2** のようにワルファリンが推奨されている[15]．

2　高ホモシステイン血症

　　ホモシステインは，メチオニン代謝経路の中間産物の含硫アミノ酸で，動脈硬化，また血栓症の危険因子として近年注目されている．ホモシステインの代謝経路においては，補酵素としてビタミン B6，B12，葉酸が重要な役割を果たしている **図2**．

　　シスタチオニン β シンターゼの欠損による常染色体性劣性遺伝の古典的なホモシステイン尿症では，知能障害，痙性麻痺，骨奇形などの他，脳梗塞などの動脈血栓症を合併することが以前より知られていた．しかし，メチレンテトラヒドロ葉酸還元酵素（MTHFR）欠乏，高齢，腎不全，男性，ビタミン B12 および葉酸欠乏などでも軽度から中等度のホモシステイン血症がみられ，脳梗塞の危険因子であるとの報告が相次いでいる．MTHFR 遺伝子多型は一般成人にも高頻度で認められる．

　　ホモシステインが動静脈系の血栓症を引き起こす機序としては，血管内皮細胞傷害，血小板活性化，平滑筋増殖，凝固機能亢進などが推測されており，複数の因子を介していると考えられている[16]．

　　内皮細胞の障害機序としては，ホモシステインが酸化される際に生じる過酸化水素による内皮細胞の融解，接着阻害などが知られており，またホモシステインが LDL の酸化を引き起こし，変性した LDL が血管内皮障害するなどの機序が考えられている．また血管壁の平滑筋細胞の増

5. 抗リン脂質抗体症候群，高ホモシステイン血症，先天性血栓性素因への抗血栓療法 ● 193

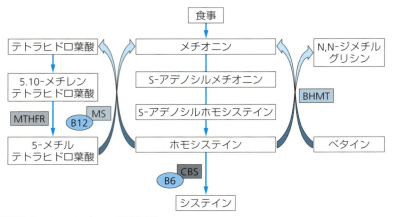

図2 ホモシステインの代謝経路

MTHFR: メチレンテトラヒドロ葉酸還元酵素
BHMT: ベタイン-ホモシステイン-S-メチルトランスフェラーゼ
CBS: シスタチオン-β-シンターゼ
MS: メチオニンシンターゼ
B12: ビタミン B12
B6: ビタミン B6

殖や，コラーゲン線維の過剰な合成を引き起こし血管を肥厚硬化させる．

血小板に対する影響については，シスタチオニンβシンターゼ欠損によるホモシステイン尿症患者において血小板が活性化され血小板の凝集が促進されることが知られている．ホモシステイン尿症の患者におけるトロンボキサン A2 の合成の亢進[17]，血小板寿命の低下[18]なども報告されている．

さらに，ホモシステインは，アンチトロンビン活性の低下，Va 因子の活性化，プロトロンビンの活性化，プロテイン C 活性の抑制作用など凝固系についても様々な作用を及ぼす．

英国の大規模なコホート研究である the British Regional Heart Study cohort において，ホモシステイン血症と脳卒中の発症の関連を検討すべくコホート内症例対照研究が行われた．5000 名以上の 40〜59 歳の男性が約 10 年間追跡されたが，脳卒中発症群（107 人）での平均ホモシステイン濃度は，13.7 μmol/L と，年齢，居住地などをマッチさ

せた対照群（118人）の 11.9 μmol/L に比べ有意に高値を示した[19]．また，ホモシステイン濃度依存性に脳卒中発症率が上昇しており，ホモシステインは脳卒中の独立した危険因子であることが推測された．

しかし，Alfthan ら[20]の比較的小規模な前向き臨床研究では，中高年者において血中ホモシステイン濃度と脳卒中を含む動脈硬化性疾患との間には関連性がないとの結果であった．

葉酸補充と脳卒中のリスクを評価した 8 つのランダム化試験のメタ解析では，全体的に葉酸補充は有意に脳卒中のリスクを 18%減少させ[21]，さらに長期間介入ではより大きなリスクの減少が認められた．一方で，血管系疾患のハイリスク患者を対象にビタミン（葉酸，ビタミン B6，ビタミン B12）投与の効果を検討したメタ解析では，ビタミンの投与はホモシステインを低下させたものの，心血管疾患のリスク低下は認めなかった[22]．一貫したエビデンスに乏しいため，ガイドラインにおいては葉酸補充はグレード C1 で評価されている 表2 ．

3 先天性血栓性素因

アンチトロンビン-Ⅲ，プロテイン C，プロテイン S などの凝固制御因子の欠乏症，およびプラスミノーゲン異常症，また第Ⅴ凝固因子ライデン，プロトロンビン（Ⅱ因子）G20210A の遺伝子変異などと脳梗塞発症リスクの関連が報告されている．しかし多くは症例報告，症例対照研究の域にとどまっており，複数の症例対照研究のメタ解析でも，これら先天性血栓性素因と脳梗塞発症の関連を明確に示せていない[23]．

プロテイン C 欠乏症，異常症は常染色体優性遺伝で，ホモ接合体では新生児期に重篤な出血症状を呈する．ヘテロ接合体でも血栓症状を呈し，本邦の研究では心血管障害患者 26,800 例のなかで 43 例がプロテイン C 欠乏症と診断されている[24]．また 45 歳以下の若年性虚血性脳血管障害 29 例の検討では，先天性プラスミノーゲン異常症の頻度は 3 例（10.3%）で，非虚血性脳血管障害例（2.5%）と比べて有意に高いとの報告がある[25]．

第Ⅴ因子ライデン変異とプロトロンビン G20210A 変異は，欧米人において頻度が高い静脈血栓症の危険因子であるが，日本人での報告はない．凝固第Ⅴ因子ライデン変異では，第Ⅴ因子の活性化プロテイン C

5．抗リン脂質抗体症候群，高ホモシステイン血症，先天性血栓性素因への抗血栓療法 ● 195

（APC）による主要な開裂部位の Arg506 が Gln に置換されており，活性型凝固第V因子（FVa）の不活性化が阻害される．そのため患者血漿に活性化プロテイン C（APC）を加えても，軽度の活性化部分トロンボプラスチン時間（APTT）延長しかみられない．プロトロンビン G20210A 変異では，mRNA の安定性と翻訳効率が上昇し，プロトロンビン合成を増加させる．

　また，これら先天性血栓素因に合併する脳梗塞には，再発予防としてワルファリンによる抗凝固療法が行われるが，動脈性の血栓における抗凝固療法の効果を検討したランダム化試験は行われていない．

● エビデンス一覧 ●

1. Antiphospholipid Antibodies in Stroke Study（APASS）[13]

目的: 脳梗塞の再発予防のための抗血栓療法についての研究である Warfarin Aspirin Recurrence Study（WARSS）において，ワルファリン（INR 1.4-2.8）とアスピリン 325 mg の比較試験が行われた．そのサブスタディとして APASS と共同し，抗リン脂質抗体症候群における至適再発予防薬の検討が行われた．

対象: WARSS に登録された 2206 例中，APASS の対象となったのは，1770 例（93.5%）であり，720 例が抗リン脂質抗体が陽性であった．

治療: ワルファリン群（INR 1.4-2.8）とアスピリン群（325 mg）の比較

結果: 投与開始後 2 年間の全死亡，虚血性脳卒中，一過性脳虚血発作，心筋梗塞，深部静脈血栓症，肺塞栓症，その他の血栓症の複合イベント発症率を比較すると，ワルファリン群では抗リン脂質抗体陽性例は 26.15%，陰性例は 26.19% と差はなく，アスピリン群でも陽性例 22.18%，陰性例 21.76% と差を認めなかった．ワルファリン投与群とアスピリン投与群の両者間にも有意差を認めなかった．

結論: APASS では，抗リン脂質抗体症候群陽性患者においてワルファリン群（INR 1.4-2.8）とアスピリン群（325 mg）の脳梗塞の再発予防効果は統計学的有意差がみられなかった．この研究は WARSS のサブ解析であり，対象となった症例は抗リン脂質抗体症候群の診断基準を満たした症例ではなく，またワルファリンのコントロールについては心房細動に対する INR の目標値となっており，対象症例の INR がそれほど高くないな

どの問題点がある.

2. British Regional Heart Study cohort[19]

目的: 中等度以下のホモシステイン血症は一般成人でもしばしば認められ, 心血管疾患のリスクファクターになりうるとの報告が相次いでいる. The British Regional Heart Study は, 1978 年〜1980 年にイギリス 24 都市で実施した心疾患に関するコホート研究であるが, ホモシステイン血症と脳卒中の発症の関連を検討するため, 登録された症例のなかから保存血清を用いてコホート内症例対照研究が行われた.

対象: 英人男性 5,661 例 (40〜59 歳) の中で, 脳卒中発症群 107 例 (平均年齢 54.0 歳) と年齢, 居住区域をマッチさせ, スクリーニングの時点で脳卒中の既往歴がない対照群 118 例 (平均年齢 53.6 歳) を比較した.

結果: 血中ホモシステイン濃度は脳卒中発症群で 13.7 μmol/L, 対照群 11.9 μmol/L に比べて有意に高値を示し, 脳卒中発症率は血中ホモシステイン濃度が高くなるほど上昇した.

結論: ホモシステインは脳卒中の独立した危険因子であることが推測された.

📖 文献

1) Miyakis S, Lockshin MD, Atsumi T, et al. International consensus statement on an update of the classification criteria for definite antiphospholipid syndrome (APS). J Thromb Haemost. 2006; 4: 295-306.

2) Anticardiolipin antibodies are an independent risk factor for first ischemic stroke. The antiphospholipid antibodies in stroke study (APASS) group. Neurology. 1993; 43: 2069-73.

3) Hess DC, Krauss J, Adams RJ, et al. Anticardiolipin antibodies: a study of frequency in tia and stroke. Neurology. 1991; 41: 525-8.

4) 北川泰久, 大熊壮尚, 徳岡健太郎. 【若年者の脳卒中】抗リン脂質抗体陽性脳梗塞. BRAIN and NERVE. 2008; 60: 1144-58.

5) Tuhrim S, Rand JH, Wu XX, et al. Elevated anticardiolipin antibody titer is a stroke risk factor in a multiethnic population independent of isotype or degree of positivity. Stroke. 1999; 30: 1561-5.

6) Clinical and laboratory findings in patients with antiphospholipid antibodies and cerebral ischemia. The antiphospholipid antibodies in stroke study group. Stroke. 1990; 21: 1268-73.

7) Levine SR, Salowich-Palm L, Sawaya KL, et al. IgG anticardiolipin antibody titer>40 GPL and the risk of subsequent thrombo-occlusive events and death. A prospective cohort study. Stroke. 1997; 28:

5. 抗リン脂質抗体症候群, 高ホモシステイン血症, 先天性血栓性素因への抗血栓療法 ● 197

1660-5.

8) Muir KW, Squire IB, Alwan W, et al. Anticardiolipin antibodies in an unselected stroke population. Lancet. 1994; 344: 452-6.

9) Ginsburg KS, Liang MH, Newcomer L, et al. Anticardiolipin antibodies and the risk for ischemic stroke and venous thrombosis. Ann Intern Med. 1992; 117: 997-1002.

10) Rosove MH, Brewer PM. Antiphospholipid thrombosis: clinical course after the first thrombotic event in 70 patients. Ann Intern Med. 1992; 117: 303-8.

11) Khamashta MA, Cuadrado MJ, Mujic F, et al. The management of thrombosis in the antiphospholipid-antibody syndrome. N Engl J Med. 1995; 332: 993-7.

12) Okuma H, Kitagawa Y, Yasuda T, et al. Comparison between single antiplatelet therapy and combination of antiplatelet and anticoagulation therapy for secondary prevention in ischemic stroke patients with antiphospholipid syndrome. Int J Med Sci. 2009; 7: 15-8.

13) Levine SR, Brey RL, Tilley BC, et al. Antiphospholipid antibodies and subsequent thrombo-occlusive events in patients with ischemic stroke. JAMA. 2004; 291: 576-84.

14) Lubbe WF, Butler WS, Palmer SJ, et al. Fetal survival after prednisone suppression of maternal lupus-anticoagulant. Lancet. 1983; 1: 1361-3.

15) 日本脳卒中学会 脳卒中合同ガイドライン委員会, 編. 脳卒中治療ガイドライン 2015. 東京: 協和企画; 2015.

16) McCully KS. Homocysteine and vascular disease. Nat Med. 1996; 2: 386-9.

17) Di Minno G, Davi G, Margaglione M, et al. Abnormally high thromboxane biosynthesis in homozygous homocystinuria. Evidence for platelet involvement and probucol-sensitive mechanism. J Clin Invest. 1993; 92: 1400-6.

18) Harker LA, Slichter SJ, Scott CR, et al. Homocystinemia. Vascular injury and arterial thrombosis. N Engl J Med. 1974; 291: 537-43.

19) Perry IJ, Refsum H, Morris RW, et al. Prospective study of serum total homocysteine concentration and risk of stroke in middle-aged British men. Lancet. 1995; 346: 1395-8.

20) Alfthan G, Pekkanen J, Jauhiainen M, et al. Relation of serum homocysteine and lipoprotein (a) concentrations to atherosclerotic disease in a prospective finnish population based study. Atherosclerosis. 1994; 106: 9-19.

21) Wang X, Qin X, Demirtas H, et al. Efficacy of folic acid supplementation in stroke prevention: a meta-analysis. Lancet. 2007; 369: 1876-82.

22) Clarke R, Halsey J, Lewington S, et al. Effects of lowering homocysteine levels with B vitamins on cardiovascular disease, cancer, and cause-specific mortality: meta-analysis of 8 randomized trials involving 37485 individuals. Arch Intern Med. 2010; 170: 1622-31.

23) Morris JG, Singh S, Fisher M. Testing for inherited thrombophilias in arterial stroke: can it cause more harm than good? Stroke. 2010; 41: 2985-90.

24) Sakata T, Kario K, Katayama Y, et al. Analysis of 45 episodes of arterial occlusive disease in Japanese patients with congenital protein C deficiency. Thromb Res. 1999; 94: 69-78.

25) 永山富子, 津田道雄, 清ゆかり, 他. 先天性プラスミノーゲン異常症の分子遺伝学的解析と臨床的意義に関する研究. 脳卒中. 1992; 14: 395-401.

〈安部貴人〉

Ⅲ. 特殊な状況・疾患における抗血栓療法を
究める

6

脳静脈・静脈洞閉塞症への抗血栓療法

Summary

》》 脳卒中の 0.5〜1％程度を占めるとされ，頭痛で初発することが多いが特異的な症候を認めないため診断に苦慮する場合も多く，非典型的な脳梗塞，出血病変を見た場合には本疾患の可能性を念頭に置くことが重要である．

》》 先天性および後天性血栓性素因（経口避妊薬使用を含む）の検索が必要である．

》》 診断には画像診断とくに CT，MRI，MR venography が有用である．

》》 治療は，ヘパリンおよびワルファリンによる抗凝固療法が原則となるが，病状悪化例では血管内治療，開頭減圧術の適応を考慮する．直接経口凝固薬が有用な可能性はあるが十分なエビデンスはない．

1 脳静脈洞血栓症の病態

　　脳卒中全体の 0.5〜1％を占めるとされている[1]．脳の静脈および静脈洞の閉塞は，以前原因として多かった頭頸部感染症によるものは抗生物質の投与により激減し，妊娠，全身疾患，経口避妊薬，血栓性素因などによるものが多くなっている．皮質または皮質下静脈が閉塞すると局所神経症状を呈するが，最も多い上矢状静脈洞では，頭蓋内圧亢進に伴う頭痛，うっ血乳頭などが初発症状であることが多く，診断に苦慮する．脳梗塞，脳出血とは臨床症状，発症様式，画像所見などどこか異なると

表1 脳静脈洞血栓症の原因

血栓性素因
遺伝性: Protein C および S 欠損症，アンチトロンビンⅢ欠損症
後天性: 抗リン脂質抗体症候群，妊娠，産褥，高ホモシステイン血症，ネフローゼ症候群，脱水

薬剤
経口避妊薬，ホルモン補充療法，リチウム，ステロイドなど
感染症: 髄膜炎，頸部・顔面・口腔感染症，中耳炎，副鼻腔炎
炎症性および自己免疫疾患: SLE，ベーチェット病，炎症性腸疾患，甲状腺疾患，サルコイドーシスなど
悪性腫瘍: 中枢神経系腫瘍，Trouseau 症候群，抗がん剤（タモキシフェン，アスパラギナーゼなど）
血液疾患: 多血症，血小板増多症，発作性夜間血色素尿症，重症貧血
機械的原因: 頭部外傷，頸静脈カテーテル，腰椎穿刺など

(Saposnik G, et al. Stroke. 2011; 42: 1158-92[1])より改変)

感じた場合，鑑別すべき疾患として本症を念頭に置くことが肝要である．また画像所見からは脳腫瘍，脳炎，脱髄疾患と誤診されやすい．本疾患は適切な治療を行わないと致命的な経過を辿ることも多く，本疾患を疑えば積極的に CT，MRI といった画像診断による診断確定を行い抗凝固療法を開始する必要がある．

2 脳静脈洞血栓症の症候

脳静脈洞血栓症による症状は，頭蓋内圧亢進に伴う症状と血栓局在部位に伴う局所神経症状に大別される．

1）頭蓋内圧亢進に伴う症候

①頭痛

脳静脈洞血栓症の最も多い初発症状であり，局在徴候を伴わない場合も多い．一般に頭痛は持続的であり，臥位，運動，いきむ動作などにより増悪することがある．立位で軽快するので脳脊髄液減少症による頭痛とは対照的である．鎮痛薬の効果が乏しいのも特徴的であり，新規の頭痛が持続する場合には鑑別疾患に挙げる必要がある．

②うっ血乳頭，外転神経麻痺

頭痛とともに視野・視野障害を呈し眼科を先に受診しうっ血乳頭を指摘され診断に至る症例もしばしば経験される．また両側外転神経麻痺を

6. 脳静脈・静脈洞閉塞症への抗血栓療法 ● 201

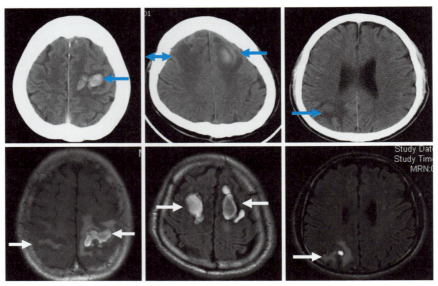

症例1　　　　　　　症例2　　　　　　　症例3

図1　上矢状静脈洞血栓症 3 症例の単純 CT，MRI FLAIR 画像

上段には単純 CT 像，下段には MRI FLAIR 像を示す．症例 1，2 では左前頭葉，症例 3 では右頭頂葉に出血性病変を認める．また症例 2 では右前頭葉にも低吸収域を認める．下段の FLAIR 像では症例 1，2 では両側大脳半球にわたって高信号域を示す病変が観察される．

呈することもある．

③痙攣

　小児ではとくに痙攣の発症頻度が高い．上肢あるいは下肢のみの痙攣から全身の強直間代痙攣までさまざまである．

④意識障害

　局所神経徴候，頭痛などを呈さず，意識障害が初期徴候のこともあり，軽度の失見当識，幻覚，せん妄，性格変化，記憶障害などが出現する場合がある．

2) 閉塞静脈洞部位別の神経症候

①上矢状静脈洞血栓症 図1

　非感染性の血栓症が最も起こりやすい部位であり，頭痛，うっ血乳頭

など頭蓋内圧亢進症状以外に，血栓が脳表静脈，深部静脈へ進展し，皮質下白質に梗塞，出血性梗塞を発症することにより，片麻痺，失語，半盲（視放線，後頭葉の障害），けいれん発作など局所神経症状を呈する．麻痺は上肢下肢近位部に起こりやすく，特に下肢近位部に強く（venous hemiplegia），顔面の麻痺はまれである．

②横静脈洞血栓症

中耳炎や乳突洞炎に合併することが多く，乳児，小児に多い．発熱，悪心，嘔吐，耳痛を伴う頭痛を訴える．右横静脈洞が閉塞する場合が多い．横静脈洞に限局した血栓症では頭蓋内圧亢進に伴う症候を呈するが，他の静脈洞，皮質静脈への血栓の進展が考えられ，上錐体静脈洞（三叉神経障害），下錐体静脈洞（外転神経障害），直静脈洞や深部静脈系（意識障害），皮質静脈（失語）への進展によって局所症状がみられる．

③海綿静脈洞血栓症

海綿静脈洞血栓症は，眼窩，副鼻腔，顔面正中部の炎症が波及することにより発症することが多い．反対側の海綿静脈洞と交通があるため炎症は反対側まで波及しやすい．眼球の痛み，眼球浮腫，眼球突出，結膜および眼瞼の毛細血管拡張がある．海綿静脈洞内を走行する脳神経の障害により，動眼神経麻痺（眼球運動障害，眼瞼下垂，瞳孔散大，対光反射消失），三叉神経麻痺（顔面感覚障害）を呈し，有痛性眼筋麻痺，Tolosa Hunt 症候群の原因となる．

④Galen 静脈および大脳深部静脈血栓症 図2

Galen 静脈および大脳深部静脈の閉塞では，基底核内側部，視床に病変が及び，意識障害で発症することが多いが，片麻痺，垂直性眼球運動障害，ジストニアなどの不随意運動を呈することがある．ISCVT（International Study on Cerebral Vein and Dural Sinus Thrombosis）の調査では，68 例中 9 例（13.2％）が急性期に死亡しており，最も予後不良な血栓部位である[2]．

⑤皮質静脈血栓症

代表的な皮質静脈である Trolard 静脈の血栓症では，下肢に強い片麻痺，皮質性感覚障害，部分けいれん発作，Labbe 静脈の血栓症では，上肢，顔面の片麻痺，感覚障害，同名半盲，部分けいれん発作，失語，失算，手指失認などの症状をきたしうる．

6. 脳静脈・静脈洞閉塞症への抗血栓療法　●　203

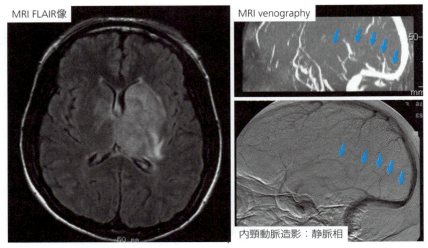

図2 大脳深部静脈血栓症

突然の意識障害で発症した54歳女性．MRI FLAIR画像では，左基底核領域に広範な高信号域を示す病変を認める．MRI venographyでは直静脈洞からガレン大静脈，大脳深部静脈が造影されていない（矢印）．内頸動脈造影静脈相でも静脈洞交会部から直静脈洞，ガレン大静脈，内大脳静脈，下矢状静脈洞が描出されていない（矢印）．

3　脳静脈洞血栓症の臨床検査

　　　診断に特異的な血液検査はない．感染に伴うものであれば白血球，CRPなどの評価は有用である．また血栓性素因の検索のため，プロトロンビン時間，部分トロンボプラスチン活性化時間，Dダイマー，赤血球数，ヘモグロビン，ヘマトクリット，血小板数，ループス抗凝固因子，抗カルジオリピン抗体，アンチトロンビンⅢ，プロテインS，プロテインC，ホモシステインなどの計測を行う．

　　　Dダイマーは，深部静脈血栓症や肺動脈塞栓症のスクリーニングに有用であり，脳静脈洞血栓症においても大部分の症例では上昇することが報告されているが（感度93.9％，特異度89.7％），頭痛単独の場合，症状発現から時間が経過している場合，罹患している静脈洞が限局している場合はDダイマーが正常値を示すことがあり，Dダイマーが正常というだけで本症の存在を否定できるものではない[3]．

4 脳静脈洞血栓症の画像診断

脳静脈洞血栓症の診断は画像診断が唯一の診断法である[4].

1) CT

意識障害，頭痛，神経症状突発時には，脳神経救急疾患の鑑別のためCT検査が実施される．脳静脈洞血栓症では，梗塞，出血性変化を認めることが多いが，頻度の多い脳動脈血栓・塞栓症，脳出血とは異なった病変部位，分布を示すことが多い．閉塞した脳表静脈や静脈洞は単純CTで高吸収域を示すことがあり，cord signと呼ばれる．静脈洞血栓症を疑えば，造影CTを行う．発症1〜4週の血栓は造影されないので造影欠損として描出され，empty delta signまたはempty triangle signとして知られ上矢状静脈洞後半部で検出されやすい 図3 ．

2) MRI

脳実質の出血性梗塞，浮腫はCTよりも鮮明に描出される．静脈洞が血栓により血流がなくなるとflow voidが見られなくなる．造影MRIでは造影CTと同様にempty delta signが認められる 図4 ．静脈洞の血栓を示唆する所見としては，急性期（1週間以内）の血栓は，T1強調像で等-高信号，T2強調像で低信号を示す．T2強調像では血栓の低信号とflow voidを区別しにくい．1週間以後の亜急性期の血栓ではT1強調像，T2強調像，FLAIR画像ともに高信号を示すようになる 図3 ．血栓の低信号を強調する撮像法としてT2*強調像とSWI（susceptibility weighted image）があり，急性期血栓を明瞭な低信号病変として強調できるので今後の普及が期待される．

脳静脈洞血栓症の診断にはMR venography 図2 が有用である．2Dのtime of flight法が簡便でよく利用され，脳静脈，静脈洞全体の観察，静脈洞の閉塞所見に加え，脳溝内に拡張蛇行した皮質静脈を認めることがある．

3) 血管造影

CT，MRIの普及に伴い診断に必須の検査ではなくなったが，最も確

6. 脳静脈・静脈洞閉塞症への抗血栓療法 ● 205

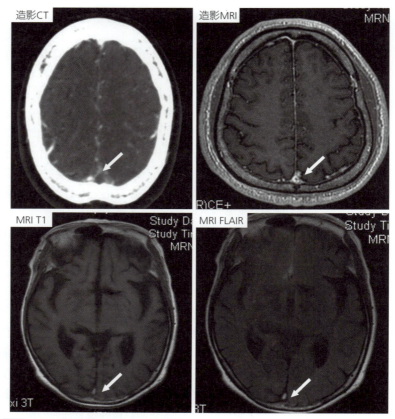

図3 上矢状静脈洞血栓症の血栓描出
急性期には造影 CT，造影 MRI で empty triangle sign または empty delta sign と呼ばれる特徴的な像を示す（矢印）．亜急性期では T1 FLAIR 画像で高信号を示す．

実な画像診断法であり，脳深部静脈血栓症などでは閉塞した静脈の同定に現在でも用いられる 図2 ．閉塞した静脈の造影欠損や側副血行として働く皮質静脈の様子が観察される．血管造影では静脈洞血栓症にしばしば合併する硬膜動静脈婁の有無を確実に診断できる．

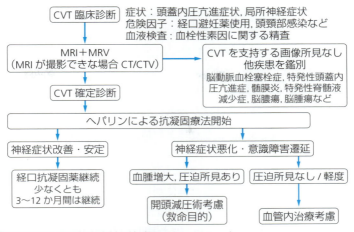

図4 脳静脈洞血栓症の診断と治療のフローチャート
(Saposnik G, et al. Stroke. 2011; 42: 1158-92[1]より改変)

表2 脳静脈洞血栓症の予後予測の
リスクスコア（9点満点）

悪性腫瘍	2
昏睡	2
せん妄などの意識変容	1
頭蓋内出血	1
深部脳静脈血栓	2
男性	1

3点以上で予後不良となる割合が20%を超える
(Ferro JM, et al. Cerebrovasc Dis. 2009; 28: 39-44[5]より改変)

5 脳静脈洞血栓症の抗血栓療法

1) ヘパリン，ワルファリンのエビデンス

　624例の脳静脈洞血栓症患者を平均16か月追跡したISCVT（International Study on Cerebral Vein and Dural Sinus Thrombosis）研究では，87%が機能予後良好で死亡率は8.3%と報告している[4]．脳静脈洞血栓症患者の15%程度が死亡もしくは要介護となるが，予後不良を予測するリスクスコアが考案されている．9点満点で悪性腫瘍2点，

昏睡2点，深部脳静脈血栓2点，せん妄1点，男性1点，頭蓋内出血1点の内訳であり，3点以上で予後不良となる割合が20%以上であった[5]．一方1144例の脳静脈洞血栓症患者を対象としたVENOST研究では，1か月後の死亡を含む予後不良となる割合は10.0%であり，出血性梗塞，悪性腫瘍，高齢が予後不良と関連していた[6]．脳静脈洞血栓症では診断が確定すればただちにヘパリンによる抗凝固療法を開始する．しかし抗凝固療法の有効性を検証した無作為化比較試験は2つしか存在しない．

Einhauplら[7]は脳静脈洞血栓症患者20例を対象にしてヘパリン投与群または生理食塩水投与群に割り付けたところ死亡または要介護症例がヘパリン群10例中1人もいなかったのに対して生理食塩水投与群では10例中3例に見られた．また同じ研究者の頭蓋内出血を伴った脳静脈洞血栓症43例を対象とした後ろ向き研究では，ヘパリンを投与した27例中14例が機能予後良好であったが，ヘパリンを投与しなかった13例中3例しか回復しなかった．

De Bruijnら[8]は60例の脳静脈洞血栓症患者に対して3週間の抗Xa阻害薬のナドロパリンとそれに引き続くワルファリンによる抗凝固療法またはプラセボ投与群に割り付けた結果，転帰不良の割合が3週間で抗凝固療法群20%，コントロール群24%，3か月後で抗凝固療法群が13%，コントロール群が21%で有意差はないものの抗凝固療法群で良好な転帰を得る傾向が見られた．また脳静脈洞血栓症患者を対象とした未分画ヘパリンと低分子ヘパリンを比較した研究が報告されている．

Coutinhoら[9]は低分子ヘパリンを投与した119例と未分画ヘパリンを投与した302例を比較したところ6か月後の機能予後良好例は低分子ヘパリン92%，未分画ヘパリン84%で低分子ヘパリン投与群で有意に良好であった．

Misraら[10]は66例の脳静脈洞血栓症患者を低分子ヘパリン投与群34例，未分画ヘパリン投与群32例に割り付けたところ，3か月後の機能予後良好例は低分子ヘパリン投与群で88.2%，未分画ヘパリン投与群で62.5%と有意差はないものの低分子ヘパリン投与群で良好な傾向が見られた．

以上の結果から低分子ヘパリンは未分化ヘパリンと同等か優れた効果

が期待される．ヘパリンの使用に際して頭蓋内出血の存在は抗凝固療法の禁忌とはならない．ヘパリンは APTT 値が約 2 倍程度になるように用量調節し，約 2 週間のヘパリン持続静注後，ワルファリンによる経口投与へ切り替えていくようにする．ワルファリンによる PT-INR は 2〜3 に保つようにする．経口抗凝固療法の期間は一時的な原因によるものでは 3 か月，原因不明あるいは軽度の血栓性素因のあるものでは 6〜12 か月，血栓を再発した症例や重度の血栓性素因のあるものでは抗凝固療法を永久に続けることが推奨されている[11]．ワルファリン投与終了後抗血小板薬投与が推奨されている[12]．

2) 妊娠可能女性での治療

　　脳静脈洞血栓症の既往があり 45 歳以下の妊娠可能な女性 119 例を前向きに 14 年間調査した研究では，47 例で 82 件の妊娠が報告された．82 件中 68 件で抗凝固療法が実施されており脳静脈洞血栓症の再発は 1 例，他の静脈血栓症が 2 例に観察された[13]．妊娠中の脳静脈洞血栓症の患者にはヘパリン，特に低分子量ヘパリンの使用による抗凝固療法が推奨される．

3) 直接経口凝固薬について

　　脳静脈洞血栓症における直接経口抗凝固薬のエビデンスは小規模の後ろ向き研究しか存在せず，ワルファリンとの二重盲検比較試験はないためガイドラインではその使用は勧められていない．しかし 15 例の脳静脈洞血栓症患者にダビガトランを投与した症例の解析では，平均 19 か月の追跡期間中 87％の症例で良好な機能予後を得た[14]．また 16 例の脳静脈洞血栓症患者で 9 例のワルファリン使用例と 7 例のリバーロキサバン使用例を平均 8 か月追跡，比較した検討でも機能予後良好例はそれぞれ 89％，100％とリバーロキサバン投与群でもワルファリンと同等の有効性が観察された[15]．脳静脈洞血栓症患者における直接経口抗凝固薬の有用性は今後の課題である．

6　脳静脈洞血栓症の血管内治療，開頭血腫除去術

　　ヘパリンによる抗凝固療法を開始しても神経症状が悪化する症例では

カテーテルを用いてウロキナーゼ，組織プラスミノーゲンアクチベータ (t-PA) を直接投与し血栓を溶解する試みをされている．また血栓回収デバイスを用いた機械的血栓回収術も局所線溶療法で効果がみられない静脈洞血栓症に使い始められている．しかし Siddiqui らは 42 研究 185 症例のメタ解析を行い，60％は頭蓋内出血を伴っており 47％は昏睡状態であったが，血栓回収療法により 74％が再開通し 84％が良好な転帰を得たと報告している[16]．また Ilyas らは 17 研究 235 例のメタ解析を行い 40％は脳症または昏睡を呈し，35％が良好な転帰を得たと報告している[17]．これら血管内治療の有用性に関する RCT は行われておらずエビデンスはまだ確立されていない．現在意識変容，昏睡，頭蓋内出血，深部脳静脈血栓など予後不良因子を有する症例を対象とした保存治療と血管内治療の有用性を比較検証する RCT，TO-ACT 研究が進行中である[18]．また血腫増大，圧迫所見がみられれば開頭血腫除去術の適応を考慮する．脳静脈洞血栓症 45 例に対して開頭血腫除去術を施行したメタ解析では，術前には約 80％の患者が昏睡状態を呈していたが，術後家庭復帰できた症例（mRS 0-2）が半数近く存在したことが報告されている[19]．

● エビデンス一覧 ●

1. ISCVT 試験 (International Study on Cerebral Vein and Dural Sinus Thrombosis)[4]

   目的: 脳静脈洞血栓症患者の長期予後を明らかにする．

   対象: 21 か国，89 施設に 1998 年から 2001 年で脳静脈洞血栓症と診断された 624 例

   治療: 記載なし

   結果: 平均 16 か月間の追跡期間で，57.1％はほぼ後遺症なし 22％は軽度の後遺症を有するのみで 2.2％は重篤な後遺症，8.3％は死亡していた．死亡あるいは要介護となりやすい因子は，年齢（37 歳以上），男性，昏睡，知的障害，入院時の CT で出血，深部脳静脈の血栓，中枢神経系の感染，悪性腫瘍の合併であった．

   結論: 脳静脈洞血栓症の長期予後は，80％の症例では良好であるが，13％の症例は不良であった．

2. VENOST 試験（Cerebral Venous Thrombosis）[6]

目的: 白人の脳静脈洞血栓症患者の特徴を明らかにする.

対象: 2000 年から 2015 年にかけてトルコで診断された脳静脈洞血栓症患者 1144 例

治療: 全体の 83.9％が急性期にはヘパリンによる抗凝固療法

結果: 68％が女性，男性では 89％が頭痛，29％が視野障害を呈し，女性では 86％が頭痛，27％がてんかん発作を起こした．女性では産褥期に発症した症例が 18.3％と多かった．男女とも凝固亢進状態がみられ全体の 26％に確認された．発症 1 か月後には全体の 88％は後遺症が全くないか軽微であった．出血性梗塞，悪性腫瘍，高齢が予後不良因子であった.

結論: 脳静脈洞血栓症の 90％は予後良好であるが，悪性腫瘍，高齢，出血性梗塞症例では予後不良であった.

3. ISCVT-2 PREGNANCY 研究[13]

ISCVT 試験に登録された症例のうち 45 歳以下の妊娠可能な女性 119 例の登録研究

4. TO-ACT 試験

ハイリスクな脳静脈洞血栓症患者に対して保存治療または血管内治療に割り付ける臨床試験（進行中）

◆ 文献

1) Saposnik G, Barinagarrementeria F, Brown RD Jr, et al. Diagnosis and management of cerebral venous thromobosis. A statement for healthcare professional from the American Heart Asociation/American Stroke Association. Stroke. 2011; 42: 1158-92.

2) Canhao P, Ferro JM, Lindgren AG, et al. Causes and predictors off death in cerebral venous thromobosis. Stroke 2005; 36: 1720-5.

3) Dentali F, Squizzato A, Marchesi C, et al. D-dimer testing in the diagnosis of cerebral vein thromobosis: a systematic review and a meta-analysis of the literature. J Thrombosis Haemostatis. 2012; 10: 582-9.

4) Ferro JM, Canhao P, Stam J, et al. Prognosis of cerebral vein and dural sinus thrombosis: results of the International Study on Cerebral Vein and Dural Sinus Thrombosis (ISCVT). Stroke. 2004; 35: 664-70.

5) Ferro JM, Bacelar-Nicolau H, Rodrigues T, et al. Risk score to predict the outcome of patients with cerebral vein and dural sinus throm-

bosis. Cerebrovasc Dis. 2009; 28 (1): 39-44.

6) Duman T, Uluduz D, Midi I, et al. A multicenter study of 1144 patients with cerebral venous thrombosis: the VENOST study. J Stroke Cerebrovasc Dis. 2017; 26: 1848-57.

7) Einhaupl KM, Villringer A, Meister W, et al. Heparin treatment in sinus venous thrombosis. Lancet. 1991; 338: 597-600.

8) de Bruijn SF, Stam J. et al. Randomized, placebo-controlled trial of anticoagulant treatment with low-molecular-weight heparin for cerebral sinus thrombosis. Stroke. 1999; 30: 484-8.

9) Coutinho JM, Ferro JM, Canhão P, et al. Unfractionated or low-molecular weight heparin for the treatment of cerebral venous thrombosis. Stroke. 2010; 41: 2575-80.

10) Misra UK, Kalita J, Chandra S, et al. Low molecular weight heparin versus unfractionated heparin in cerebral venous sinus thrombosis: a randomized controlled trial. Eur J Neurol. 2012; 19: 1030-6.

11) Ferro JM, Bousser MG, Canhão P, et al. European stroke organization guideline for the diagnosis and treatment of cerebral venous-thrombosis-endorsed by the European Academy of Neurology. Eur J Neurol. 2017; 24: 1203-13.

12) Kernan WN, Ovbiagele B, Black HR, et al. Guidelines for the prevention of stroke in patients with stroke and transient ischemic attack: a guideline for healthcare professionals from the American Heart Association/American Stroke Association. Stroke. 2014; 45: 2160-236.

13) Aguiar de Sousa D, Canhão P, Crassard I, et al. Safety of Pregnancy After Cerebral Venous Thrombosis: Results of the ISCVT (International Study on Cerebral Vein and Dural Sinus Thrombosis) -2 PREGNANCY Study. Stroke. 2017; 48: 3130-3.

14) Mendonça MD, Barbosa R, Cruz-e-Silva V, et al. Oral direct thrombin inhibitor as an alternative in the management of cerebral venous thrombosis: a series of 15 patients. Int J Stroke. 2015; 10: 1115-8.

15) Geisbüsch C, Richter D, Herweh C, et al. Novel factor Xa inhibitor for the treatment of cerebral venous and sinus thrombosis: first experience in 7 patients. Stroke. 2014; 45: 2469-71.

16) Siddiqui FM, Dandapat S, Banerjee C, et al. Mechanical thrombectomy in cerebral venous thrombosis: systematic review of 185 cases. Stroke. 2015; 46: 1263-8.

17) Ilyas A, Chen CJ, Raper DM, et al. Endovascular mechanical thrombectomy for cerebral venous sinus thrombosis: a systematic review. J Neurointerv Surg. 2017; 9: 1086-92.

18) Coutinho JM, Ferro JM, Zuurbier SM, et al. Thrombolysis or antico-

agulation for cerebral venous thrombosis: rationale and design of the TO-ACT trial. Int J Stroke. 2013; 8: 135-40.

19) Ferro JM, Crassard I, Coutinho JM, et al. Decompressive surgery in cerebral venous thromobosis. A multicenter registry and a systematic review of individual patients data. Stroke. 2011; 42: 2825-31.

〈北川一夫〉

Ⅲ.特殊な状況・疾患における抗血栓療法を
究める

7

CADASIL, CARASIL, もやもや病への抗血栓療法

Summary

>>> 遺伝性脳小血管病である CADASIL, CARASIL においては脳小血管の閉塞はまれであるが，平滑筋細胞の変性・消失，内膜の線維化・ヒアリン化が生じることによりいわゆる「土管様変化」が起こり，慢性低灌流，血行動態不全，そして虚血性白質病変を生じる．血管閉塞や内皮障害が病態の首座ではないことを考えると抗血栓療法は無効である可能性があり，また脳小血管病であるため微小出血や症候性出血も起こりやすく，抗血栓薬の投与には慎重な検討が必要である．

>>> もやもや病は脳内主幹動脈の狭窄・閉塞による血行力学的虚血がその主病態であるため，頭蓋外内血行再建術（バイパス手術）が根本的治療となり，一方で抗血栓療法の有効性は定かではない．虚血発症もやもや病の急性期においても抗血栓療法の効果を支持するエビデンスはなく，慢性期における長期投与に関しては出血性イベントの危険性から慎重に検討すべきである．無症候性もやもや病では将来的な出血性イベント発症のリスクもあるため，基本的には抗血栓療法を考慮しない．

1 CADASIL, CARASIL への抗血栓療法

1) CADASIL とは

CADASIL (cerebral autosomal dominant arteriopathy with sub-cortical infarcts and leukoencephalopathy: 皮質下梗塞と白質脳症

を伴った染色体優性脳血管症）は，その疾患名の通り，常染色体優性の遺伝形式をもつ脳小血管病である．

①臨床症状

30歳前後に前兆を伴う片頭痛を呈することが多く（CADASIL患者のうち20～40％），その後50歳前後を平均として，一過性脳虚血発作（TIA）や脳梗塞（特にラクナ梗塞）などの虚血性脳卒中を呈する（CADASIL患者のうち60～85％）[1,2]．この虚血性脳卒中は，通常の血管性危険因子が存在しなくても発症しうるが，それらの危険因子が存在するとより早く脳卒中を発症すると考えられている[2]．そしてこの虚血性脳卒中イベントが繰り返されることにより，うつ症状，脳血管性認知症，歩行障害，排尿障害，痙攣などを呈するようになる[1-3]．

②病態

*Notch3*遺伝子が病因遺伝子であることが判明している．Notch3はNotch型受容体の1つで，全身の血管平滑筋の形質膜に局在し，細胞外ドメインでリガンドと結合して情報伝達に関与すると考えられている[4]．しかしながら，CADASILにおける*Notch3*遺伝子変異はこの情報伝達に関しての機能障害は起こさず，むしろNotch3の細胞外ドメインがアミノ酸変異によって3次元構造変化をきたし，これが細胞外に沈着することによって病原性をきたすと考えられている[3,4]．以前よりCADASILでは，電子顕微鏡での観察において，granular osmiophilic material（GOM）が細動脈の血管平滑筋細胞基底膜周囲に沈着することがわかっていたが 図1D，近年このGOMの主要成分がNotch3の細胞外ドメインであるとする報告もあり，*Notch3*遺伝子変異による異常蛋白質の血管への沈着が病態の1つであると考えられている[3,4]．この異常蛋白質の細小動脈への蓄積は，脳をはじめとする全身の血管に認められるが，蓄積によって起こる血管の変化とその後の病態に関しては，抗血栓療法の要否と合わせて後述する．

③診断

- 臨床症状（片頭痛，若年からのTIA/脳梗塞，進行性の仮性球麻痺や認知症状）
- 家族歴
- MRIでの特徴的所見（皮質下梗塞や白質病変の他，両側側頭極，外

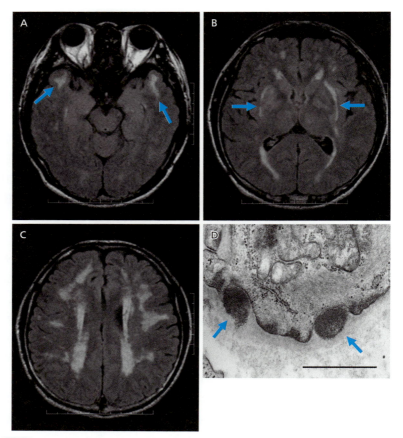

図1 CADASIL 患者の MR 画像と皮膚組織で認められた granular osmiophilic material（GOM）

A-C: CADASIL 患者の MR, FLAIR 画像．A での側頭極病変（矢印）や B での外包病変（矢印）は CADASIL で特徴的な所見である．また C では皮質下白質病変を認める．D: 生検で得られた皮膚組織の電子顕微鏡像．細動脈の平滑筋周囲に granular osmiophilic material（矢印）を認める．スケールバー＝1 μm

包，内側前頭極病変は CADASIL に特徴的で，特に側頭極病変は特異度が高い 図1 ）
- 電顕での GOM の証明
- *Notch3* 遺伝子変異

表1 本邦における CADASIL 診断基準

1. 55歳以下の発症（大脳白質病変もしくは2の臨床症候）
2. 下記のうち，2つ以上の臨床症候
   a. 皮質下認知症，錐体路症状，偽性球麻痺の1つ以上
   b. 神経症候を伴う脳卒中様発作
   c. うつ症状
   d. 片頭痛
3. 常染色体優性遺伝形式
4. MRI または CT で，側頭極を含む大脳白質病変
5. 白質ジストロフィーを除外できる（ALD，MLD など）

Definite
4（側頭極病変の有無は問わない），5を満たし，*Notch3* 遺伝子の変異，または皮膚などの組織の電子顕微鏡観察で GOM を認める．

Probable
上記の5項目をすべて満たすが，*Notch3* 遺伝子の変異の解析，または電子顕微鏡で GOM の検索が行われていない．

Possible
4を満たし（側頭極病変の有無は問わない），1もしくは2の臨床症状の最低1つを満たし，3が否定できないもの（両親の病歴が不明など）

ALD: adrenoleukodystrophy, MLD: metachromatic leukodystrophy,
GOM: granular osmiophilic material
（水野敏樹. BRAIN and NERVE. 2013; 65: 811-23[3]より改変）

などにて診断される．本邦における CADASIL の診断基準を 表1 に示す．

2) CARASIL とは

CARASIL（cerebral autosomal recessive arteriopathy with subcortical infarcts and leukoencephalopathy）は，常染色体劣性の遺伝形式をもつ脳小血管病である．遺伝性脳小血管病のなかで CADASIL は最も多く認められる疾患であるが，CARASIL は 1995 年に日本人によって疾患概念が提唱された，比較的まれな遺伝性脳小血管病である[5]．

①臨床症状

Binswanger 病様の白質病変に起因する若年性の認知機能障害（40歳までに発症）や歩行障害を呈し，禿頭と急性腰痛を呈することが特徴である[6,7]．そのほか気分の変容（アパシーや易怒性），偽性球麻痺・深部腱反射亢進・バビンスキー徴候などの錐体路症状，排尿障害を呈する[7]．遺伝子検査で診断された 13 症例の検討[7]では，脳卒中様発作は 23.1%

7. CADASIL，CARASIL，もやもや病への抗血栓療法 ● 217

に認め，脳出血は認められなかった．また CADASIL のような片頭痛は，この検討では認められなかった．

②病態

　CARASIL は，*high temperature requirement peptidase A1*（*HTRA1*）遺伝子変異によって発症することが判明している．HTRA1 は蛋白の品質管理に関わるセリンプロテアーゼの一種で，様々なシグナル関連蛋白や細胞外マトリックス蛋白を切断する．CARASIL 患者では，*HTRA1* 遺伝子変異による HTRA1 のプロテアーゼ活性低下の結果，血管における TGF-β シグナルが慢性的に亢進し，EDA-fibronection が脳小血管に蓄積するとの報告がなされている[6]．

③診断

　MRI 画像では CADASIL のそれと同様に，皮質下，側頭極，外包，小脳，脳幹などの白質に病変を認める．進行すると脳萎縮，そして皮質下，視床，小脳などに脳微小出血を認めるようになる．これらの白質病変を示す画像所見と，若年性認知障害，錐体路症状，禿頭，腰痛などの臨床症状，家族歴を併せて診断を行う．しかしながら，禿頭を欠く症例，腰痛を認めても画像上の変形性腰椎症を認めない症例もあり，また高齢者においては加齢による禿頭との見分けも困難になってくる[7]．したがって *HTRA1* 遺伝子変異の証明が，最も確実な診断法である．

3）CADASIL・CARASIL における脳小血管の変化と抗血栓療法の要否

　上述のように，CADASIL においては Notch3 の細胞外ドメインなどからなる異常蛋白質が，CARASIL では EDA-fibronection が脳小血管に蓄積すると考えられている．この結果，脳小血管においては平滑筋細胞の変性・消失，内膜の線維化またはヒアリン化が生じ，血管の弾力性が低下した状態，すなわち土管様変化が生じると考えられる[3,7]．これらの変化は非遺伝性の脳小血管病にも認められる変化であり，血管の収縮拡張障害から血管自動調節能は破綻し，血管変性部位以遠の慢性低灌流，血行動態不全，そして虚血性白質病変を生じることが推測されている[3]．また CADASIL，CARASIL における脳小血管の変化においては内腔の閉塞はまれとされている[3,7]．

臨床においては，CADASIL・CARASIL に対して通常のラクナ梗塞と同じように抗血小板薬の投与が行われていることも多いと推測されるが，上述のように血管の閉塞や内皮障害が病態の首座ではないことを考えると，抗血小板薬は無効である可能性も十分考えられる．またCADASIL では通常の脳小血管病と同様に脳微小出血を認めることが多く，T2*強調画像では CADASIL の 30〜70％の症例において平均 6 個程度の微小出血を認めるとされている[8]．また少数ではあるが症候性出血の報告もなされており[9,10]，高血圧がなくとも，血管壁の脆弱性と脳血液関門の破綻から出血をきたすと考えられている[3]．したがって，CADASIL，CARASIL への安易な抗血小板薬の投与は控えるべきであり，投与する場合であっても慎重な検討が必要である．本邦の脳卒中治療ガイドライン 2015[11]においても，「CADASIL および CARASIL では脳梗塞の予防に抗血小板薬を考慮してもよいが，脳出血の合併が高まることに注意を要する（グレード C1）」とされており，エビデンスがないことが示されている．

CADASIL，CARASIL 発症の原因は遺伝子変異であるが，高血圧や喫煙といった血管危険因子は，疾患の発症を早め，脳梗塞や片頭痛，微小出血，脳萎縮などの各症状の発症リスクを増加させるため，危険因子の厳格な管理は極めて重要である．しかしながら，低血圧も認知症の発症に関与する可能性もあり注意が必要である．

CADASIL においては，片頭痛予防薬として用いられるカルシウム拮抗薬のロメリジンが脳梗塞抑制効果を持つとする報告が本邦よりなされている[3,12]．ロメリジンの選択的収縮抑制作用により脳血流低下を抑制するため，血管反応性が残存している病初期であれば脳血流を維持できる可能性が考えられている．

② もやもや病への抗血栓療法

1）もやもや病の病態と病型

もやもや病は，頭蓋内内頸動脈終末部を中心とした進行性の血管狭窄・閉塞を生じる疾患である **図2**[13]．頭蓋内血管の狭窄・閉塞の結果，虚血性脳卒中を起こすことは想像に難くないが，一方で虚血を代償する

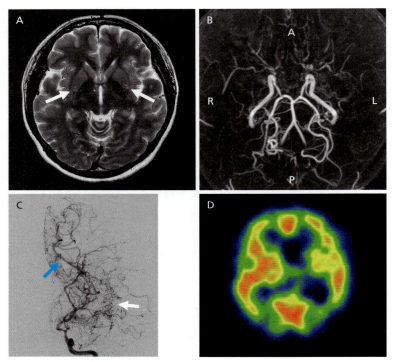

図2 もやもや病患者の画像所見

A: MR T2 強調画像にて,基底核部に flow void として描出される異常血管網(もやもや血管)が認められる(矢印). B: MR angiography にて,両側内頸動脈遠位部から両側中大脳動脈・前大脳動脈にかけての高度狭窄・閉塞が認められる. C: 左内頸動脈血管造影画像. 左内頸動脈遠位部から中大脳動脈・前大脳動脈にかけての血管は高度狭窄・閉塞しており,基底核部に異常血管網(もやもや血管: 白矢印)を認め,代償的に発達した後大脳動脈(青矢印)からの anastomosis も認められる. D: 脳血流 SEPCT 画像(安静時)にて,左半球の血流低下が認められる.

ために発達・拡張した側副血行路の血管が破綻することにより出血性脳卒中も生じる[14]. すなわち虚血と出血という2つの事象を鑑みて治療を行う疾患と言える.

　もやもや病は,臨床症状によって複数の病型に分けられる. 痙攣や頭痛などの症状を呈するもやもや病もあるが,脳梗塞やTIAを呈する「虚血型もやもや病」と脳室内出血・脳内出血・くも膜下出血を呈する「出

血型もやもや病」に大別され，その他脳ドックなどで偶発的に発見される「無症候性もやもや病」が加わる．もやもや病での抗血栓療法に関しては，虚血型そして無症候性において議論となる．

　もやもや病は日本や韓国などの東アジアに多く認められる疾患であり，遺伝要因の関与が疑われていたが，その原因は長らく不明とされてきた．しかし 2011 年に本邦の 2 つのグループが同時に，ring finger protein 213（RNF213）上の単一のミスセンス変異（c.14576G＞A，p.R4859K，rs112735431）がもやもや病疾患感受性遺伝子であることを同定し[15,16]，もやもや病の 80％程度にこの遺伝子変異が認められるとされている．また RNF213 の遺伝子変異は，もやもや病のみならず様々な程度の頭蓋内主幹動脈狭窄と関連していることが示されている[17]．

2）もやもや病の治療戦略

　もやもや病での主病態は脳内主幹動脈の狭窄・閉塞による血行力学的虚血であり，それを物理的に改善できる頭蓋外内血行再建術（バイパス手術）が根本的治療となる．バイパス手術は，虚血型もやもや病において血行力学的な改善と脳梗塞再発の減少をもたらすが[13]，出血型もやもや病においても脳出血再発抑制効果があることが本邦で行われた無作為化試験である JAM trial で示されている[18]．一方で，血行力学的虚血が主病態であるもやもや病は通常の動脈硬化性脳梗塞とは異なるため，抗血栓療法の有効性は定かではない．もやもや病のエキスパートに対して行われた全世界的なアンケート調査[19]によると，もやもや病において抗血小板薬を投与する目的としては，①微小循環改善効果，②（微小）塞栓の予防，③バイパス血流の維持などが挙げられているが，それらの効果を証明した報告はない．一方この調査では，非アジア人エキスパートの多くが抗血小板薬の使用を推奨しているが，アジア人エキスパートでは抗血小板薬の推奨は少数派であり，頭蓋内出血発症リスクの人種差が治療方針に影響していると考えられる．次項では，さらに詳細にもやもや病の各病態における抗血栓療法の要否について言及を行う．

3) もやもや病における抗血栓療法の要否

①虚血型もやもや病急性期

　本邦のもやもや病ガイドライン[20]および脳卒中治療ガイドライン2015[11]においては，虚血発症もやもや病での超急性期における組織プラスミノゲン・アクティベータ（rt-PA）による血栓溶解療法の適応はないとされている．これは，「rt-PA（アルテプラーゼ）静注療法適正治療指針」初版（2005年）では同剤の使用が適応外と記載されたものを反映した結果であるが，その後第二版（2012年）では慎重投与に変更されている．これは同剤の安全な使用が症例報告されているためであるが，その有効性に関するエビデンスは以前ないままである．今後も症例毎の出血リスクを判断し，安全性を重視しての慎重な適応判断が求められる．

　急性期の抗血栓治療として上述の2つのガイドラインにおいては，オザグレルナトリウム，アルガトロバン，アスピリンなどの使用を考慮するとされているが，十分な根拠がないとの記載も同時になされている．一般的な脳梗塞における抗血栓治療が，血行力学的機序が主体のもやもや病において無効であるのか，急性期における続発的な血栓形成傾向に対して有効であるのか，今後の検討が必要な状況である．

②虚血型もやもや病慢性期

　虚血発症・出血発症のどちらのもやもや病でも，まずはバイパス手術による血行力学的な再建の検討が行われるべきであるが，術前・術後の抗血小板療法の管理，外科手術時に合併症のリスクが高いと考えられる症例，ご本人が手術を望まない症例などにおける抗血小板療法の要否が問題になると考えられる．現状では，これらに関する前向き試験などのエビデンスは存在しないが，本邦の2つのガイドラインにおいては，まず外科的治療を考慮したうえで，内科的治療としてはアスピリン内服の推奨が記載されている．しかしこれらの記載に関しては，エビデンスがない推奨であることと，長期投与による出血性イベントのリスクに対する注意が必要であることが併記されている[11,20]．前述のもやもや病のエキスパートに対する抗血小板治療のアンケート調査[19]によると，非アジア人エキスパートでは，その64%が「長期間のアスピリン服用」を支持

しているが，アジア人エキスパートでは，「抗血小板薬は必要ない・使用しない」が併せて 57％を占め，「術後の一定期間に使用」が 24％と続いた．中国の単施設からの後方視的研究[21]によると，術後 1 か月間のアスピリン服用を行った群と行わなかった群の比較において，新規の梗塞・TIA の発症，バイパスの開存率，そして脳出血発症のいずれにおいても，両群間に有意差は認めなかったと報告されている．あくまでも後方視的研究の結果からではあるが，術後の一定期間（1 か月程度）のアスピリン投与であれば，安全性の面からは妥当かもしれないが，その有効性という観点からはさらなる研究による検討が必要な状況である．現時点においては，頭蓋内出血が多いアジア人においては抗血小板薬の投薬は慎重に行う必要があり，特に長期的な投与に関しては出血性イベントの危険性を十分に検討する必要があると考えられる．

③無症候性もやもや病

　無症候性もやもや病における抗血栓療法の是非を検討するためには，その自然史を明らかにすることが重要である．現在本邦では，無症候性もやもや病患者を対象とした多施設前向き観察研究（Asymptomatic Moyamoya Registry: AMORE 研究）[22]が行われており，その結果が待たれるところであるが，2007 年には診療録上のデータを使用したコホート研究（historical cohort study）が発表されている[23]．この報告においては，無症候性もやもや病 40 症例において，バイパス手術を施行した 6 例に関してはその後の虚血・出血性イベントは発生しなかったが，手術を施行していない 34 例（11 例は抗痙攣薬や抗血小板薬などの内科的治療を施行）においては，3 例が TIA，1 例が脳梗塞，3 例が頭蓋内出血を発症したとされている[23]．この結果，無症候性もやもや病は決して安定した病態ではなく，虚血および出血性イベントの双方を起こし得る疾患であることが判明した．したがって無症候性であっても脳循環予備能が低下した症例ではバイパス手術も検討されるが，一方で出血性イベントを起こす可能性を鑑みると，安易な抗血栓薬の投与は控えるべきと考えられる．本邦のガイドライン[11,20]においても，出血発症が多い成人においてはその使用を考慮しないとされている．

● エビデンス一覧 ●

1. JAM trial[18]

目的: もやもや病における頭蓋外動脈−頭蓋内動脈 (EC-IC) バイパス術の頭蓋内出血予防効果を検討する.

対象: 以前に頭蓋内出血を発症した成人もやもや病患者

治療: EC-IC バイパス術　対　保存的加療 (多施設共同無作為化試験)

結果: 80 症例 (手術群: 42 例, 非手術群: 38 例) を 5 年間観察し, 再出血は手術群で 5 例 (11.9%), 非手術群で 12 例 (31.6%) であった. 両群間の比較では, カプランマイヤー解析では $P=0.042$, ハザード比は 0.355 (95%信頼区間: 0.125-1.009) であった.

結論: 統計学的に有意な差であるか判断が難しいが, カプランマイヤー解析では EC-IC バイパス術の再出血予防効果が示唆された.

2. AMORE 研究[22]

目的: 無症候性もやもや病の自然史, 予後を検討する.

対象: 以前に脳虚血・出血イベントを発症していない無症候のもやもや病患者

治療: 介入をしない観察研究 (各主治医による治療を継続)

結果・結論: 現在進行中 (2018 年 9 月現在)

📚 文献

1) Herve D, Chabriat H. Cadasil. J Geriatr Psychiatry Neurol. 2010; 23: 269-76.

2) Bersano A, Bedini G, Oskam J, et al. CADASIL: Treatment and management options. Curr Treat Options Neurol. 2017; 19: 31.

3) 水野敏樹.【あしたの脳梗塞】CADASIL の診断と治療. BRAIN and NERVE. 2013; 65: 811-23.

4) 内野　誠. 皮質下性血管障害の病態と治療 CADASIL の病態と治療. 臨床神経学. 2011; 51: 945-8.

5) Fukutake T, Hirayama K. Familial young-adult-onset arteriosclerotic leukoencephalopathy with alopecia and lumbago without arterial hypertension. Eur Neurol. 1995; 35: 69-79.

6) 野崎洋明. 小血管病の謎に迫る　CARASIL 病態研究の最前線 CARASIL の病態機序への考察. 臨床神経学. 2012; 52: 1360-2.

7) Nozaki H, Nishizawa M, Onodera O. Features of cerebral autosomal recessive arteriopathy with subcortical infarcts and leukoencephalopathy. Stroke. 2014; 45: 3447-53.

8) Dichgans M, Holtmannspotter M, Herzog J, et al. Cerebral microbleeds in CADASIL: a gradient-echo magnetic resonance imaging and autopsy study. Stroke. 2002; 33: 67-71.

9) Ragoschke-Schumm A, Axer H, Fitzek C, et al. Intracerebral haemorrhage in CADASIL. J Neurol Neurosurg Psychiatry. 2005; 76: 1606-7.

10) Oh JH, Lee JS, Kang SY, et al. Aspirin-associated intracerebral hemorrhage in a patient with CADASIL. Clin Neurol Neurosurg. 2008; 110: 384-6.

11) 日本脳卒中学会 脳卒中ガイドライン委員会. 脳卒中治療ガイドライン 2015. 東京: 協和企画; 2015.

12) 清水久央, 長見周平, 高橋信行. ロメリジン投与にて脳梗塞抑制効果が示唆された cerebral autosomal dominant arteriopathy with subcortical infarcts and leukoencephalopathy（CADASIL）の1例. 臨床神経学. 2014; 54: 22-6.

13) Kuroda S, Houkin K. Moyamoya disease: current concepts and future perspectives. Lancet Neurol. 2008; 7: 1056-66.

14) Funaki T, Takahashi JC, Yoshida K, et al. Periventricular anastomosis in moyamoya disease: detecting fragile collateral vessels with MR angiography. J Neurosurg. 2016; 124: 1766-72.

15) Kamada F, Aoki Y, Narisawa A, et al. A genome-wide association study identifies RNF213 as the first Moyamoya disease gene. J Hum Genet. 2011; 56: 34-40.

16) Liu W, Morito D, Takashima S, et al. Identification of RNF213 as a susceptibility gene for moyamoya disease and its possible role in vascular development. PLoS One. 2011; 6: e22542.

17) Miyawaki S, Imai H, Takayanagi S, et al. Identification of a genetic variant common to moyamoya disease and intracranial major artery stenosis/occlusion. Stroke. 2012; 43: 3371-4.

18) Miyamoto S, Yoshimoto T, Hashimoto N, et al. Effects of extracranial-intracranial bypass for patients with hemorrhagic moyamoya disease: results of the Japan Adult Moyamoya Trial. Stroke. 2014; 45: 1415-21.

19) Kraemer M, Berlit P, Diesner F, et al. What is the expert's option on antiplatelet therapy in moyamoya disease? Results of a worldwide survey. Eur J Neurol. 2012; 19: 163-7.

20) Research Committee on the P, Treatment of Spontaneous Occlusion of the Circle of W, Health Labour Sciences Research Grant for Research on Measures for Infractable D. Guidelines for diagnosis and treatment of moyamoya disease (spontaneous occlusion of the circle of Willis). Neurol Med Chir (Tokyo). 2012; 52: 245-66.

21) Zhao Y, Zhang Q, Zhang D, et al. Effect of aspirin in postoperative

management of adult ischemic moyamoya disease. World Neurosurg. 2017; 105: 728-31.

22) Kuroda S, Group AS. Asymptomatic moyamoya disease: literature review and ongoing AMORE study. Neurol Med Chir (Tokyo). 2015; 55: 194-8.

23) Kuroda S, Hashimoto N, Yoshimoto T, et al. Radiological findings, clinical course, and outcome in asymptomatic moyamoya disease: results of multicenter survey in Japan. Stroke. 2007; 38: 1430-5.

〈大木宏一〉

Ⅲ. 特殊な状況・疾患における抗血栓療法を
究める

8

ESUS，奇異性脳塞栓症への
抗血栓療法

Summary

>>> 虚血性脳卒中の約 25％は，明らかな原因が特定できない潜因性脳卒中
であり，その中でも塞栓性機序のものを ESUS（embolic stroke of
undetermined source）と呼ぶことが提唱されている．ESUS には潜在
性発作性心房細動，奇異性脳塞栓症，動脈原性塞栓，悪性腫瘍に伴う脳
梗塞，塞栓源として確立されていない心疾患などが含まれるが，その治
療（二次予防）として ESUS 全体として有効な抗血栓療法が存在するの
か，各病態に応じて抗血栓療法を選択すべきかについての結論は出てい
ない．

>>> 奇異性脳塞栓症は，静脈系血栓が卵円孔開存などの右左シャントを介し
て左心系に流入し，脳塞栓を生じる疾患である．右左シャントの存在は，
奇異性脳塞栓症の必要条件ではあるが十分条件ではなく，深部静脈血栓
などの静脈系血栓の証明が必要となる．本邦の脳卒中治療ガイドライン
2015 では，深部静脈血栓症を認める場合にのみワルファリンや DOAC
などの抗凝固療法が推奨され，深部静脈血栓症を認めない場合には抗血
小板療法が勧められている．今後は，深部静脈血栓を認めなくても他病
型の除外診断から奇異性脳塞栓症が最も疑わしい場合の治療方針や，経
カテーテル的卵円孔閉鎖術と内科的治療の比較も検討する必要がある．

8. ESUS，奇異性脳塞栓症への抗血栓療法 ● 227

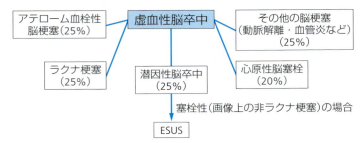

図1 虚血性脳卒中の分類と潜因性脳卒中，ESUS の位置づけ
(Hart RG, et al. Lancet Neurol. 2014; 13: 429-38[1]より改変)

1 ESUS (embolic stroke of undetermined source)

1) ESUS の定義とその病態

　脳梗塞は通常，TOAST 分類に従い病型診断がなされる．欧米のデータでは，心原性脳塞栓症，アテローム血栓性梗塞，ラクナ梗塞の3つの病型がその約70%程度を占め，その他5%程度が，動脈解離，凝固異常，血管炎，片頭痛・血管攣縮，もやもや病，薬剤などの比較的稀な病因であるとされている．しかしながら，残りの約25%程度はこれらの明らかな原因が特定できないものとされており，潜因性脳卒中（cryptogenic stroke）と呼ばれている 図1 [1]．また潜因性脳卒中のほとんどは塞栓性脳梗塞と考えられ，これらの原因不明の塞栓性脳梗塞を一つの概念として ESUS (embolic stroke of undetermined source) と呼ぶことが2014年に Hart らによって提唱された[1]．ESUS の診断基準を 表1 に示すが[2]，他の病因がないことをもって診断される疾患カテゴリーであり，その背後にはさまざまな病態が含まれている（次項参照）．また欧米で提唱されたこの概念を本邦に当てはめると，ESUS と診断される脳梗塞の割合が少なくなると考えられる．すなわち，ESUS の診断に経食道心エコーや長時間心電図モニターは必須とはされていないが，本邦では（医療保険制度の関係上もあって）これらの検査を比較的容易に施行することが可能であり，欧米よりも原因追及が深くなされることが多いと予想されるからである．このことは，後述する ESUS の治療方針にも

表1 ESUS の診断基準

下記 4 項目を満たす場合に ESUS と診断される

1. 画像検査（CT/MRI）においてラクナ梗塞ではない
2. 病変部位近位の頭蓋外・頭蓋内主幹動脈に 50% 以上の狭窄がない
3. 塞栓源として関与が明らかな心塞栓源がない（心房細動・粗動，人工弁，心臓内血栓，左房粘液腫，僧帽弁狭窄，最近の心筋梗塞，重度心不全，感染性心内膜炎，弁疣贅などがない）
4. 動脈解離，凝固異常，血管炎，片頭痛・血管攣縮，もやもや病，薬剤などの特定の原因がない

（北川一夫. 神経治療学. 2016; 33: 382-6[2)]より改変）

表2 ESUS の原因疾患

1. 潜在性発作性心房細動
2. 奇異性脳塞栓症
3. 動脈原性塞栓（大動脈弓や低狭窄度の潰瘍形成性プラークなど）
4. 悪性腫瘍に伴う脳梗塞
5. 塞栓源として確立されていない心疾患

影響する可能性が考えられる.

2) ESUS の原因疾患

ESUS の原因疾患（塞栓源）として考えられているものは，潜在性発作性心房細動，奇異性脳塞栓症，動脈原性塞栓（大動脈弓や低狭窄度の潰瘍形成性プラークなど），悪性腫瘍に伴う脳梗塞，塞栓源として確立されていない心疾患，である **表2**. 以下に詳細を述べる.

①潜在性発作性心房細動

ESUS の中で最多の原因疾患と考えられ，40% 以上との報告もある. 通常の心電図で発見されなくても，24 時間ホルター心電図，1 週間心電図モニター，植え込み型心電図計を用いることにより，その検出率が向上することが報告されている[2)].

②奇異性脳塞栓症

静脈系に形成された血栓が，卵円孔開存，心房中隔欠損，肺動静脈瘻などの右左シャントを通って左心系に流れこみ脳梗塞や全身塞栓症を生じる病態である. その詳細に関しては，本稿の後半を参照されたい.

8. ESUS，奇異性脳塞栓症への抗血栓療法 ● 229

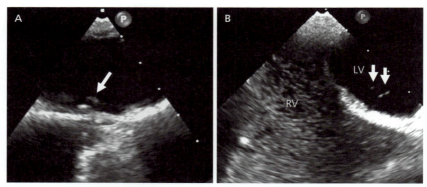

図2 ESUS における経食道心エコーでの塞栓源検索
A：大動脈弓部プラーク
B：卵円孔開存〔バルサルバ負荷にて肘静脈から投与したマイクロバブルが右心房（RV）に充満し（無数の白点），バルサルバ負荷解除後3心拍以内に左心房（LV）にバブルが少数確認され（矢印），卵円孔開存と診断された〕

③動脈原性塞栓

　頸動脈エコーや頭部 MRA で見逃しやすい病変が大動脈弓部のプラークである 図2．大動脈弓部プラークで，厚さ4 mm 以上，潰瘍形成を伴うもの，または可動性を有するものは塞栓源となり得ることが示されている[2]．大動脈弓部の観察は，大動脈の 3D-CTA の他，経食道心エコーもその病変検出に優れている．また頸動脈のプラークで低狭窄度のものでも，表面に潰瘍形成を認める場合は塞栓源になり得ると考えられている．

④悪性腫瘍に伴う脳梗塞

　悪性腫瘍に伴う脳梗塞での主な機序は血液凝固亢進状態を背景とした血栓塞栓症であり，Trousseau 症候群として知られている．その中でも，右左シャントを有する患者において凝固亢進状態による下肢静脈血栓が生じれば奇異性脳塞栓症を発症し得るが，Trousseau 症候群での脳梗塞の最多の原因は，非細菌性血栓性心内膜炎（NBTE）による心原性脳塞栓症である[3]．しかしながら NBTE では弁破壊は起こらないため心雑音は聴取されず，疣贅も小さいため，経胸壁心エコーでは診断に至らないことが多い．また悪性腫瘍が検出される前に既に過凝固状態を呈

し，塞栓症を発症しているケースもあり，脳梗塞発症が悪性腫瘍診断の契機になることもある．したがって，原因不明の塞栓症の場合には，常に悪性腫瘍の可能性を考えることが重要である．

⑤塞栓源として確立されていない心疾患

　塞栓源として確立されている心疾患としては，心房細動・粗動，人工弁，心臓内血栓，左房粘液腫，僧帽弁狭窄，最近の心筋梗塞，重度心不全，感染性心内膜炎，弁疣贅などが挙げられるが，それ以外の下記のような心疾患が認められ，他の要因が不明な場合 ESUS に入ると考えられる．

- 僧帽弁: 逸脱症，弁輪石灰化
- 大動脈弁: 狭窄，石灰化
- 心房性不整脈（洞不全症候群，頻拍性不整脈など）
- 左心室: 中等度収縮不全，または拡張不全
- その他，心房内血流うっ滞・もやもやエコー，心房中隔瘤

3) ESUS に対する DOACs の効果

　前述のように，ESUS の最多の原因疾患は潜在性の発作性心房細動であり，またその他でも奇異性脳塞栓症における下肢静脈血栓症など，DOACs が有効な病態が ESUS には多く含まれると考えられる．そこで，ESUS と診断された症例を（それ以上の詳細な検査，病態の把握を行う前に）一括して，それに対するアスピリンと DOACs の有効性を比較する臨床試験（RE-SPECT ESUS 試験[4]，NAVIGATE ESUS 試験[5]）が行われている．しかしながら NAVIGATE ESUS 試験の中間解析では，さらなる症例の追加を行ってもアスピリンを上回るリバーロキサバンの有効性が証明できないとされ，同試験は早期中止となった．現在 RE-SPECT ESUS 試験の結果が待たれる状況であるが，経食道心エコーや各種心電図モニターが比較的容易に施行できる本邦においては，ESUS の各病態を的確に診断したうえで治療方針を立てることも重要であると思われる．

4) ESUS の各病態に応じた抗血栓療法の戦略

　以下に ESUS の各病態における抗血栓療法の方針を述べる．

①潜在性発作性心房細動

ワルファリンまたは DOACs（非弁膜症性の場合）が使用される.

②奇異性脳塞栓症

本稿後半を参照されたい.

③動脈原性塞栓

大動脈弓部プラークに関して抗血小板薬と抗凝固薬（ワルファリンまたは DOACs）のどちらが有効かについては，結論は出ていない．抗血小板薬 2 剤とワルファリンを比較した Aortic Arch Related Cerebral Hazzard（ARCH）trial[6]は，症例登録が進まず早期中止となったため，統計学的に有意な差異は認められなかった.

④悪性腫瘍に伴う脳梗塞

一般的に Trousseau 症候群では，ヘパリン・低分子ヘパリンが有効である一方，ワルファリンによる再発予防効果は乏しいと考えられている[3]．これは，ヘパリンが抗凝固作用以外のさまざまな機序を持っているためとされている[7]．Trousseau 症候群における DOACs の有効性は，現時点では確立されていない.

⑤塞栓源として確立されていない心疾患

最適な予防治療について，現時点では結論は出ていない.

2　奇異性脳塞栓症

1）卵円孔開存と奇異性脳塞栓症

奇異性塞栓症とは，静脈系に形成された血栓が，卵円孔開存（PFO: patent foramen ovale），心房中隔欠損，肺動静脈瘻などの右左シャントを介して左心系に流入し，脳梗塞または全身塞栓症を生じる病態である．PFO 自体の有病率は一般剖検での集計によると 26% とされており[8]，決して稀なものではない．しかし通常条件における卵円孔は，左心系の圧が右心系より高いために閉じており，右左シャントは起こらない．大きな肺塞栓症時や一過性に右心系の圧が高まるバルサルバ手技によって，右心系の圧が左心系より高まるときに右左シャントが起こるのである 図2 [9]．したがって，PFO を有する患者に発症する全ての脳梗塞が奇異性脳塞栓症ではないことに留意が必要である（PFO があっても，

表3 奇異性脳塞栓症診断における検討点

1. 右左シャントの証明（卵円孔開存，心房中隔欠損，肺動静脈瘻など）
2. 非ラクナ梗塞であること（塞栓性を疑わす神経放射線学的特徴）
3. 深部静脈血栓症などの静脈系血栓の存在
4. 腹圧のかかる動作と関連した発症

他の病型を起こし得ることは想像に難くない）．一方で，潜因性脳塞栓症患者における PFO の有病率は 47〜56％であるのに対し，対照コントロールでは 4〜18％であるという報告もあり[10]，PFO の存在が脳梗塞発症に寄与しているのは確かである．PFO の存在のみでは確定診断に至らない奇異性脳塞栓においては，表3 に列挙した点を考慮に入れ，総合的に診断すべきである．

2) 奇異性脳塞栓症に対する抗血栓療法　—抗血小板薬と抗凝固療法の比較—

理論的には，奇異性脳塞栓症は右左シャントを介する静脈系血栓の体循環への流入によって生じる塞栓症であるため，抗凝固療法を行う方が理にかなっている．しかしながら，潜因性脳塞栓症と診断され，かつPFO を有する症例に関して，アスピリンとワルファリンの有効性を比較したPICSS試験では，ワルファリン群において多少イベント発生が少ない傾向にあるが，有意な差は認められなかった[11]．またさまざまな試験から「潜因性脳塞栓症で PFO を有する症例」を抽出し，抗血小板療法と抗凝固療法の有効性を比較したメタ解析においても，抗凝固療法群の方において多少有効性が高い傾向が認められるが，両群間に有意な差は認めらなかった[12]．本邦の脳卒中治療ガイドライン 2015 では，PICSS 試験の結果を基に，PFO を有していても深部静脈血栓症を認めない場合には抗血小板療法（アスピリン）が勧められており，深部静脈血栓症を認める場合にのみ，ワルファリンや DOAC などの抗凝固療法が勧められている[13]．

理論上の仮説と臨床研究での結果に差異が認められた原因としては，①上述の臨床研究では，深部静脈血栓症の有無などを問わず「潜因性脳塞栓症で PFO を有する症例」を対象としているため，これらの症例が真の「奇異性脳塞栓症」患者ではない可能性がある．

8. ESUS，奇異性脳塞栓症への抗血栓療法　233

表4 RoPE (Risk of Paradoxical Embolism) スコア

各因子	点
高血圧なし	1
糖尿病なし	1
脳梗塞 (stroke)・TIA の既往なし	1
非喫煙者	1
画像検査での皮質梗塞	1
年齢	
18-29	5
30-39	4
40-49	3
50-59	2
60-69	1
≧70	0

＊潜因性脳梗塞症例において，点数が高いほど，PFO を有している可能性が高い
(Kent DM, et al. Neurology. 2013, 81: 619-25[14]より)

②奇異性脳塞栓症の発症自体が少ないために，治療群間での有意差を証明できるほどのイベント発生が（特に短期間の観察では）起きなかった.

③比較的高齢者も含まれている試験もあり，これらの患者では動脈硬化を基盤とした他病型の脳梗塞も発生しうるため，抗凝固療法による奇異性脳塞栓症の予防効果が抗血小板療法による他病型の脳梗塞予防効果によって見かけ上打ち消されてしまう.

などが考えられる．これらの点に関しては，奇異性脳塞栓症の診断精度を高めること（深部静脈血栓症の検出，発症状況の確認など）や年齢基準を設ける(動脈硬化の少ない若年者のみを対象とする)ことによって，抗凝固療法が有効な真の「奇異性脳塞栓症」を選択することが可能になると考えられる．しかしながら深部静脈血栓症の検出において，どのような検査を用いるのが感度・特異度の点で優れているか，検査時には認めなくても発症時には存在した可能性をどう扱うか，などの点は十分な検討が必要である．なお，潜因性脳梗塞患者の中で PFO が存在する可能性を示唆するスコアとして，RoPE (Risk of Paradoxical Embolism) スコア **表4** が挙げられる[14]．名称とは違い「奇異性脳塞栓症」を直接的に示唆するスコアではなく，PFO 存在の可能性を示すスコアである点には注意が必要であるが，年齢，動脈硬化危険因子，病巣の位置などか

ら算出されるスコアであり，上述の年齢的基準を議論する際には参考になると考えられる．

　一方で，PFO の箇所で in situ で血栓形成が生じる可能性があれば，深部静脈血栓を認めなくても脳梗塞のリスクとなることが考えられる．実際にはこのようなことは稀と考えられるが，症例報告も散見されており[15,16]，抗血小板療法と抗凝固療法の有効性の議論は非常に複雑で，混沌とした状況にある．

3) 奇異性脳塞栓症の再発予防　―抗血栓療法と卵円孔閉鎖術の比較―

　抗血小板療法と抗凝固療法の比較に加え，さらに検討が必要な予防法として経カテーテル閉鎖デバイスによる卵円孔閉鎖術が挙げられる．2012 年から 2013 年にかけて行われた 3 件の臨床試験（CLOSURE I 試験，PC trial 試験，RESPECT 試験）では，抗血栓薬内服による内科的治療を上回る有効性は証明されていなかったが，2017 年に New England Journal of Medicine 誌に同時に掲載された 3 つの臨床試験 [RESPECT 試験（長期観察）[17]，CLOSE 試験[18]，REDUSE 試験[19]] においてはその結果が覆され，初めて内科的治療を上回る有効性が証明された．しかしながら，これらの 3 つの試験での内科的治療群の大部分は抗血小板療法群であり，抗凝固療法（ワルファリン）のみとデバイス治療群を直接比較した RESCPECT 試験のサブ解析では，その有効性に有意差は認めなかった（ハザード比 1.32, 95％信頼区間: 0.43-4.03）．また CLOSE 試験，REDUSE 試験では，デバイス留置後の抗血小板療法を試験期間中は継続することになっており，RESPECT 試験のみが留置 6 か月以降の継続について各医師の判断に委ねられるデザインとなっている．デバイスによる閉鎖術に関しては，その後の内服治療の中止を目的として希望される患者も多いと予想され，留置後の抗血小板療法の要否に関しては今後の検討が必要である．現時点においては，内科的治療の他にデバイス閉鎖術という選択肢も予防法の 1 つに加わったことを認識したうえで，各患者においての病態と患者自身の希望に応じてそれらの方法を選択する必要があると考えられる．その上で，（デバイス留置後の抗血小板療法が一定期間のみで十分なことが確認されれば），若年者

においてはデバイスによる閉鎖術は非常に有用と筆者は考えている．すなわち，若年者において内科的治療を選択した場合には，その後の長期間にわたる内服アドヒアランスの問題（自己中断などによる脳梗塞再発リスクの上昇）やコスト面での負担が出てくるためである．また心房中隔瘤の合併やシャント量の多い PFO の場合も，デバイス閉鎖術が非常に有用であることが各試験で示されている．一方で高齢者においては，一般人口においても心房細動の罹患率が年齢とともに高くなり，抗凝固療法が必要となるケースも多いと予想され，デバイス留置術のメリットが相対的に低くなると考えられる．

● エビデンス一覧 ●

1. RE-SPECT ESUS 試験[4]

目的: ESUS におけるアスピリンとダビガトランの脳卒中再発抑制効果の比較

対象: 発症後 3 か月以内の ESUS 患者

治療: アスピリン 100 mg　対　ダビガトラン 300 mg または 220 mg

結果・結論: 2018 年 9 月現在，結果は未発表

2. NAVIGATE ESUS 試験[5]

目的: ESUS におけるアスピリンとリバーロキサバンの脳卒中・全身性塞栓症の再発抑制効果の比較

対象: 発症 7 日後から 6 か月までの ESUS 患者

治療: アスピリン 100 mg　対　リバーロキサバン 15 mg

結果: 中間解析において，アスピリンを上回るリバーロキサバンの有効性は示されず，また出血事象の頻度は総じて低いものの，リバーロキサバン群ではアスピリン群と比べ，出血事象を多く認めた．

結論: ESUS において，アスピリンを上回るリバーロキサバンの有効性は示されなかった（この結果のため本試験は早期終了となった）．

3. PICSS (PFO in Cryptogenic Stroke Study) 試験[11]

目的: PFO を有する潜因性脳塞栓症での，アスピリンとワルファリンの虚血性脳卒中再発予防効果の比較

対象: WARSS (Warfarin-Aspirin Recurrent Stroke Study) 試験（アスピリンとワルファリンの虚血性脳卒中再発予防効果の比較試験）参加者の中で，潜因性脳梗塞と診断され経食道心エコーを施行した症例と，他の

病型であるが経食道心エコーを施行した症例（30 歳～85 歳）.

治療: アスピリン 325 mg/日（318 症例）対　ワルファリン INR＝1.4～2.8
（312 症例）

結果: 潜因性脳梗塞と診断され，PFO を有した 98 例において，虚血性脳卒
中＋死亡の発症数に治療群間で有意な差は認めなかった（潜因性脳梗塞
で PFO を有さない集団，全病型で PFO を有する集団・有さない集団，
いずれにおいてもアスピリンとワルファリンに有意差を認めなかった）.

結論: PFO を有する潜因性脳塞栓症で，アスピリンとワルファリンによる虚血
性脳卒中再発予防効果に差は認められなかった.

📚 文献

1) Hart RG, Diener HC, Coutts SB, et al. Embolic strokes of undetermined source: the case for a new clinical construct. Lancet Neurol. 2014; 13: 429-38.

2) 北川一夫.【脳卒中治療の最前線】Embolic Stroke of Undetermined Sources（ESUS）の病態. 神経治療学. 2016; 33: 382-6.

3) 高橋愼一, 大木宏一, 鈴木則宏. 癌と脳卒中. 脳卒中. 2015; 37: 395-402.

4) Diener HC, Easton JD, Granger CB, et al. Design of randomized, double-blind, Evaluation in secondary Stroke Prevention comparing the EfficaCy and safety of the oral Thrombin inhibitor dabigatran etexilate vs. acetylsalicylic acid in patients with Embolic Stroke of Undetermined Source (RE-SPECT ESUS). Int J Stroke. 2015; 10: 1309-12.

5) Kasner SE, Lavados P, Sharma M, et al. Characterization of patients with embolic strokes of undetermined source in the NAVIGATE ESUS randomized trial. J Stroke Cerebrovasc Dis. 2018; 27: 1673-82.

6) Amarenco P, Davis S, Jones EF, et al. Clopidogrel plus aspirin versus warfarin in patients with stroke and aortic arch plaques. Stroke. 2014; 45: 1248-57.

7) Varki A. Trousseau's syndrome: multiple definitions and multiple mechanisms. Blood. 2007; 110: 1723-9.

8) Homma S, Sacco RL. Patent foramen ovale and stroke. Circulation 2005; 112: 1063-72.

9) Dalen JE, Alpert JS. Cryptogenic strokes and patent foramen ovales: What's the right treatment? Am J Med. 2016; 129: 1159-62.

10) Bedeir K, Volpi J, Ramlawi B. Cryptogenic stroke with a patent foramen ovale: medical therapy, percutaneous intervention, or surgery.

J Card Surg. 2016; 31: 156-60.

11) Homma S, Sacco RL, Di Tullio MR, et al. Effect of medical treatment in stroke patients with patent foramen ovale: patent foramen ovale in Cryptogenic Stroke Study. Circulation. 2002; 105: 2625-31.

12) Kent DM, Dahabreh IJ, Ruthazer R, et al. Anticoagulant vs. antiplatelet therapy in patients with cryptogenic stroke and patent foramen ovale: an individual participant data meta-analysis. Eur Heart J. 2015; 36: 2381-9.

13) 日本脳卒中学会 脳卒中ガイドライン委員会. 脳卒中治療ガイドライン2015. 東京: 協和企画; 2015.

14) Kent DM, Ruthazer R, Weimar C, et al. An index to identify stroke-related vs incidental patent foramen ovale in cryptogenic stroke. Neurology. 2013; 81: 619-25.

15) Ozdogru I, Kaya MG, Dogan A, et al. Thrombus crossing through a patent foramen ovale. Int J Cardiol. 2009; 133: e55-56.

16) Serra W, De Iaco G, Reverberi C, et al. Pulmonary embolism and patent foramen ovale thrombosis: the key role of TEE. Cardiovasc Ultrasound. 2007; 5: 26.

17) Saver JL, Carroll JD, Thaler DE, et al. Long-term outcomes of patent foramen ovale closure or medical therapy after stroke. N Engl J Med. 2017; 377: 1022-32.

18) Mas JL, Derumeaux G, Guillon B, et al. Patent foramen ovale closure or anticoagulation vs. antiplatelets after stroke. N Engl J Med 2017; 377: 1011-21.

19) Sondergaard L, Kasner SE, Rhodes JF, et al. Patent foramen ovale closure or antiplatelet therapy for cryptogenic stroke. N Engl J Med. 2017; 377: 1033-42.

〈大木宏一〉

索 引

■あ行

アテローム血栓症	1
アミロイドアンギオパチー	150
アラキドン酸経路	79
アルテプラーゼ静注療法	154
アンチトロンビンⅢ	179, 195
意識障害	202
遺伝性脳小血管病	65, 214
右左シャント	232
うっ血乳頭	201
運動失調不全片麻痺	34
エイコサペンタエン酸エチル	84
エノキサパリンナトリウム	184
横静脈洞血栓症	203

■か行

外転神経麻痺	201
海綿静脈洞血栓症	203
下肢深部静脈血栓症	138
過粘稠症候群	176
感覚運動卒中	34
感染性心内膜炎	29
奇異性脳塞栓（症）	177, 229
機械的再開通療法	144
偽性球麻痺	34
急性期抗血小板療法	85
境界領域梗塞	7
局所脳血流低下	2
虚血周辺部	4
虚血中心部	4
くも膜下出血	50
経カテーテル的卵円孔閉鎖術	227
経胸壁心エコー	176
経口抗凝固薬	109

経食道心エコー	176
経頭蓋ドプラ検査	73
けいれん	202
血管壁イメージング	41
血小板輸血療法	136
血栓症イベント	162
血栓溶解療法	42
コア	4
降圧療法	134
抗カルジオリピン抗体	190, 191, 192
抗凝固薬	14, 24
抗凝固薬中和療法	136
抗凝固療法	11, 119, 141
抗血小板薬	12, 26, 79, 118, 128
抗血小板薬併用療法	98
抗血小板療法	10, 140
抗血栓薬	124
抗血栓薬再開	137
抗血栓療法	12
抗リン脂質抗体症候群	190
高齢者	119
抗 β_2-GPI（β_2-glycoprotein I）抗体	
	190

■さ行

再灌流傷害	4
左心耳	19
左房粘液腫	29
止血療法	135
シスタチオニン β シンターゼ	193, 194
持続性心房細動	20
脂肪硝子変性	33
出血イベント	164
腫瘍塞栓	177
純粋運動性片麻痺	33

純粋感覚性脳卒中	33	内膜中膜複合体	69
上矢状静脈洞血栓症	202	妊娠可能女性	209
静脈洞閉塞症	200	妊娠周産期脳出血	139
新規患者	117	脳アミロイドアンギオパチー関連脳出血	
腎機能障害	163		154
心筋梗塞	28	脳主幹動脈	7
心筋症	28	脳小血管病	32
神経細胞障害	2	脳静脈血栓症	200
神経症候	202	脳動脈解離	48
心原性脳塞栓症	17, 27, 125	脳内出血	134
人工弁	28	脳内出血超急性期	145
心内血栓形成	18	脳微小出血	149
心不全	28	脳浮腫治療	137
頭蓋外内血行再建術	214	ノックアウト型脳梗塞	67
頭蓋内圧亢進	201		
頭痛	201		

■な行

■は行

セロトニン受容体阻害薬	84	バイパス手術	214
潜因性脳卒中	228	汎発性血管内血液凝固症候群	174
腺がん	175	非細菌性血栓性心内膜炎	30, 174
潜在性発作性心房細動	229	皮質静脈血栓症	203
先天性プラスミノーゲン異常症	195	微小粥腫	33
組織因子	178	微小出血	32
ソナゾイド	69	微小循環障害	4

■た行

大動脈原性塞栓症	9	ビタミン B6	193
大脳深部静脈血栓症	203	ビタミン B12	193
第 V 凝固因子ライデン	195	ビタミン K 阻害薬	143
多剤併用療法	42	非弁膜症性心房細動	21, 67
直接経口凝固薬	209	フォンダパリヌクス	183
直接経口抗凝固薬	144, 184	プラーク	1, 6
低分子ヘパリン	180	プラークイメージング	70
透析患者	165	プロテイン C	195
透析症例	162	プロテイン S	195
動脈原性塞栓	230	プロトロンビン（II因子）G20210A	195
動脈硬化病変	125	分枝アテローム病	9
動脈瘤	48	分枝粥腫病	32, 36
トラッピング術	53	ペナンブラ	4
トロンビン受容体	84	ヘパリン	179, 207
トロンボモジュリン	181	ヘパリン起因性血小板減少症	180

ヘパリンブリッジング	142		
ペルフルブタン	69		
弁膜症	27		
弁膜症性心房細動	21		
傍正中橋穿通枝	37		
ホスフォジエステラーゼ阻害薬	83		
発作性心房細動	20		
ホモシステイン	193, 194		

■ま行

末期腎不全	166
慢性期抗血小板療法	89
無症候性頸動脈狭窄・閉塞	68
無症候性脳梗塞	64
無症候性もやもや病	223
ムチン	178
ムチン産生腫瘍	175
メチオニン代謝経路	193
メチレンテトラヒドロ葉酸還元酵素欠乏	
	193
もやもや病	219

■や行

薬剤性血管炎	177
遊走性血栓性静脈炎	174
葉酸	193

■ら行

ラクナ梗塞	32
ラクナ症候群	33
ラクナ状態	34
卵円孔開存	232
卵巣がん	178
ループスアンチコアグラント	190, 192
レンズ核線条体動脈	37

■わ

ワルファリン	110, 207
ワルファリン服用患者	119

■A

ACAS（asymptomatic carotid atherosclerosis study）	72
ACT-1 試験	76
ADP 受容体阻害薬	80
AH（ataxic hemiparesis）	34
AMORE 研究	223
APASS（the antiphospholipid antibodies and stroke study）	
	191, 196
AT Ⅲ	179
ATT（antithrombotic trialists' collaboration）	66
AVERROES 研究	30

■B

BAD（branch atheromatous disease）	
	32, 36
BPAS	51
British regional heart study cohort	
	197

■C

CA19-9	175
CA125	175
CADASIL	214
CADISS	60
capsular warning syndrome	40
CARASIL	217
CAST（Chinese acute stroke trial）	98
cerebral small vessel disease	32
CHADS$_2$スコア	22
CHANCE	14, 94, 100, 105
CLAIR 試験	101, 106
CMBs（cerebral microbleeds）	149
CSPS（cilostazol stroke prevention study）	43, 44
CSPS Ⅱ	95

索 引 ● 241

D

DAPT（dual antiplatelet therapy） 98
DCS（dysarthria clumsy-hand
　syndrome） 34
deep CMBs 150
DIC（disseminated intravascular
　coagulation） 174
DOAC 113, 184

E

EARLY 試験 102
ECST（European carotid surgery trial）
68
ESUS（embolic stroke of undetermined
　source） 181, 228

F

FAMOUS 試験 180
FASTER 試験 100, 106

G

Galen 静脈 203
glycoprotein 受容体阻害薬 85
GOM（granular osmiophilic material）
215

H

HIT 180
Hokusai-VTE 試験 184, 185
Hokusai-VTE Cancer 試験 184, 185

I

INCH 試験 146
ISCVT-2 PREGNANCY 研究 211
ISCVT 試験 210
IST（international stroke trial） 98

J

JAM trial 221

JAST 試験 30
J-BAD Registry 39
junctional plaque 36

L

lacunar state 34
lipohyalinosis 33
LMWH（low molecular weight
　heparin） 180
lobar CMBs 150
LSA（lenticulostriate artery） 37

M

MATCH（management of
　atherothrombosis with clopidogrel
　in high-risk patients） 43
MES（microembolic signal） 73
microatheroma 33
microbleeds 32
mixed CMBs 152
MTHFR 欠乏 193

N

NASCET（North American
　symptomatic carotid
　endarterectomy trial） 68
NAVIGATE ESUS 試験 236
NBTE（nonbacterial
　thromboendocarditis） 174
non-valvular Af 22
Notch3 遺伝子 215

P

PCSK-9（proprotein convertase
　subtilisin/kexin type 9） 71
PDE 阻害薬 83
PEGUSUS 試験 183
PFO（patent foramen ovale） 232
PICSS 試験 233, 236
PIONEER AF-PCI 試験 130

PMH（pure motor hemiplegia）　33
PPA（paramedian pontine artery）　37
pseudobulbar palsy　34
PSS（pure sensory stroke）　33

■ R

RE-DUAL PCI 試験　130
RE-SPECT ESUS 試験　236
RoPE（risk of paradoxical embolism）
　スコア　234
Rotterdam scan study　64

■ S

SAMMPRIS（stenting and aggressive
　medical management for preventing
　recurrent stroke in intracranial
　stenosis）試験　75
SELECT-D　184, 186
SLE　192
SMI（superb micro-vascular imaging）
　70
SMS（sensori-motor stroke）　34
SPS3（secondary prevention of small
　subcortical strokes）　43, 45

striatocapsular infarction　38

■ T

TARDIS 試験　102
TCD（transcranial doppler）検査　73
the British regional heart study cohort
　194
TO-ACT 試験　211
TOAST　34
TOAST 分類　67
Trousseau 症候群　175

■ V

valvular Af　21
VENOST 試験　211

■ W

WARSS（warfarin aspirin recurrence
　study）　44, 129, 196
WASID（warfarin-aspirin symptomatic
　intracranial disease）　14, 74, 129
WOEST 試験　129

索　引　● 243

脳卒中エキスパート
抗血栓療法を究める　　　　　　　　　　©

発　　行　2019 年 1 月 30 日　　　1 版 1 刷

シリーズ
監修者　鈴　木　則　宏

編集者　伊　藤　義　彰

発行者　株式会社　中 外 医 学 社

　　　　代表取締役　青　木　　滋

　　　　〒 162-0805　東京都新宿区矢来町 62
　　　　電　　話　　03-3268-2701（代）
　　　　振替口座　　00190-1-98814 番

印刷・製本/三報社印刷（株）　　　　〈KH・HO〉
ISBN 978-4-498-32822-8　　　　　Printed in Japan

JCOPY ＜（社）出版者著作権管理機構　委託出版物＞

本書の無断複製は著作権法上での例外を除き禁じられています.
複製される場合は，そのつど事前に，（社）出版者著作権管理機構
（電話 03-5244-5088，FAX 03-5244-5089，e-mail: info@jcopy.
or.jp）の許諾を得てください.